溃疡性结肠炎的中医康复治疗

主　编　韩　捷　殷景远　袁　媛
　　　　代春燕　孔　欣　郑雪冰
　　　　朱　宇

河南科学技术出版社
·郑州·

图书在版编目（CIP）数据

溃疡性结肠炎的中医康复治疗 / 韩捷，殷景远，袁媛主编 . —郑州：河南科学技术出版社，2024.3
ISBN 978–7–5725–1287–2

Ⅰ . ①溃⋯ Ⅱ . ①韩⋯ ②殷⋯ ③袁⋯ Ⅲ . ①溃疡－结肠炎－中医学－康复医学 Ⅳ . ① R259.746.2

中国国家版本馆 CIP 数据核字（2023）第 155043 号

出版发行： 河南科学技术出版社
　　　　　地址： 郑州市郑东新区祥盛街27号　　邮编： 450016
　　　　　电话： （0371）65788613　　65788628
　　　　　网址： www.hnstp.cn
责任编辑： 邓　为
责任校对： 龚利霞
封面设计： 中文天地
责任印制： 徐海东
印　　刷： 河南省环发印务有限公司
经　　销： 全国新华书店
开　　本： 720 mm×1 020 mm　1/16　印张： 18.5　字数： 300千字
版　　次： 2024年3月第1版　　2024年3月第1次印刷
定　　价： 78.00元

本书编写人员名单

主　　编　韩　捷（河南中医药大学第一附属医院）

　　　　　殷景远（黄河水利委员会黄河中心医院）

　　　　　袁　媛（河南中医药大学第一附属医院）

　　　　　代春燕（河南中医药大学第一附属医院）

　　　　　孔　欣（河南省直第三人民医院）

　　　　　郑雪冰（中国人民解放军联勤保障部队

　　　　　　　　　第九八九医院）

　　　　　朱　宇（洛阳市中医院）

副 主 编　刘京京（河南中医药大学）

　　　　　管留丹（河南中医药大学）

　　　　　常　苗（河南中医药大学）

　　　　　马科文（河南中医药大学）

　　　　　陈楠楠（河南省职工医院）

　　　　　李小金（河南中医药大学）

　　　　　段丽敏（河南中医药大学）

　　　　　闫玉瑶（河南中医药大学）

　　　　　王玉铭（河南省新郑市观音寺中心卫生院）

　　　　　何雪方（河南省沈丘县人民医院）

　　　　　张惠娟（河南省焦作市第五人民医院）

　　　　　孙梦阳（安徽省亳州市中医院）

　　　　　郭升阳（河南省中牟县中医院）

前　言

　　溃疡性结肠炎是一种影响结直肠的慢性非特异性炎症性肠病，是一种免疫方面的疾病。不同于普通的结肠炎症，其病变范围广，多位于乙状结肠、直肠以及降结肠，甚至延伸至整个结肠。近年我国溃疡性结肠炎患者逐渐增多，侵犯的人群主要是中青年。

　　随着现代医学的迅速发展，医疗实践活动早已不是简单的治疗疾病，而是发展为涉及环境、社会、心理等多层面的综合模式，而医学本身也进入"多学科整合"时代。临床医学的快速发展极大地促进了康复医学的发展，并为康复治疗提供了良好的基础及可能性。溃疡性结肠炎作为慢性复发性炎症，康复治疗也非常重要。长期的医疗实践表明中医中药的参与对控制疾病复发、延长疾病缓解期有显著作用。韩捷教授已经从事炎症性肠病研究 20 余年，在中医药控制疾病发作、减轻患者痛苦、减少疾病复发，同时提高患者生活质量方面积累了丰富经验。

　　本书分上、中、下三篇，上篇为先导篇，谈及中医康复治疗的时机等问题；中篇详细论述了中医康复治疗的策略及方法，包括中药康复治疗、针刺疗法、艾灸疗法、腧穴特殊疗法、中药熏洗、中药足浴疗法、精神心理疗法、音乐疗法、运动疗法、中药药膳疗法、刮痧疗法、中药栓剂及膏方疗法等；下篇进行了对中医康复治疗的展望，包括中西医结合康复治疗的前景。本书行文通俗易懂，对广大溃疡性结肠炎患者是一个福音，对患者了解病情，增强信心大有裨益。同时对医务工作者来说，也是一本开阔视野、扩展知识面的有益书籍。

　　本书第一主编韩捷为中医教授、主任医师、医学博士，主攻溃疡性结肠炎 20 余年。师从于上海名中医马贵同教授，至四川大学华西医院进修，并曾赴德国交流学习，在溃疡性结肠炎诊疗方面具有丰富的理论及临床经验，在中医治疗溃疡性结肠炎领域享有一定的声誉。通过本书，让患者充分了解溃疡性结肠炎，不再恐惧疾病，增强抗病的信心。初涉此病的年轻医生也可将此书作为通向高级殿堂的阶梯。

编　者

2022 年 9 月

目 录
CONTENTS

下 篇 展望篇

上 篇

先导篇

第一章
溃疡性结肠炎治疗现状

　　溃疡性结肠炎（ulcerative colitis，UC）是一种影响结直肠的慢性非特异性炎症性肠病，是一种免疫方面的疾病。不同于普通的结肠炎症，其病变范围广，多位于乙状结肠、直肠以及降结肠，甚至延伸至整个结肠。近年我国溃疡性结肠炎患者逐渐增多，侵犯的人群主要是中青年。尽管患病率很高，但溃疡性结肠炎的病因和发病机制尚不明确。现有研究认为肠道微环境失衡对溃疡性结肠炎的发生发展至关重要。肠道微环境主要由肠道微生物群及肠黏膜细胞构成，可通过肠道微生物屏障、化学屏障、机械屏障、免疫屏障4个方面参与机体的生理、病理活动。基于此，溃疡性结肠炎的西医治疗多采用益生菌制剂、5-氨基水杨酸制剂、皮质类固醇激素、免疫抑制药、生物制剂等药物以及粪菌移植技术，但其治疗仍存在一定的局限性，均不能降低其复发率，仅能缓解腹泻、脓血便和腹痛等症状，无法确保病情恢复及抑制其进一步发展，所以需要定期检查肠镜，但频繁检查也是对肠道的一种损害；甚至随着患病时间的延长或者耐药性的产生，癌变的风险就越大。总之，溃疡性结肠炎没有特效药物治疗，仅能对症缓解，当药物治疗的效果不理想或者结肠发生癌变时，就需要考虑手术治疗。

　　鉴于西医方面对其现有治疗方案的局限性，寻求新的治疗手段是防治溃疡性结肠炎过程中面临的重要问题。近年来，随着对传统中医药领域的不断深入探索以及患者对中药治病的认同感增强，越来越多的研究者发现中医药在防治溃疡性结肠炎方面具有独特的优势。中药复方及中药单体可通过多层次、多通路、多靶点调节肠道微环境进而干预溃疡性结肠炎的发生发展，已逐渐成为溃疡性结肠炎防治研究的热点，引发了广泛的关注。在中医典籍中，关于本病的论述不胜枚举。例如，《内经》云"暴注下迫皆属于热"，《伤寒杂病论》云"热利下重，白头翁汤主之"，《素问病机气宜保命集》云"调气则后重自除，行血则便脓自愈"。由此观之，中医治疗溃疡性结肠炎具有历史悠久、经验丰富、疗效确切的优点。因此，中西医结合治疗，能更好地确保疾病治愈及预防复发，能通过优质的慢病管理和支持，使患者与此病和平共处，减少不必要的痛苦，提高生活质量。

第二章
溃疡性结肠炎中医康复治疗的
时机选择

随着现代医学的迅速发展，医疗实践活动早已不是简单的治疗疾病，而是发展为涉及环境、社会、心理等多层面的综合模式，而医学本身也进入"多学科整合"时代。临床医学的快速发展极大地促进了康复医学的发展，并为康复治疗提供了良好的基础及可能性；重症损伤、濒危患者的救治所造成的慢性病患者、残疾人、老年患者增多，使得他们躯体、心理、社会及职业的康复需求增加，促进了康复医学的发展。康复治疗着眼于功能的测定、评估、训练、重建、补偿、调整和适应，通过恢复运动、语言、心理、认知以及个人自立所需的其他功能，提高患者生存质量。其临床手段以多种非临床性的"功能治疗"为主，如物理、作业、语言、心理治疗及矫形器和假肢装配等，尤其强调伤病患者的主动性、积极性。康复医学范围涉及神经科、骨科、儿科、老年病、心肺、风湿、精神康复、疼痛康复、癌症康复等诸多方面。康复医学在人体功能学上与传统的临床学科保持不同，弥补了临床学科传统治疗方法的不足。

综合、协调地应用物理治疗、作业治疗、言语治疗、心理辅导与治疗、文体治疗、中国传统治疗、康复工程、康复护理、社会服务等方式，使病、伤、残者（包括先天性残）已经丧失的功能尽快地、最大限度地得到恢复和重建，使他们在体格上、精神上、社会上和经济上的能力得到尽可能的恢复，使他们重新开始生活、重新走向工作岗位、重新走向社会是康复治疗的内涵。任何疾病的诊疗目标都是患者恢复正常生产活动，提高患者生活质量，达到"阴平阳秘，精神乃治"的状态。对溃疡性结肠炎患者来说，每一个疾病阶段，都应当以此为目标。临床中常见很多患者症状刚得到控制便自行停止用药，因此疾病很快就复发，这对于整个溃疡性结肠炎的进程来说是极为不利的，肠道黏膜在这个反复溃疡、修复的过程中会逐渐失去正常功能，发展为纤维化，甚至产生其他病变。对于溃疡性结肠炎在控制疾病的同时，也要使患者正确认识疾病，进行健康宣教，只有患者与医生相互配合才能够获得最大程度的疾病缓解和最佳康复状态。

古代医籍中本病归属本虚标实、寒热错杂之证：活动期以标实为主，主要病机为湿热蕴结、气血不和，甚则兼夹热毒、痰浊、瘀血；缓解期以本虚为主，主要病机为脾肾不足、阴阳失调。现代中医学在前人经验基础上继承发展，认为本病病因以脾肾亏虚为基础，时因外邪、饮食、情志等因素诱发或加重；病机特点为本虚标实、寒热错杂；病位在肠，涉及脾、肾、肝、肺、心五脏；在整个病程中兼有湿、热、瘀、毒等病理因素。

韩捷根据溃疡性结肠炎不同阶段的病情特点，阅读大量医药古籍，结合患者的临床特征，将溃疡性结肠炎分为三个阶段，即活动期为湿热蕴积大肠阶段→缓解期为脾虚湿热并存阶段→慢性持续严重期为脾肾亏虚阶段。韩捷通过研究观察认为，溃疡性结肠炎患者肠镜所见黏膜水肿的病理改变实际就是脾失运化，湿聚水生的病理过程；脾虚运化失常，组织失养及水湿内停，就会导致组织器官水肿发生。这与现代医学所说的血管活性物质（如组胺等）致毛细血管通透性增加及肠道疾患致蛋白质吸收障碍所引起的血浆胶体渗透压降低所致的组织水肿相似。同时现代医学解释肠黏膜溃疡是因感染、自身免疫反应致肠腺隐窝中性粒细胞浸润，伴有肠上皮细胞变性、坏死、形成脓肿溃破后出现溃疡，恰与中医所说的脾阳受病不能为胃行其津液，经脉气血不能充分输布，肠黏膜得不到滋养而造成局部"贫血"致防御功能削弱，久之病气入侵，气血瘀滞、疮疡乃成相吻合。

本病的发生以脾虚为本，湿热为标，如《景岳全书·痢疾》中有云"今之凡患泻痢者，正以五内受伤，脂膏不固，故日剥而下"，且"凡里急后重者，病在广肠最下之处，而其病本则不在广肠，而在脾肾"，表明先天禀赋不足、脾虚肾弱是本病发生的根本。《医学正传·痢》中记载"《原病式》曰：痢为湿热甚于肠胃怫郁而成，其病皆热证也"，而《类证治裁·痢症论治》言其"症由胃腑湿蒸热壅，致气血凝结，挟糟粕积滞，并入大小肠，倾刮脂液，化脓血下注"而成，《证治汇补·痢疾》亦有言"肠澼者，谓湿热积于肠中，即今之痢疾也"，表明湿热是本病发生的关键性病理因素。韩捷认为患者若先天禀赋不足，素体虚弱，或调摄不当、饮食不洁、情志失调、感受外邪等因素，极易损伤脾胃，这就有了疾病发生发展的基础。脾肾不足，水液运化失常，极易化生痰浊、痰湿等病理产物，蕴结于肠腑，阻碍气机，气血失和，瘀热内生，损伤肠络，从而导致本病的发生。

　　溃疡性结肠炎自然病程较长，在这个过程中久病不愈，泄泻日久，阳气耗伤，脾胃运化水谷精微不足，肾失所充，则导致肾虚发生，即痢久则伤肾。最终导致肾阳不足，命门火衰，火不暖土，大便不固。《景岳全书·泄泻》有云："脾弱者，因虚所以易泻，因泻所以愈虚，盖关门不固，则气随泻去，气去则阳衰，阳衰则寒从中生，固不必外受风寒而始谓之寒也。且阴寒性降，下必及肾……所以泄泻不愈，必自太阴传于少阴。"《类证治裁·痢症论治》中亦记载本病"由脾伤肾，势所必然"。肾为先天之本，脾胃为后天之本，脾胃得先天肾之阴阳而生，肾得后天脾胃运化水谷之养而盛，二者生理相关，病理亦相互影响；久泄伤阳，由脾及肾，寒从中生，兼之湿浊、热郁，寒热错杂，导致本病临床表现的复杂性和多样性。缓解期并非疾病治愈，而是处于相对静息状态，此时对患者的"失调"状态进行纠偏扶正则是"缓则治本"的真实内涵。充分认识疾病的发展规律，合理运用医疗技术正是医学的价值所在，"康复"概念也越来越在慢病管理中得以延伸，对于溃疡性结肠炎而言，基于分阶段序贯治疗理论，采用整体辨证联合局部对症治疗溃疡性结肠炎能取得良好疗效，有助于缓解病情，提升患者生存及生活质量。中医在分阶段序贯治疗理论和整体局部治疗理论的指导下，辨证与辨病相结合，近年来在本病的治疗上取得了良好的疗效，在提高治愈率和降低复发率方面显现出了独特的优势。韩捷近年带领团队，不仅创制了以"七炭方""健脾栓""通克方"等为代表的专利配方，也在实践中摸索出"腧募配穴法"、坐浴、泡脚等多种中医特色疗法，这些措施总能够在复杂的临床环境中发挥作用，也易为患者所接受。治病有常法而无定法，灵活运用中医中药的特色优势能够提高总有效率，缩短治疗时间，当思之慎之。

参考文献

[1] 韩捷.溃疡性结肠炎病因及中医研究进展[J].中医药信息，2002(05)：4-6.

[2] 陈瑞.中医药序贯疗法联合柳氮磺吡啶治疗溃疡性结肠炎随机平行对照研究[J].实用中医内科杂志，2014，28(6)：107-109.

中 篇

实践篇

第一章
中医康复治疗溃疡性结肠炎
三阶段鱼骨图

　　鱼骨图，顾名思义，形如鱼骨，将造成某项结果的众多原因，以系统的方式图解之，并以图的方式表达出结果与原因的关系。传统的鱼骨图在分析问题并找出导致问题的因素方面有着全面、详细、直观等优势，层次分明，条理清晰。韩捷在长期的临床实践中，运用鱼骨图的思维方法，对复杂的病症进行分析、梳理，以"鱼骨图"形式呈现，形象生动，执简驭繁，总结出了溃疡性结肠炎的宝贵经验，在临床应用中得心应手。

　　中医药理论源远流长，经过历代医家的不断发展，积累下了宝贵的经验。我们要不断挖掘中医药宝库，汲取前贤的深刻认识，为提高现代医疗质量，为促进人类健康事业发展添砖加瓦。溃疡性结肠炎在中医学一般归属于"休息痢""久痢""泄泻"等范畴。对于活动期与缓解期交替发生为主的，可参照"休息痢"进行辨治；病情慢性持续则属"久痢"的范畴；对于疾病缓解，仅表现为大便溏薄、次数增多时，则可归属"泄泻"的范畴。韩捷在阅读大量医药古籍的基础上，根据溃疡性结肠炎不同阶段的病情特点，将溃疡性结肠炎分为三个阶段，即活动期为湿热蕴积大肠阶段→缓解期为脾虚湿热并存阶段→慢性持续严重期为脾肾亏虚阶段。

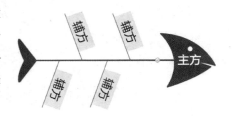

溃疡性结肠炎的鱼骨图分析是建立在对病因、病机的充分认识，对疾病的发展规律深刻了解以及丰富的临床实践基础之上的。韩捷在构思溃疡性结肠炎的鱼骨图时，着眼于对证机的分析，将某一证型透彻分析后，将该证主方置于鱼头位置，以病机为主骨干，将主证下不同病理、症状侧重所对应的辅方作为小骨，构成完整的鱼骨图。文字与图画相结合的表现形式使我们在临床应用时，只要把握病机即可准确、快速地选择有效的治疗方法。韩捷根据多年的临床实践，将名家经验、自身体会融为一体，形成了独特的"分阶段序贯治疗溃疡性结肠炎鱼骨图"，如湿热蕴结大肠之主方"四黄四白汤"、脾虚湿热之主方"山前汤"、脾肾亏虚之主方"类四神丸"，既有对名家经验之采撷，亦有自主之创新，临床中运用该鱼骨图分析思维均取得显著疗效。本鱼骨图分析法与传统鱼骨图相比，更加强调解决问题的办法，而非对原因的分析，也更加注重同一证型下不同侧重点的鉴别与联系，临床可选用主方与辅方相结合，前者针对根本病机，后者以证为用，灵活多变，相辅成成。

韩捷认为疾病活动期，以湿热蕴结肠道为主，湿热阻滞气机，形成气滞、湿阻、湿热交结的局面，病情长期不愈，必定兼有"瘀"的存在。经过临床治疗后，进入疾病缓解期，病情进入脾虚、湿热并存的阶段，随着时间的延长，逐渐以脾虚为主，湿热留连。由于饮食、情志、禀赋、久病等因素，疾病长久不愈，则会逐渐损伤脾阳，脾胃之气渐虚，肾阳渐耗。基于患者所处的不同疾病发展阶段，针对病因病机，提出"清利肠间湿热，佐以活血化瘀""健脾升清法，佐以清肠化湿""大补脾肾阳气，温阳涩肠固脱"的治疗原则。

正是在充分认识疾病规律、总结临床特点的基础上，韩捷从中医药理论宝库中挖掘出了用于溃疡性结肠炎诊治的"鱼骨图"，在疾病的治疗、康复、延长疾病缓解期中发挥了巨大作用。

第一节　活动期——湿热蕴结大肠

中医辨证的精髓在于把握疾病病机的演变规律，以动态辨证思维及整体观念把握疾病动态变化规律。现代医学根据溃疡性结肠炎病情活动性将其分为活动期、缓解期，活动期又据病情严重程度分为轻度、中度、重度。在溃疡性结肠炎活动期病情进展的不同阶段，患者症状表现有所不同，其反映的病机亦存在差异。溃疡性结肠炎初发症状常以腹痛、腹泻为主，伴腹痛即泻，泻后痛减，可伴少量黏液便或脓血便。随着病情进展，腹泻次数增加，腹痛加重，黏液脓血便、里急后重、肛门下坠等症状日益加重，甚至出现腹部怕凉、四肢不温、面白无华、腰膝酸软等症状。根据病情由轻度到中度再到重度的演变特点，认为活动期病机变化规律为正气渐虚，邪气日盛，具有气损及阳、脾病及肾，湿邪内蕴郁而化热，渐成热毒炽盛之势，而湿热、瘀血贯穿病程始终，本虚标实为本期病性特点。

韩捷认为溃疡性结肠炎湿热蕴结大肠阶段，湿热阻滞气机，形成气滞、湿阻、湿热互结，日久必有"瘀"的存在。《丹溪心法》曰："血受湿热，久必凝浊。"湿热从燥化火，湿不化郁，热遏不宣，湿热内蕴，伤气损血，瘀血可致湿热，热伤血脉，湿热入营血，而致离经之血化瘀，血败肉腐成瘀，遂发为痢疾。故在治疗上以"清利肠间湿热，佐以活血化瘀"为基本治疗原则辨证施治。以黄芩、黄连、黄柏、黄芪、白头翁、白及、炒白术、白芍组成的"四黄四白汤"正是针对活动期溃疡性结肠炎的病机而设，韩捷临床以此方加减，多能取效。黄芩、黄连、黄柏直中湿热，使湿化而热清。黄芪入于肺、脾二经，《雷公炮制药性解》中言其内托已溃疮疡，生肌收口，外固表虚盗汗，腠理充盈。肺与大肠相表里，固表即可实大肠之基。肠者，手阳明经也，太阴脾为阳明行津液者也，甘温益脾，脾健运，则肠澼行而痔愈也。白头翁性味苦寒，乃热痢之要药。白及功专收敛，亦能止血。白术甘能除湿，为脾家要药，补中燥湿，大益胃气，降浊阴而进饮食，升清阳而消水谷。白芍主邪气腹痛，除血痹，散恶血，逐贼血。八药合用苦寒燥湿清热，甘温益气补中，敛疮生肌，凉血止血，正合活动期溃疡性结肠炎湿热蕴结大肠之病机，以此为主方灵活加减，可为御病之道也。

在此阶段，又有湿重于热、热重于湿、湿热伤阴等病机不同，症状方面亦有腹痛、脓血等的特征性偏向。针对不同的病机和症状表现，选用鱼骨图中的方剂进行加减，即治之有法，行之有方。

湿重于热，湿邪偏重，可选用苍术芍药汤。《素问病机气宜保命集》曰："苍术二两，芍药一两，黄芩半两。上锉，每服一两，加淡味桂半钱，水一盏半，煎至一盏，温服，治太阴脾经受湿，水泄注下，体微重微满，困弱无力，不欲饮食，暴泄无数，水谷不化，如痛甚者。"此方清热止痢，理气定痛，偏于祛湿，故对于湿热交结而湿偏重者可合用取效。湿重于热，湿邪阻塞三焦

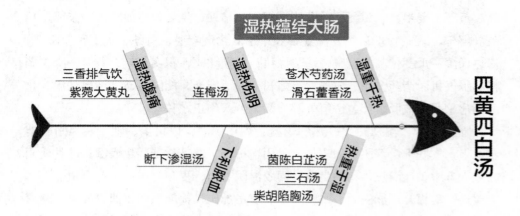

者，可合用滑石藿香汤，如《温病条辨》："滞下红白，舌色灰黄，渴不多饮，小溲不利，滑石藿香汤主之。"此方以滑石为君，清热利水通淋，以止泄泻，利小便。藿香化湿解暑，和中止呕；通草清热利水；茯苓健脾利水渗湿，共为臣药。佐以猪苓利水渗湿；白蔻仁、陈皮理气调中，化湿和胃；厚朴行气化湿，消痞除满。诸药合用，清利芳化，理气通滞，以使气行湿化，热清湿去而泻止。

湿邪之去除，可从小便而利，亦可从大便而下，可温化于内，亦可分消于外，可用苦寒燥湿、甘温除湿、淡渗利湿、芳香化湿等法，如藿香、白蔻仁芳香辟秽化湿；藿香、厚朴、茯苓分利渗湿；肉豆蔻化湿温化湿邪等，将祛湿治法寓于清热，针对活动期溃疡性结肠炎湿重于热方可游刃有余。

湿郁化热，如水沤而生热，湿与热相合，治之难也，用寒则助湿，用温则生热，似为悖法，对于湿热之偏盛，可分而治之。热重于湿者，可见赤多白少，泻下急迫，便不成形，方选茵陈白芷汤清热利湿，用茵陈之苦清热利湿，秦皮、黄柏之苦清热燥湿，白芷之辛升阳祛湿，茯苓之淡健脾渗湿，藿香芳香化湿；其组方之意如吴鞠通言"辛能胜湿而升脾阳，苦能渗湿清热，芳香悦脾而燥湿，凉能清热，淡能渗湿也。俾湿热去而脾阳升，痢自止矣"。热势加重，渐郁于里，恰逢暑夏，可选三石汤清热利湿，宣通三焦，此方清宣上、中、下三焦暑湿之邪，以杏仁宣开上焦肺气，气化则暑湿易化；石膏、竹茹清泄中焦邪热；滑石、寒水石、通草清利下焦湿热；另用银花、金汁涤暑解毒。全方重在清暑泄热，兼以利湿。热与湿内蕴，影响他脏，如肝胃郁热，气滞血瘀，可用柴胡陷胸汤，此方乃小柴胡汤合小陷胸汤而成的"和解兼开降"之方，由柴胡、黄芩、姜半夏、瓜蒌仁、黄连、枳实、桔梗、生姜汁组成。方中柴胡擅长疏肝解郁，疏通腠理；生姜温胃解表；半夏化痰降逆；黄芩、黄连苦寒降泄，清热燥湿；瓜蒌仁利气宽胸，清热涤痰；桔梗化痰，枳实行气，一升一降，调畅胸膈气机。诸药合用，兼备二方之长，能泄能开，能降能通，清热祛湿，化痰消痞，兼能疏肝解郁，透解外邪，又无苦寒伤正之弊。

湿热久郁，湿从热化，热邪炽盛，灼伤阴液，以口渴、咽干、目睛干涩及便干、皮肤干燥等阴伤为表现，可用连梅汤，取其酸苦泻热燥湿、酸甘化阴之效。方中黄连清热，乌梅生津，阿胶滋阴养血，麦冬、生地黄滋阴清热。本方黄连、乌梅合用能滋阴清热，生地、麦冬配伍乌梅能滋阴生津，故吴鞠通谓之："酸甘化阴，酸苦泄热法。"祛湿不伤阴，清热不碍湿。若阴液损耗，可用人参、乌梅、生地三药补阴液之虚。

湿为阴邪，易伤阳气，其性趋下，重浊黏腻，阻滞气机；热为阳邪，火热之性炎上，热易伤阴。湿热之邪伤人，在一定条件下，其性质可以互相转化。如《素问·至真要大论》曰："夫百病之生也，皆生于风寒暑湿燥火，以之化之变也。"《素问·生气通天论》曰："冬伤于寒，春必病温。"《素问集注》释曰："冬伤于寒，邪不即发，寒气伏藏，春时阳气外出，邪随气而化热，发为温病。"可见当时医家已认识到病邪侵入人体后，邪气性质可"随气而化"，一种病邪在不同的条件下可转化为另一种性质的病邪，这是中医病机学的重要发展。表现在湿热理论方面，提示我们湿可化热，热可生湿，终成内伤湿热之证。同样，内伤湿热之证也可因患者体质等条件的不同而发生不同的病情变化，从而形成其独特的病机演化规律。湿热致痢是活动期溃疡性结肠炎的基本病机，湿热作为病理产物，作用于肠道，灼伤肠道脂膜血络，造成血便，阻滞气机导致腹痛，同时也会进一步妨碍脾胃运化，加重湿热，恶性循环。在这个过程中，湿热的程度直接与患者的病情严重程度相关，如以下利脓血为主者，可用断下渗湿汤。《湿热条辨》曰："久痢带瘀血，肛中气坠，腹中不痛，断下渗湿汤主之。樗根皮（炒黑）一两，生茅术、生黄柏各一钱，楂肉（炒黑）、赤苓各三钱，地榆（炒黑）、银花（炒黑）、猪苓各一钱五分。"此方用樗根皮之苦燥湿，寒胜热，涩以断下，专入血分而涩血为君；地榆得先春之气，木火之精，去瘀生新；苏木、黄柏、赤苓、猪苓开膀胱，使气分之湿热，由前阴而去，不致遗留于血分也；楂肉亦为化瘀而设；银花为败毒而然。如临床血便较重，可将诸味炒黑使用，加强收涩之功。另有凉血止血之地榆、槐花、白茅根、侧柏叶等可合用以增强止血、清热之效果。或将诸药炒炭存性，增强收涩之力，止血而不致关门留寇。如大便后下血者，芍药黄连汤治便血腹中痛，谓之热毒：芍药、黄连、当归各二钱半，淡竹叶、大黄各一钱，甘草（炙）一钱，腹痛甚，调木香。湿热下血者，切不可一味兜涩止血，此必湿热郁甚，病情反重，其治仍以清热利湿为大法，佐以凉血止血、收敛止血、生肌止血等对症设方。

　　"痛"者不通也，"通则不痛"，下利腹痛其病机亦为气机失畅。《伤寒论》言："五脏元真通畅，人即安和。"五脏真元循环流通，同时使精微物质在体内均衡输布，人体即能够达到"安和"。《素问·五脏别论》言："六腑者，传化物而不藏，故实而不能满也。"六腑以实而不满、泻而不藏为特点，其功能是受纳腐熟水谷并且传化排泄糟粕。溃疡性结肠炎患者因湿邪外感，或饮食内伤，导致脾胃受损，使人体对水谷的消化吸收出现障碍，精微不化，湿浊内生，久而化热蕴结大肠阻滞气机，大肠传导失司，则内外失去通畅，不通则痛。以腹痛为典型表现者，可合三香排气饮，此乃"通因通用"之法，以木香、藿香、香附为君，理气化湿和中，人体气机以和为顺，故可运行不停其机，上下不失其度。若调摄不当，或客邪外受，使冲和之气升降失常，皆可致气机阻滞而气滞、气逆为病，因脾胃为气机升降的枢纽，故气滞郁结之候，每见胸胁痞满，脘腹胀痛，食欲减退，情怀不畅等症，治当用理气和中之法。又因气滞易于湿阻，故方中藿香、木香、陈皮、厚朴芳香理气，化湿和中；配伍香附、枳壳、乌药理气止痛，除胀消痞；更增泽泻淡渗利湿，使已留滞之水湿之气，从小便排出。如此则全方共奏芳香理气，除湿和中之效，对气逆、食滞之痞满胀痛等证最宜。溃疡性结肠炎患者多见便下稀溏，粪质不成形，此乃湿热下迫所致，若湿热阻滞较重，亦可见大便不通之腹痛，此为肠滞，当以紫菀大黄丸下之。紫菀温肺下气，佐大黄荡涤肠胃，推陈致新，通利水谷，调中化食，安和五脏。

　　"无湿不成泻"，下利腹泻必有湿邪作祟，或由外湿内侵，或素体脾虚，运化不及而生内湿。溃疡性结肠炎之下利腹痛，便下脓血之机亦在湿邪，但活动期多由湿蕴化热为根本，湿热之邪交结不解，内蕴肠道，灼伤肠道脂膜血络，故乃下血。此时当急则治其标，以清热凉血为大法，再辨湿、热、瘀之偏胜，清利肠间湿热，佐以活血化瘀则疾病可愈。溃疡性结肠炎的自然病程较长，故使患者由疾病活动迅速进入缓解期对于患者的长期管理尤为重要。中医中药的全程参与在溃疡性结肠炎的疾病诊疗中发挥着重要作用。

第二节　脾虚湿热阶段

　　疾病的发生发展是一个连续的过程，溃疡性结肠炎作为一种慢性疾病，活动期与缓解期常交替出现，患者在缓解期可无任何症状，或仅有腹泻、大便不成形等轻度表现，但这并不是疾病的痊愈。溃疡性结肠炎漫长的自然病程给患者带来了巨大的生理、心理、经济等社会影响，也给临床医务工作者提出了巨大挑战：如何降低疾病的复发率、延长缓解期是长期挑战，而降低治疗成本和提高疗效是近期挑战，因此应用适宜的诊疗技术控制疾病复发是短期目标，而缓解后的长期管理与自我管理就成了更为重要的环节。

　　传统意义的康复治疗是以非药物性方法促使损伤、疾病、发育缺陷等因素造成的身心功能障碍或残疾恢复正常或接近正常的治疗方式，是康复医学的一个重要组成部分。随着社会的发展和疾病的演变，康复治疗内涵早已不是简单的采用物理手段治疗疾病，以基础的药物治疗维持或恢复患者的身心功能也是现代康复治疗学新的内涵。对于溃疡性结肠炎患者而言，病因不明、病情迁延、轻重悬殊都是他们的困扰所在，缓解期患者多以大便形、质改变，腹部不适等为特征，全身表现较轻，甚至无任何不适。缓解期与发作期交替存在，病情表现或轻或重，均是由内在病因病机所致。韩捷在长期的临床中观察到，进入缓解期的患者大多以脾虚湿热为核心病机，可有脾虚、湿热程度的不同，正是因为这种本虚标实的状态，患者才呈现出反复发作的特征。韩捷认为脾虚湿热，实含虚实两方面的病机，其中脾虚为本，湿热为标，虚实错杂。湿既可以看作是脾虚的病理产物，又可以成为产生或加重脾虚的病理因素。

　　活动期湿热蕴积大肠阶段临床治疗 4 周后，病情大抵可进入脾虚湿热阶段，在此阶段可采用"健脾以胜湿，举陷以降浊"之法。在脾虚湿热阶段，随着病程的延长，脾虚逐渐占据主导地位。《三因极一病证方论》提出："里急后重，病在广肠最下之处，而其病本则不在广肠而在脾肾。"李东垣曰："内伤脾胃，百病由生。"脾虚是本病的发病之本，湿热是发病之标。湿热之为患，其性黏腻，湿热相搏，迁久不愈，致脾肾阳虚，运化功能失司，气滞血瘀，日久生毒，损伤肠络，形成溃疡。《诸病源候论》曰："凡痢皆由荣卫不足，肠胃虚弱，冷热之气乘虚入客于肠间，肠虚则泄，故为痢也。"

　　根据缓解期脾虚湿热的病机，该阶段当以健脾为要，恢复脾胃功能，实中土以固水。山前汤是国医大师张磊教授自拟的经验方，具有燮理阴阳、消积止泻的作用，临床常用于治疗顽固性泄泻、痢疾、腹痛等病症，疗效显著。韩捷深受启发，辨证论治，将其运用于脾虚湿热型溃疡性结肠炎的临床治疗中，并随症加减，取得了良好的效果。生山药、炒山药味甘性平，健脾生津，收涩止泻，为方中之君药；酸甘之生山楂、炒山楂，消食化积，行气止痛，兼可止泻止痢，为臣药；生、炒车前子为佐药，微寒性滑，善清湿热，利小便而实大便，分清浊以止泻。全方药味简洁，生炒并用，燮理阴阳，标本同治，补而不滞，共奏清热利湿，健脾止泻之功效。韩捷带领团队在实践中总结发现，该方无论是单味药物还是复方都可以发挥对脾虚的调节作用，如山药多糖双歧杆菌合生元结肠靶向微生态调节剂可减轻肠道炎症，提高机体粒细胞 – 巨噬细胞集落刺激因子（granulocyte-macrophage colony stimulating factor，GM–CSF）、分泌型免疫球蛋白 A（secretory immunoglobulin A，sIgA）和溶血素水平含量，降低 TNF–α、IL–1β 和 IL–6 含量，增强机体免疫能力。脾虚时消化功能紊乱，机体免疫功能也随之下降。傅紫琴等研究亦证实山药多糖能够抑制胃肠排空，并且使胸腺指数及脾脏指数均增加，对机体免疫有增强作用，说明免疫调节可能是山药发挥健脾作用的机制之一。山楂中富含维生素 C、维生素 B$_2$、胡萝卜素和多种有机酸，可以增强消化酶的分泌和胃内酶的活性，对胃肠道平滑肌活动具有双向调节的作用，山楂水提物可抑制肠易激综合征（irritable bowel syndrome，IBS）模型大鼠结肠黏膜 5– 羟色胺（5–hydroxy tryptamine，5–HT）的表达，降低神经介导的胃肠道运动和分泌，进而提高内脏痛阈，消除肠道过敏。此外，从山楂中分离得到的谷固醇可显著增加白细胞计数，增强巨噬细胞的吞噬活性，并对环磷酰胺（cyclophosphamide，CTX）诱导的免疫抑制模型小鼠的脾脏和淋巴细胞产生影响；山楂黄酮能通过诱导淋巴细胞增殖和淋巴细胞因子分泌 IL–6、IL–4 和 IFN–γ，以提高淋巴细胞亚群 CD4$^+$/CD8$^+$ 比值，发挥免疫调节作用。车前子多糖对结肠炎具有积极的影响，可减缓和治疗结肠炎症状，同时预防结肠炎的发生。张君等研究车前子胶对免疫功能低下小鼠免疫功能的影响，结果表明车前子胶具有增强免疫功能作用，通过提高免疫功能低下小鼠迟发型变态反应强度，使其溶血素水平显著升高，脾指数、胸腺指数及体重均有增加。此外，车前子中的果胶多糖是补体经典途径和旁路途径的激活剂，发挥补体介导的杀菌、溶菌作用，从而促进上皮细胞生长、瘢痕形成及溃疡愈合，临床可用于抗溃疡治疗。上述药物合用，根据现代药理研究，可见山前汤可能具有调节免疫、抗炎抑菌、改善胃肠道功能等作用，可缓解溃疡性结肠炎患者的腹痛、腹泻、大便伴有黏液脓血、里急后重等症状，用于脾虚湿热型轻、中度活动期溃疡性结肠炎的临床治疗。

韩捷长期以山前汤为底方加减治疗脾虚湿热型溃疡性结肠炎，取效如神。

脾虚湿热

和中饮
河间诃子散
扶脾散
焦术菟丝方
补中益气汤
复方石榴皮煎剂

胃风汤
诃子散
参芍汤
桃花汤

脾阳受损

脾虚为主

葛枳二仁汤
香砂椒梅连理汤
救绝神丹

湿热蕴结

山前汤

缓解期患者由于体质、饮食、环境等影响，亦有脾虚与湿盛之偏，故在本方的基础上纠偏辅正才能达到恢复病本的目标。以脾虚为主者，多以腹泻为表现，可有食泻、水泻、溏泻等。如大便次数增多，滑脱不禁，可用"和中饮"补中健脾，止滑脱。方中陈皮、白术、茯苓补中实脾兼以燥湿；白芍、罂粟壳、乌梅收敛固涩，专以止泻；加草果燥湿温中；甘草调和诸药。正如《医学正传》言其主治："补中健脾，止滑脱。主痢疾不分赤白久近。"如患者腹痛渐已，泻下渐少，可以河间诃子散除太阴脾湿涩肠止泻。《医林纂要探源》："诃子散刘河间，治泻痢既久，腹痛渐已而不止者，则非复外邪，而肺虚不能复敛也。肺与大肠相表里，肺受火克之余，气逆犹有余火遗于大肠，因之而泻不能止，且或至于脱肛，则宜以此治之。诃子（半生半煨）一两，酸、苦、涩，补敛肺气，止泻收脱，其用半生半煨者，生以上行于肺，煨以下敛大肠；木香五钱，辛、苦，能行下焦无形之气以达于上，而调和气血，降上焦有形之物，以行于下，而决渎去秽；黄连用茱萸炒过，三钱，苦以降火而能厚肠，用茱萸炒，即左金丸，引肺气下行以止肝之过于疏泄；以黄连合之木香，即香连丸，所以行大肠之郁滞而除其热；甘草以厚脾土而生肺金，二钱。合为末，每服二钱，用白术、芍药汤调下。芍药以补敛肺金，以敛大肠之气，白术以补土生金，补气而输之肺。如不能止泻，则再加厚朴，恐有余湿，以此竭之。肺主治节，气之所由升降。其或暑热伤肺，而清燥之淫乃复。遏之燥者，秋金清冷，肃然之气，则气逆乱而生火，火遗于腑，泄痢。由之清胜于暑，则多成疟；暑胜于清，则多成痢。及夫外邪已退，余热未除，则肺金未能遂其敛，而泻有不能止者，故补肺以助之敛，诃子、芍药皆补肺敛气，补土以益其气，甘草、白术，皆补土益气。而佐以行气去热之品，以安肺厚肠，是此方之治也。外邪未已者，此方非所用。"若便质稀溏，气弱易饱，是为脾泻，可合扶脾散补脾益元气。此方莲肉补脾止泻，养心安神；陈皮理气健脾；白茯苓健脾和胃；白术健脾益气；麦芽行气消食，健脾开胃。诸药合用共奏补脾助元气，令人能食止渴之功，可治脾泄，气弱易饱，常便稀溏者。

脾虚致泻，泻亦致脾虚，泻利日久则中气虚甚，复大便频下，可以"焦术菟丝方"填中致实，白术焦制增强燥湿之力兼以升清；菟丝子、芡实兜涩固摄防脾气之泻，强胃之关；山药健脾益肾，平补先天与后天之本；建莲补中、养神、助气力，固下焦而禁二便。气陷甚者，重坠不升，可合"补中益气汤"升阳举陷，复脾之升健。脾虚则不运，兼湿则为实，当治以清补同用，如复方石榴皮煎剂。石榴皮涩肠止泻为君药。茯苓、防风、陈皮、白术共奏理气健脾渗湿作用，加强君药健脾之效，为臣药。白芍缓急止痛，柔肝理脾；黄连厚肠止利；木香行气散滞以使补中有行，为佐药。甘草为使，调和诸药。全方共奏益气健脾、渗湿止泻的作用。

脾虚偏胜者，当顺脾之升健，喜燥而恶湿之性，补之、燥之、温之、升之；因脾虚致实者在补中益气之时当不忘清消，补有常法，消无固禁。《素问·经脉别论》曰："饮入于胃，游溢精气，上输于脾。脾气散精，上归于肺，通调水道，下输膀胱。"水液入体，必赖脾胃之输转、运化，五脏六腑密切配合方能使津液布散如常。如脾胃本虚，转运不及，则聚而为湿，凝而为痰、为饮，随升随降，诸证杂现。故湿之象为标，亦由脾虚为本也。湿邪为盛，腑气失利者可在主方山前汤基础上合用"葛枳二仁汤"健脾和胃、利湿止泻。方以葛根升提醒脾、启发脾机；枳壳宽肠导滞，推陈致新；杏仁、桃仁润大肠，利大肠之气闭。或以"香砂椒梅连理汤"健脾胃、化湿浊、止泻利。方中木香行气健脾；砂仁温中和胃，为君。川椒辛热，温中除湿；乌梅酸收止泻，同为臣。白蔻辛温，入脾胃，通温三焦，宽中气滞；厚朴宽中化滞，平胃气之药也，凡气滞于中，郁而不散，食积于胃，羁而不行，或湿郁积而不去，湿痰聚而不清，用厚朴之温可以燥湿，辛以清痰，苦以下气也，二药佐君臣以化湿、理气。入少量川连以防湿郁成热。全方调脾之虚、化湿之实，又防湿郁之热，兼顾收敛。久泻湿阻，腹胀腹痛者，当"救绝神丹"主之。方中当归温中止痛，除客血内塞，逐跌打血凝，并热痢括疼滞住肠胃内。槟榔宣滞破坚，定痛和中，通肠逐水。枳壳健脾开胃，调五脏，下气，利大小肠。白芍安脾经，治腹痛，收胃气，止泻利，和血，固腠理，泻肝，补脾胃。莱菔子消积滞，化痰热，宽胸膈，利大小便。滑石燥湿，分水道，实大肠，化食毒，行积滞，逐凝血，解燥渴，补脾胃。薤白，味辛则散，散则能使在上寒滞立消；味苦则降，降则能使在下寒滞立下；气温则散，散则能使在中寒滞立除；体滑则通，通则能使久痼寒滞立解。

泻则脾虚，久则脾阳受损，初则中焦虚寒御外不足，风冷乘虚，客于肠胃，飧泄注下，完谷不化，此为胃风，以胃风汤祛风于内。方中用人参、白术、茯苓以补脾气而益卫；当归、川芎以养肝血而调荣；芍药泄肝而能和脾；肉桂散风而能平木。如脾阳损伤渐重，而致脏寒，可以"诃子散"温中散寒。方中以诃子、炮姜、肉桂温散中寒，收涩止利；丁香温中理气。诸药合用，温而不滞，收而不留。痢久滑泄太过，下焦阴阳两伤者，可用"参芍汤"，纯然虚证，以痢久滑泄太过，下焦阴阳两伤，气结似乎癥瘕，而实非癥瘕，舍温补其何从？故以参、茶、炙草守补中焦；参、附固下焦之阳；白芍、五味收三阴阳之阴，而以少阴为主，盖肾司二便也。汤名参芍者，取阴阳兼固之义也。虚寒血痢者，下痢日久不愈，便脓血，色黯不鲜，腹痛喜温喜按，小便不利，舌淡苔白，脉迟弱或微细，当以"桃花汤"温中涩肠止泻。方中赤石脂温涩固脱以止痢，为君药；干姜大辛大热，温中祛寒，合赤石脂温中涩肠，止血止痢，为臣药；粳米养胃和中，助赤石脂、干姜以厚肠胃，为佐药。《成方切用》曰："盖下利至于不止，热势已大衰，而虚寒滋起矣。故非固脱如石脂不可。且石性最沉，味涩易滞，故稍用干姜之辛散佐之。用粳米独多者，取其和平而养胃也。"

脾病治法虽多，但以健脾利湿、补中益气、温阳运脾、升阳摄血较为常用。脾居中焦，属土，与胃相连，并与之相表里，能消化饮食，并运送水谷之精微以养五脏，还能统血主肌肉。其为病也，有寒有热，有虚有实，也有脾病为主而涉及他脏者，治法各别，方药亦殊。中医学中的整体观念以"人体自身是一个整体""人与自然亦为整体"为内涵，五脏之中脾居中央而灌四旁，与胃同土，斡旋气机，运水谷、化精微，为后天之本。中医常有"内伤脾胃，百病乃生"之说，脏腑在生理上密切配合，病理上密切相关，故脾胃病之治，绝非简单的治脾、治胃，当从整体考虑。溃疡性结肠炎的病机以脾虚为本，湿、热、瘀、毒等为标，在不同时期均应顾护脾胃，"急则治标，缓则治本"。缓解期的治疗当以脾虚为着眼点，中医药不仅能发挥治疗作用，其维持疾病持续缓解的作用在漫长的疾病发展过程中亦非常重要。辨证施治，整体论治，不是简单的遣方用药，在康复治疗中，中医药多途径的作用方案是能够降低疾病治疗成本，缓解患者痛苦的有力武器。

第三节　脾肾亏虚阶段

溃疡性结肠炎患者久病不愈，进入脾肾亏虚阶段。日久泄泻，损伤脾阳，可致脾胃运化失司，损伤肾阳，使肾失所养，大便不固，即为"痢久伤肾"。"劳者温之，损者益之"，温肾固涩法治疗溃疡性结肠炎效果更好。《类证治裁·论肾泄》曰："肾中真阳虚而泄泻者，每于五更时，或天将明，即洞泄数次，此由丹田不暖……盖肾为胃关，二便开闭，皆肾脏所主。今肾阳衰，则阴寒盛。"研究表明，溃疡性结肠炎的发病可能与感染、食物过敏等因素有关。由于机体存在遗传易感性，使得免疫应答机制失灵，反馈机制失调，从而导致持续性的肠道损伤。而免疫功能异常和遗传因素均与中医"肾"的关系紧密。肾主藏精和生殖功能，在不同个体中表现为先天禀赋差异，而肾阳与机体的神经内分泌功能有关，经过长期补脾益肾，可对机体的神经内分泌功能产生影响，并通过影响基因表达和各种神经内分泌因子分泌，从而调节机体免疫功能，使其达到内环境稳态。韩捷认为脾肾亏虚是溃疡性结肠炎的必然转归。病程已久，缠绵不愈，最为复杂，尤其多见于老年性溃疡性结肠炎患者。

在脾肾亏虚阶段，饮食、情志、禀赋、久病等损伤脾阳，脾胃之气渐虚，防卫功能渐耗，易招外邪而发病。或病情延绵不愈，损伤脾阳，脾气不足，日久伤肾，不煦真阳，下陷清阳，魄门失主，则致五更泄下。《景岳全书》曰："肾为胃之关，开窍于二阴。所以二便之开闭，皆肾脏之所主。今肾中阳气不足，则命门火衰……阴盛极之时，即令人洞泄不止也。"治疗上应大补脾肾阳气，以温阳涩肠固脱为主，治其本，使邪去正自安。

针对脾肾亏虚阶段，韩捷认为久病溃疡性结肠炎脾肾阳虚，使用传统的

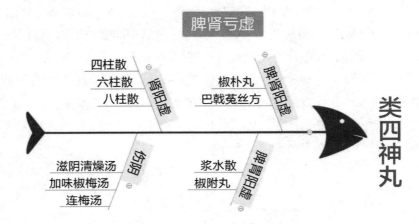

"四神丸"，用之过久则有滋腻之弊，故独创"类四神丸"，主要由煨肉蔻、丁香、木香、木瓜组成。其中煨肉豆蔻为君药，具有温脾肾，涩肠止泻之效；丁香温中助阳散寒；木香，理气调中，止痛和胃；木瓜，疏肝化湿和胃。治疗上既能起到健脾补肾作用，又能防滋腻碍胃之弊，其配伍之妙，温涩同用，脾肾同治。积寒在脾肾者，椒朴丸主之。《医略六书》曰："胃伤生冷，寒结于中，不能敷化精微四达，故泄泻腹痛不止焉。川椒补火温中以散冷，厚朴散满除湿以宽中，干姜暖胃止痛，茯苓渗湿止泻，小茴温经络化气，益智摄寒涩厚肠，酒丸以行药力，米饮以和胃气也。使生冷消化，则脾胃调和而敷化有权，腹痛泄泻有不止者乎？"或以"巴戟菟丝方"温脾肾之阳。《本草新编》曰："夫命门火衰，则脾胃寒虚，即不能大进饮食。用附子、肉桂以温命门，未免过于太热，何如用巴戟天之甘温，补其火又不烁其水之为妙耶？""巴戟天正汤剂之妙药……温而不热，健脾开胃，既益元阳，复填阴水，真接续之利器，有近效而又有速功。"《本草经疏》曰："五味之中，惟辛通四气，复兼四味，《经》曰肾苦燥，急食辛以润之，菟丝子之属是也，与辛香燥热之辛，迥乎不同矣。学者不以辞害义可也。为补脾肾肝三经要药，主续绝伤、补不足、益气力、肥健者，三经俱实，则绝伤续而不足补矣。脾统血，合肌肉而主四肢，足阳明、

太阴之气盛，则力长而肥健。"《本草新编》曰："五味子收敛肺气，正所以生肾水也。盖五味子入肺、肾二经，生津止渴，强阴益阳，生气除热，止泻痢有神。但不宜多用，多用反无功，少用最有效。尤不宜独用，独用不特无功，且有大害。必须同补药用入汤丸之内，则调和无碍，相得益彰耳。"《本草疏经》曰："补骨脂，能暖水脏，阴中生阳，壮火益土之要药也。其主五劳七伤，盖缘劳伤之病，多起于脾肾两虚，以其能暖水脏、补火以生土，则肾中真阳之气得补而上升，则能腐熟水谷、蒸糟粕而化精微。脾气散精上归于肺，以荣养乎五脏，故主五脏之劳。七情之伤所生病。"《本草求真》曰："芡实如何补脾，以其味甘之故；芡实如何固肾，以其味涩之故。惟其味甘补脾，故能利湿，而泄泻腹痛可治；惟其味涩固肾，故能闭气，而使遗带小便不禁皆愈。"

　　肠胃虚寒，滑泻不禁者，可以"四柱散"温中散寒，涩肠止泻。本方主要由煨木香、茯苓、人参、炮附子组成。主治元脏气虚，真阳衰惫，头晕耳鸣，四肢怠倦，脐腹冷痛，小便滑数，泄泻不止。上方加入肉豆蔻、诃子即为"六柱散"；再加白术、粟壳名为"八柱散"。可随肾阳亏虚之程度选择。此类方以附子去脏腑沉寒，补助阳气不足，温热脾胃，故能治寒邪内侵之胃腹疼痛、泄泻；人参大补元气，主五脏气不足，五劳七伤，虚损瘦弱，吐逆不下食，止霍乱烦闷呕哕，补五脏六腑，保中守神；木香、茯苓和中益气，渗湿利水，益脾和胃。六柱中加肉豆蔻与诃子温肾涩肠止泻。八柱更加白术补气健脾，燥湿利水；粟壳涩肠，治久泻，久痢，脱肛，便血。肾脏虚寒，大便滑泻者椒附丸主之。《医方考》曰："虚者，肾精不足也；寒者，命门火衰也。肾主二便，肾脏虚寒则不能禁固，故令大便滑泻。味浓为阴中之阴，故用山茱萸、鹿茸以益肾家之阴；辛热为阳中之阳，故用椒红、附子以壮命门之火；味涩可以固脱，故用螵蛸、龙骨以治滑泻之脱。"水泻澄澈清冷者浆水散主之。《医方考》曰："浆水者，泻利浆水而澄澈也。河间云：水液澄澈清冷，皆属于寒，寒者温之，故是方率用辛温之剂。析而论之，半夏、炙草，可使健脾，脾健则能防水矣；干姜、附子，可使回阳，阳回则气上升矣；良姜、肉桂，可使化气，气化则能泌别清浊矣。"

　　久泻伤阴之证，大多系由热泻转化而来。夫热泻者，或因脏腑素有积热，或因夏令伤暑受热，热挟水湿，直趋大肠，而呈"暴注下迫"，泻出如射，阴液随之大量耗失，倘不能及时治愈，则热泻日久，阴液之耗失过大，如此则成伤阴之证。阴伤者，可有伤于脾阴、伤于肝阴、伤于肾阴之不同。伤于脾阴者，缘由久泻伤及脾阴，必燥渴多饮，而脾阴亏损者，运化与转输之功能失职，小便常不利，以致所饮之水尽归大肠，因之泄泻愈甚，而脾阴愈伤。治宜滋脾阴，泻湿热，利小便，固大便，可用"滋阴清燥汤"（山药一两，滑石一两，白芍六钱，甘草三钱。方用山药滋脾阴，固大便；滑石泻湿热，利小便；芍药与甘草同用名芍药甘草汤，酸甘化合，能补益阴分之亏损。而芍药又善滋阴利小便，甘草又善补脾胃固大便）。汇集四味为方，以治伤脾阴之久泻，疗效颇佳。伤于肝阴者，缘由久泻伤及肝阴，而肝乃厥阴风木之脏，中藏相火，体阴用阳，肝阴耗伤，相火亢盛，必然冲逆犯胃，而呈上述种种土败木乘之象。治宜滋肝阴，泻肝火，扶脾胃。可用"加味椒梅汤"，方中山乌梅五钱，川椒一钱，黄芩二钱，黄连二钱，法夏二钱，炮姜一钱半，潞党参三钱，枳实二钱，白芍六钱，山药一两（乌梅、白芍之酸，敛肝柔肝；川椒、炮姜之辛温，佐以黄芩、黄连之苦寒，寒热并用，以调理厥阴阴分、伤损之后，寒热错杂之证；潞党参扶脾气；山药滋脾阴；枳实、法夏降胃气。如是则脾升胃降，气化复常，中焦得治）。此即所谓"厥阴不治，求之阳明"之意。伤于肾阴者，缘由久泻伤及肾阴，阳无所附，而成阴虚液涸，虚阳外越之证。治宜大滋肾阴，固摄气化。可用"连梅汤"加味，黄连一钱，乌梅五钱，生地一两，寸冬五钱，山药二两，阿胶三钱，鸡子黄二枚（肾阴，即真阴、元阴。肾阴耗伤，非大队养阴药不足以复其阴，于大队养阴药中少佐以黄连者，因此证由热泻转化而来，防其余焰复起。但只宜少用，少用则坚阴，多用则化燥）。

中医认为，阳气具有温煦机体、抵御外邪及温养脏腑的作用。《素问·生气通天论》云："阳气者，若天与日，失其所则折寿而不彰。"阳气衰退，脏腑功能得不到阳气的温养，肠道生理功能、代谢及形态结构出现改变，适应性与防御能力也随之减弱。本身阳气已经不足，抵抗力差，一旦发生疾病往往预后不良。又因肾为先天之本，脾胃为后天之本，故扶助阳气，尤其是脾肾之阳，就能更好地扶助正气，增强抗病能力。扶脾益肾可使先天与后天相互滋生，人体之本实则病不可侵，应"正气存内，邪不可干"。

溃疡性结肠炎作为世界卫生组织认定的世界难治性疾病之一，目前发病机制尚不完全明确，其发病率正呈现逐年增加的趋势，在治疗上尚缺乏特效药物，临床常用的药物以氨基水杨酸制剂、糖皮质激素、免疫抑制药、生物制剂等类型为主。同时手术治疗、干细胞移植、粪菌移植等也是溃疡性结肠炎的系列辅助治疗手段。中医药治疗溃疡性结肠炎在稳定病情、改善症状、预防复发、提高患者生存质量等方面均具有独特的优势。随着医学的发展，溃疡性结肠炎的治疗已经逐渐以诱导并维持临床缓解，促进黏膜愈合，防治并发症，改善患者生命质量为目标。在治疗上应根据溃疡性结肠炎病情的严重程度、活动期和缓解期、病变部位分段的不同而采取不同的治疗手段。对于活动期溃疡性结肠炎现在普遍认同不能仅仅局限于控制症状，而应着力于诱导疾病缓解，同时促进肠道黏膜愈合，缓解期应继续维持缓解，预防复发。分段治疗指根据病变范围选择不同给药方法，远端结肠炎可采用单独局部用药或口服和局部联合用药，广泛型结肠炎以全身用药联合局部用药，以提高疗效。

患者在病情上以交替缓解为特征，症状轻重悬殊，病程长短亦千差万别，且不同地区的患者在发病情况上也有所不同。由于环境、饮食、情志等因素所带来的影响，疾病的控制、治疗更加复杂多变，如何在复杂的病情中抓住关键因素，以一条脉络贯穿整个疾病的诊疗过程是每一位临床医师都需要思考的问题。中医药的发展离不开临床的土壤，然而在人们卫生健康意识普遍提升的时代，中医药不仅仅是在治疗上发挥作用，在日常保健、疾病后恢复和疾病预防等方面的价值也日益显著。回归疾病而言，其发展亦"万变不离其宗"，中医所擅长的"治病求本"正是御病大法，分期、分阶段、整体与局部相结合、多途径给药方式以及中医适宜技术的应用使得我们在当前治疗中不至于束手无策。

"活动期为湿热蕴积大肠阶段→缓解期为脾虚湿热并存阶段→慢性持续严重期为脾肾亏虚阶段"是韩捷在临床工作中总结出的一条脉络。患者若先天禀赋不足，素体虚弱，或调摄不当、饮食不洁、情志失调、感受外邪等因素，极易损伤脾胃，这就有了疾病发生发展的基础即脾虚。溃疡性结肠炎自然病程较长，在这个过程中久病不愈，泄泻日久，阳气耗伤，脾胃运化水谷精微不足，肾失所充，则导致肾虚发生，即痢久则伤肾。脾肾不足，水液运化失常，极易化生痰浊、痰湿等病理产物，蕴结于肠腑，阻碍气机，气血失和，瘀热内生，损伤肠络，从而导致本病的发生。肾为先天之本，脾胃为后天之本，脾胃得先天肾之阴阳而生，肾得后天脾胃运化水谷之养而盛，二者生理相关，病理亦相互影响；久泄伤阳，由脾及肾，寒从中生，兼之湿浊、热郁，寒热错杂，是本病临床表现的复杂性和多样性的来源。中医辨证的精髓在于把握疾病病机的演变规律，以动态辨证思维即整体观念把握疾病动态变化规律。脾虚、气滞、湿热、痰浊、血瘀等因素作用于人体，其偏胜则在病理上有所外候，正所谓"有诸内必形之于外"，根据疾病的外在表现，推察病机，再以法治之则可愈病之既发，若能够在诊疗的过程中把握疾病的发展规律，再以适宜的方法去调理，则可达到防病于未然。

活动期溃疡性结肠炎多由湿蕴化热为根本，湿热之邪交结不解，内蕴肠道，灼伤肠道脂膜血络，故乃下血。此时当急则治其标，以清热凉血为大法，再辨湿、热、瘀之偏胜，清利肠间湿热，佐以活血化瘀则疾病可愈。脾虚湿热阶段，治法上以健脾升清佐以清肠化湿为基本治疗大法。此时的湿热有别于初发期的湿热蕴结大肠，初发期时为纯实无虚，此时虚实夹杂，证候更加复杂。此时虽有湿热，仍以脾虚为本，故治疗时注意"补虚不忘实，泻实不忘虚"。脾肾亏虚阶段，日久泄泻，损伤脾阳，可致脾胃运化失司，损伤肾阳，使肾失所养，大便不固，即为"痢久伤肾"。治疗上应大补脾肾阳气，以温阳涩肠固脱为主，治其本，使邪去正自安。

"大毒治病，十去其六；常毒治病，十去其七；小毒治病，十去其八；无毒治病，十去其九。谷肉果菜，食养尽之。无使过之，伤其正也。不尽，行复如法。"药物所具有的四气五味、归经、升降沉浮及有毒、无毒、配伍禁忌等都称为药物的偏性，中药治病的本质便是"以偏纠偏"，正如张景岳所言"药以治病，因毒为能，所谓毒药，是以气味之有偏也。盖气味之正者，谷食之属是也，所以养人之正气；气味之偏者，药饵之属是也，所以去人邪气"。准确把握机体病机的变化，以药物之偏性纠人体之偏，亦要把握时机与程度，中医药在漫长的发展历程中所形成的针药结合、内外兼施的完整治疗体系能够使我们的中医临证事半功倍。故"善为医者，行欲方而智欲圆，心欲小而胆欲大"，不可囿于一隅，固执一法，故"学者必须博极医源，精勤不倦，不得道听途说，而言医道已了，深自误哉"。

参考文献

[1] 刘宁博，袁媛，孙慧霞，等.韩捷教授基于分阶段序贯理论联合整体局部辨治溃疡性结肠炎经验[J].中国医药科学，2020，10(23):89-92.

[2] 龙天娇，唐智军.口服中药复方治疗溃疡性结肠炎大肠湿热证的疗效系统性评价[J].中国医药科学，2020，10(09):20-23，68.

[3] 叶俊玲，徐训贞，刘圣活，等.从"温中健脾、清利涩肠"论治溃疡性结肠炎[J].中国医药科学，2019，9（18）：50-52.

[4] 杨秀利．溃疡性结肠炎患者应用中医序贯疗法的效果分析 [J].中医临床研究，2014，6（29）：95-96.

[5] 于莲，徐新，苏瑾，等．纳米山药多糖合生元结肠靶向微生态调节剂对菌群失调大鼠免疫因子及 SOD、MDA、NO、MPO 表达的影响 [J].中国微生态学杂志，2016，28(8):889-892.

[6] 傅紫琴，蔡宝昌，卞长霞，等．山药及其麸炒品的多糖成分对脾虚小鼠胃肠功能的影响 [J].药学与临床研究，2008(3):181-183.

[7] 封若雨，朱新宇，张苗苗．近五年山楂药理作用研究进展 [J].中国中医基础医学杂志，2019，25(5):715-718.

[8] 武蕾蕾，何志鹏．山楂水提物对肠易激综合征大鼠结肠黏膜 5-HT 和 5-HT3R 表达的影响 [J].牡丹江医学院学报，2011，32(4):6-9.

[9] 张祺嘉钰，赵佩媛，等．山楂的化学成分及药理作用研究进展 [J].西北药学杂志，2021，36(3)：521-523.

[10] 王一伦，李敬双，李美莹，等．山楂黄酮对小鼠脾淋巴细胞的免疫调节作用 [J].食品工业科技，2019，40(20)：127-132.

[11] 胡婕伦．大粒车前子多糖体内外消化与酵解特征体系构建及其促进肠道健康的作用 [D].南昌：南昌大学，2014.

[12] 张君，徐志立，张振秋．车前子胶对免疫功能低下小鼠免疫功能的影响 [J].辽宁中医杂志，2018，45(9)：1965-1967.

[13] 王芳，王敏．车前子的新药理作用及机制的研究进展 [J].医学综述，2013，19(19)：3562-3564.

[14] 张久强，郑伟琴，张庆伟，等．扶阳泄浊化瘀法治疗溃疡性结肠炎探讨 [J].中医杂志，2015，56(19)：1641-1644.

[15] Ananthakrishnan AN, Oxford EC, Nguyen DD, et al.Genetic risk factors for Clostridium difficile infection inulcerative colitis[J]. Aliment pharmacol Ther, 2013, 38(5): 522-530.

[16] 李文英．温针灸联合补脾益肠丸治疗慢性溃疡性结肠炎脾肾亏虚型临床疗效观察 [J].中医药信息，2014，31(6)：87-89.

第二章
针 刺 疗 法

第一节 古代医籍相关记载

溃疡性结疡炎又名慢性非特异性溃疡性结肠炎，简称溃疡性结肠炎，是一种原因未明的，以结肠黏膜广泛溃疡为特征的结肠炎症。主要表现为腹泻、脓血便、发热和腹痛，并有反复发作趋势。可归属于中医学"久泄""久痢""休息痢"范畴，而针刺主要适宜于轻、中度溃疡性结肠炎的治疗。

在文献记载中，《针灸大成》是我国明代针灸学家杨继洲根据家传《玄机秘要》，结合自身多年临床经验及先人的思想汇编而成。本书的实用性和权威性得到了历代医家的认可，目前仍对针灸学有重要影响。本章总结出书中有关泄泻的论述及其临床意义，为针刺治疗泄泻提供参考。

一、《针灸大成》对泄泻病因病机的认识

（一）外因

杨继洲在《针灸大成》中对泄泻产生的外因描述共有四段，分别是《针灸大成·标幽赋》中的"春伤于风，夏必飧泄"，指出在春季若感受风邪会在夏季发生泄泻；《针灸大成·手阳明大肠经穴歌》中的"伤寒而肠鸣泄痛"，说

明了外感热病会导致泄泻;《针灸大成·足阳明胃经》曰"冬月感寒泄利",《针灸大成·刺咳论》云"感于寒则受病,微则为咳,甚者为泄、为痛",指出冬季感受寒邪轻则咳嗽,重则泄泻。由此可见,外感风寒及热病均会导致泄泻。

(二)内因

内因多与肝、脾二脏相关,还与肾和情志有关,总结如下。脾胃疾病:脾主运化,胃主受纳和腐熟水谷,若脾胃失职,小肠的分清泌浊和大肠的传化功能均受到影响,水反为湿,谷反为滞,二者相混,发为泄泻。《针灸大成·刺热论》云:"脾热病者,先头重,颊痛,烦心,颜青欲呕,身热。热争则腰痛,不可用俯仰,腹满泄。"指出脾热病有腹胀满和泄泻的症状。《针灸大成·十二经脉歌》曰:"太阴脾……所生病者舌亦痛,体重不食亦如之,烦心心下仍急痛,泄水溏瘕寒疟随。"指出脾脏病变会导致泄泻发生。《针灸大成·足阳明胃经》中杨继洲引用了李东垣对脾胃虚弱的描述:"东垣曰:脾胃虚弱,感湿成痿,汗大泄,妨食。"强调脾胃虚弱可导致泄泻。《针灸大成·足太阴经穴主治》也记载了脾病会导致呕吐和泄泻。《针灸大成·足阳明胃经》言:"胃气不足,久泄利,食不化。"可见,脾胃的虚实病变均可导致泄泻发生。肝系疾病:肝属木,脾属土,肝气横逆乘脾,导致脾运无权,产生泄泻。《针灸大成·十二经病井荥俞经合补虚泻实》言:"是主肝所生病:胸满,呕逆,洞泄。"杨继洲在《针灸大成·医案》中阐述了肝旺乘土和肝脾两虚所致泄泻病机:"肝木乘脾,故甚呕血及飧泄也……如怒气所致,为呕血,为飧泄。""患肝脾虚弱……时常泄泻,多系湿热。夫人之一身,心生血,肝藏之,而脾为之统;脾得其统,则运化有常,水谷通调,固无所谓湿,亦无所谓热也。"肝主情志,情志异常也会导致泄泻发生,如《针灸大成·〈内经〉补泻》言:"志有余则腹胀飧泄,不足则厥。"《针灸大成·医案》载:"盖怒气逆甚,则呕血及飧泄,故气逆上矣。怒则阳气逆上,而肝木乘脾,故甚呕血及飧泄也……如怒气所致,为呕血,为飧泄。"说明了大怒会导致肝气乘脾,从而导致泄泻。其他:命门之火不能温煦脾阳,脾运化功能失职,胃腐熟水谷功能失调,亦会导致泄泻。《针灸大成·脏腑井荥俞经合主治》言:"小腹急痛,泄如下重……此肾病。"《针灸大成·保婴神术》云:"因饮食不节,损伤脾胃,以泻泄日久。"指出饮食也是导致泄泻的一个重要因素。

（三）不内外因

《针灸大成·杂病穴法歌》言："下，针三阴交入三分，男左女右，以针盘旋，右转六阴数毕，用口鼻闭气，吞鼓腹中，将泻插一下，其人即泄，鼻吸手泻三十六遍，方开口鼻之气，插针即泄。"

二、其他古代医籍相关记载

1.《针灸甲乙经》（晋·皇甫谧）

（1）溺黄，小腹痛里急肿，洞泄，体痛引骨，京门主之。

（2）洞泄淋癃，大小便难，腰尻重，难起居，长强主之。痿厥癫疾洞泄，然谷主之。

（3）神阙，治泄利不止，小儿奶利不绝，腹大绕脐痛。

（4）气穴，治妇人泄利不止。

（5）阳纲，治大便泄利。主大便不节，小便赤黄，肠鸣泄注。

（6）意舍，治大便滑泄。

（7）梁门，治大肠滑泄，谷不化。

（8）关门，治泄利不欲食。

（9）三焦俞，治水谷不化，欲泄注。

（10）悬枢，治水谷不化，下利。

（11）脊中，治温病积聚，下利。

（12）中髎，治腹胀下利，食泄。

（13）脾俞，治泄利。

（14）大肠俞、肾俞，治洞泄食不化。

（15）会阳，治腹中冷气，泄利不止，腹中有寒泄注，肠澼便血。

（16）三间，治腹满肠鸣洞泄。

（17）然谷，治儿洞泄。

（18）关元，疗腹泄不止。

（19）京门、然谷、阴陵泉，主洞泄不化。

（20）肾俞、章门，主寒中洞泄不化。

（21）京门、昆仑，主洞泄体痛。

（22）阴陵泉、隐白，主胸中热，暴泄。

（23）大肠俞，主肠鸣腹肿，暴泄。

（24）三焦俞、小肠俞、下髎、意舍、章门，主肠鸣腹胀欲泄注。

（25）束骨，主肠澼泄。

（26）天枢，主冬月重感于寒则泄，泄利食不化。泄泻宜先灸脐中，次灸关元等穴。

（27）膺窗，主肠鸣泄注。

2.《扁鹊神应针灸玉龙经》（元·王国瑞）

（1）内关，通阴维，别走少阳，在掌后去腕二寸，两筋中，仰手取之。治伤寒发热，胸满腹胀，心痛，肠鸣冷痛，脾黄，癖块，泻利，食积。

（2）久冷伤惫脏腑，泻利不止，中风不省人事等疾，宜灸神门。

3.《针灸资生经》（宋·王执中）

（1）曲泉，治泄利。

（2）腹结，治腹寒泄利。

4.《针灸大全》（明·徐凤）

（1）腹中痛，下利不已。内庭二穴，天枢二穴，三阴交二穴。

（2）黑白砂，腹痛头疼，发汗口渴，大肠泄泻，恶寒，四肢厥冷，不得睡卧，名曰绞肠砂，或肠鸣腹响。委中二穴、膻中一穴、百会一穴、丹田一穴、大敦二穴、窍阴二穴、十宣十穴。

（3）泄泻不止，里急后重。下脘一穴、天枢二穴、照海二穴。

5.《普济方·针灸》（明·朱橚）

（1）关元俞二穴，在十七椎下两旁，各寸半，针三分。《铜人经》云：理风劳，腰痛，泻利。

（2）滑泄渴能饮水，水下复泄，泄而大渴。此无药证，穴大椎。

（3）肾俞二穴，在十四椎下两旁，各寸半，与脐平，针三分，留七呼……主腰疼……洞泄食不化，身肿如水……呕吐，寒中洞泄，小便难，赤浊。

（4）昆仑二穴，火也。在外踝后跟骨上陷中……腹胀满不得息，不得大便，洞泄。

（5）膀胱俞二穴，在十九椎下两旁，各寸半，针三分，留六呼，灸三壮……主腰脊急强，腰下酸重……治风劳腰脊痛，泻利，大便难……泻利肠痛，烦满汗不出。

（6）公孙穴，主治二十七证。九种心痛（心、胃），痰膈涎闷（心、胃），脐腹痛并胀（三焦、胃），胁肋疼痛（心、胃），泄泻不止（大肠、胃）。

第二节 针刺疗法操作

一、概述

针刺疗法指运用各种不同的针具刺入腧穴，或刺激腧穴、经络，以达到防治疾病目的的方法。又称针法、刺法。针刺疗法和灸法共同组成针灸疗法，是中医针灸学的重要技术和治疗手段。临床常用的针具有毫针、三棱针、皮肤针、皮内针、火针、鍉针、圆利针等。还有一种芒针，又称长针，是毫针长度的延长，同属于毫针类。

根据针具的不同形制、用途、刺激方式等，针刺疗法主要有以下几种。

（1）毫针疗法。用毫针（包括芒针）刺入皮内。

（2）皮肤针疗法。用多支短针浅刺人体皮肤。

（3）皮内针疗法。以特制的小型针具固定于腧穴部的皮内或皮下，进行较长时间埋藏。

（4）火针疗法。用特制的针，针尖用火烧红，迅速刺入人体的一定穴位或部位以治疗疾病。

（5）水针疗法，又称穴位药物注射法。用注射针刺入皮肤后，推注相应药物治病。

（6）鍉针疗法。用鍉针按压经络腧穴治病。

（7）电针疗法。以毫针刺入腧穴后，针柄通过电流，以加强刺激量。

（8）刺络疗法。用三棱针刺血络以放血治病。

（9）圆利针疗法。用圆利针点刺体表或挑刺皮下组织。

二、针具和体位选择

（一）针具选择

针具应具有一定的硬度、弹性和韧性，临床上有金质、银质和不锈钢三种。金质、银质的针，弹性较差，价格昂贵，故较少应用。临床应用一般以不锈钢为多。临床中应根据患者的性别、年龄的长幼、形体的肥瘦、体质的强弱、病情的虚实、病变部位的表里浅深和所取腧穴所在的具体部位，选择长短、粗细适宜的针具。如男性、体壮、形肥，且病变部位较深者，可选稍粗稍长的毫针。反之若女性、体弱、形瘦，而病变部位较浅者，就应选用较短、较细的针具。至于根据腧穴所在具体部位进行选针，一般是皮薄肉少之处和针刺较浅的腧穴，选针宜短而针身宜细；皮厚肉多而针刺宜深的腧穴宜选用针身稍长、稍粗的毫针。临床上选针常以将针刺入腧穴应至之深度，而针身还应露出皮肤为宜。如应刺入 0.5 寸，可选 1.0 寸的针；应刺入 1.0 寸时，可选 1.5 ~ 2.0 寸的针。

（二）体位选择

针刺时患者体位选择是否适当，对腧穴的正确定位、针刺的施术操作，持久的留针以及防止晕针、滞针、弯针甚至折针等，都有很大影响。如病重体弱，或精神紧张的患者，采用坐位，易使患者感到疲劳，往往易于发生晕针。又如体位选择不当，在针刺施术时，或留针过程中，患者常因移动体位而造成弯针、滞针，甚至发生折针事故。因此根据病情选取腧穴的所在部位，选择适当的体位，既有利于腧穴的正确定位又便于针灸的施术操作和较长时间的留针而不致疲劳。临床上针刺时常用的体位，有如下几种：

（1）仰卧位：适宜于取头、面、胸、腹部腧穴和上、下肢部分腧穴。

（2）侧卧位：适宜于取身体侧面少阳经腧穴和上、下肢的部分腧穴。

（3）伏卧位：适宜于取头、项、脊背、腰尻部腧穴和下肢背侧及上肢部分腧穴。

（4）仰靠坐位：适宜于取前头、颜面和颈前等部位的腧穴。

（5）俯伏坐位：适宜于取后头和项、背部的腧穴。

（6）侧伏坐位：适宜于取头部的一侧、面颊及耳前后部位的腧穴。

三、分类

（一）头针

头针又称头皮针，是在头部特定的穴位进行针刺来防治疾病的一种方法。本法是在传统针灸理论的基础上，结合现代医学知识创用的。主要适用于脑源性疾病，如中风偏瘫、肢端麻木、失语、皮质性多尿、眩晕、耳鸣、舞蹈病、癫痫、脑瘫、小儿智力障碍、震颤麻痹、假性延髓性麻痹。此外也可以治疗头痛、脱发、脊髓性截瘫、高血压病、精神病、失眠、眼病、鼻病、肩周炎、腰腿痛等常见病和多发病。该疗法有的是根据脏腑经络理论，在头部选取相关经穴进行治疗；有的是根据大脑皮质的功能定位，在头皮上划分出相应的刺激区进行针刺。

1. 头针经脉分区 《素问·脉要精微论》指出："头者，精明之府。"张介宾注："皆上升于头。"说明头部与人体内各脏腑器官的功能有密切的关系。

头为诸阳之会，手足六阳经皆上循于头面。手足阳明经分布于前额及面部，足阳明胃经"起于鼻，交頞中，旁约太阳之脉，下循鼻外……上耳前，过客主人，循发际，至额颅"，手阳明大肠经"起于大指次指之端……其支者，从缺盆上颈，贯颊，入下齿中；还出挟口，交人中——左之右，右之左，上挟鼻孔"。手足少阳经分布于头侧部。手少阳三焦经"……其支者，从耳后入耳中，出走耳前，过客主人前，交颊，至目锐眦"。足少阳胆经"起于目锐眦，上抵头角，下耳后，循颈行手少阳之前……其支者，从耳后入耳中，出走耳前，至目锐眦后"。手足太阳经分布于头颊、头颈部。足太阳膀胱经"起于目内眦，上额、交巅；其支者，从巅至耳上角；其直者，从巅入络脑，还出别下项"。手太阳小肠经"……其支者，从缺盆循颈上颊，至目锐眦，却入耳中；其支者，别颊，上䪼，抵鼻，至目内眦（斜络于颧）"。

督脉"上至风府，入于脑，上巅，循额，至鼻柱。"

六阴经中则有手少阴与足厥阴经直接循行于头面部，尤其是足厥阴肝经在"循喉咙之后，上入颃颡，连目系，上出额，与督脉会于巅；其支者，从目系下颊里，环唇内"。

2. 头针的重要性 除手少阴与足厥阴经脉直接上行头面之外，所有阴经的经别合入相表里的阳经之后均到达头面部。因此，人体的经气通过经脉、经别等联系集中于头面部。在气街学说中"头之气街"列为首位，其原因也在于此，并因此而有"气出于脑"的阐述。这些都说明头面部是经气汇聚的重要部位，针灸治疗非常重视头部腧穴的重要作用。

（二）体针

毫针疗法又称"体针疗法"，是以毫针为针刺工具，通过在人体十四经络上的腧穴施行一定的操作方法，以通调营卫气血，调整经络、脏腑功能而治疗相关疾病的一种方法。

四、针刺手法

行针又名运针，是指将针刺入腧穴后，为了使之得气、调节针感以及进行补泻而施行的各种针刺手法。有基本手法和辅助手法之别。

行针的作用有二，其一是促使患者针下产生感应（得气）；其二是提高针刺治疗效果而进行调气，即是调和气血之意。

古代对行针手法就十分重视。《灵枢·官能》曰："用针之理，必知形气之所在，左右上下，阴阳表里，气血多少，行之逆顺，出入之合，谋伐有过……审于调气，明于经隧。"关于调气的手法，该篇也有载述，如"寒与热争，能合而调之；虚与实邻，知决而通之；左右不调，把而行之""知其气所在，先得其道，稀而疏之，稍深以留，故能徐入之；大热在上，推而下之；大寒在外，留而补之……上气不足，推而扬之；下气不足，积而从之……阴络所过，得而留之；寒入于中，推而行之""伸而迎之，摇大其穴，气乃出矣"。以上引文就已提出了行针手法多种多样，有决通、把行、稀疏、深留、徐入、推下、留补、推扬、积从、推行、伸迎及摇大其穴之法。后世医家经过长期实践进行了补充修订，归纳起来有进（推、插）、退（扬、提）、捻（捻）、捣（提插或提按）、搓、飞、弹、摇、盘、刮、雀啄（震颤）、留等法。

1. 单手进针法 右手拇指、示指指腹相对夹持针柄下端（靠近针根处），中指指腹抵住针身下端，使中指指端比针尖略长出或齐平，对准穴位，中指指端紧抵皮肤，拇指、示指向下用力按压刺入，中指随之屈曲，快速将针刺入。刺入时应保持针身直立而不弯。

2. 双手进针法 左手按压所刺部位或辅助针身，故称左手为"押手"；右手持针操作，主要是以拇、示、中三指挟持针柄，其状如持毛笔，故右手称为"刺手"。刺手的作用是掌握针具，施行手法操作。进针时，运指力于针尖，而使针刺入皮肤；行针时便于左右捻转，上下提插或弹震刮搓以及出针时的手法操作的进针。

（1）指切进针法（又称爪切进针法）：指切进针法是指用押手拇指或示指指甲切掐固定腧穴处皮肤，刺手拇、示、中三指指腹夹持针柄，将针身紧贴押手指甲缘快速刺入。此法适用于短针的进针。

（2）夹持进针法（又称骈指进针法）：夹持进针法是指用左手拇、示二指持捏消毒干棉球，夹住针身下端，将针尖固定在所刺腧穴的皮肤表面位置；右手捻动针柄，将针刺入腧穴。此法适用于长针的进针。

（3）舒张进针法：舒张进针法是指用押手拇、示二指将所刺腧穴部位的皮肤向两侧撑开，使皮肤绷紧；刺手持针，使针从左手拇、示二指的中间刺入。此法主要用于皮肤松弛部位腧穴。

（4）提捏进针法：提捏进针法是指用押手拇、示二指将针刺腧穴部位的皮肤捏起，刺手持针，从捏起的上端将针刺入。此法主要适用于皮肤浅薄部位的腧穴。

3. 行针手法 包括基本手法和辅助手法。基本手法：提插法和捻转法。提插法是指在针刺入穴位后，施以上提下插的操作方法；捻转法，指的是针刺入穴位后，施以向前或向后捻转动作，使针在腧穴内反复前后来回旋转的行针方法。

4. 辅助手法

（1）循法：循法是医者用手指顺着经脉的循行径路，在腧穴的上下部轻柔地循按的方法。此法能推动气血，激发经气，促使针后易于得气。

（2）弹法：针刺后在留针过程中，以手指轻弹针尾或针柄，使针体微微震动的方法称为弹法。加强针感，助气运行。

（3）刮法：毫针刺入一定深度后，经气未至，以拇指或示指的指腹抵住针尾，用拇指、示指或中指指甲，由下而上或由上而下频频刮动针柄的方法称为刮法，可以加强针刺感应的传导和扩散。

（4）摇法：毫针刺入一定深度后，手持针柄，将针轻轻摇动的方法。

（5）飞法：针后不得气者，用右手拇、示指执持针柄，细细捻搓数次，然后张开两指，一搓一放，反复数次，状如飞鸟展翅，故称飞法。

（6）震颤法：针刺入一定深度后，右手持针柄，用小幅度、快频率的提插、捻转手法，使针身轻微震颤的方法称震颤法。本法可使针下得气，增强针刺感应。

第三节　针刺调节溃疡性结肠炎的作用机制研究

一、基于免疫因素及精神神经因素对针刺调节溃疡性结肠炎的研究

目前，针刺已开始逐渐被广泛应用于肠道疾病，对于溃疡性结肠炎的治疗，针刺治疗较柳氮磺吡啶及甲硝唑片更为有效，且避免了药物治疗带来的诸多不良反应。溃疡性结肠炎的发病机制至今尚未完全明确，针对目前普遍认可的免疫因素及精神神经因素，大量的临床及实验证明针灸对溃疡性结肠炎确有明显的疗效。针刺的刺激信息主要是通过神经通路传导。当刺激信息传递给免疫系统，则会导致抗炎因子与促炎因子恢复平衡，从而减轻炎性反应症状，同时增强巨噬细胞的吞噬功能；当针刺作用于穴位的刺激信息传递至神经–内分泌系统时，则直接导致胃肠道激素及消化液分泌的改变，利于消除炎症；当刺激信息通过神经通路传递至胃肠道的平滑肌时，则会对胃肠道动力产生一定的影响。

（一）针刺对细胞因子的影响

研究表明，当促炎因子与抗炎因子失衡，促炎因子增多、抗炎因子减少时，则会导致肠黏膜炎性反应的发生，同时免疫调节失衡促进炎症趋于慢性化。当促炎因子与抗炎因子达到一种平衡时，机体才能维持免疫平衡，从而使炎性症状得以消失。因此，纠正紊乱的免疫机制是治疗溃疡性结肠炎的有效方法之一。而一般治疗机制是降低促炎因子和增加抗炎因子。机体的促炎因子主要有肿瘤坏死因子（TNF–α）、白介素–1（IL–1）、白介素–6（IL–6）、白介素–8（IL–8）；抗炎因子主要有白介素–10（IL–10）。Jong 等通过研究发现，针刺手三里和曲池穴能提高可溶性白介素–2（IL–2）受体的血清浓度；电针

手三里还能降低血清中白介素 –4（IL–4）及 IL–6 的浓度，减轻炎性反应，而电针曲池穴没有此效应。Wu 等通过使用人的结肠黏膜组织作为抗原，诱发免疫反应建立小鼠溃疡性结肠炎的模型，观察电针及艾灸相结合的方法对中性粒细胞的作用，结果发现电针结合艾灸的方法能促进肠黏膜组织炎症的消退及炎症细胞的凋亡，同时，观察到白介素 –1β（IL–1β）、IL–6 及 TNF–α 在肠黏膜组织聚集出现下降。针刺实验性变态反应性神经炎（EAN）大鼠，能显著降低 EAN 大鼠血清中的 TNF–α 水平，抑制促炎性因子的水平，具有抗异常免疫损伤的保护作用，从而减轻大鼠的炎性反应。

（二）针刺对巨噬细胞的影响

巨噬细胞是一种位于组织内的白细胞，源自单核细胞，而单核细胞又来源于骨髓中的前体细胞。巨噬细胞和单核细胞皆为吞噬细胞，在脊椎动物体内参与非特异性防卫和特异性防卫。主要功能是以固定细胞或游离细胞的形式对细胞残片及病原体进行噬菌作用，并激活淋巴球或其他免疫细胞，令其对病原体做出反应。高脂血症大鼠处于炎症状态，巨噬细胞作为炎症阶段的主要吞噬细胞，它一方面造成脂质在血管壁的堆积，导致斑块形成；另一方面巨噬细胞释放大量的炎症介质，加剧斑块形成及其后的斑块破裂。乐薇等通过电针丰隆穴治疗高脂血症模型的大鼠后，大鼠腹腔内的巨噬细胞含量明显升高，从而达到降低血脂的作用。朱梅等针刺老年大鼠足三里、关元穴，对其肝脏巨噬细胞的功能进行研究观察，发现针刺可以使大鼠肝内的巨噬细胞吞噬功能增强，不仅表现在数量上增加，还表现在体积上增大，并且处于激活状态。

（三）针刺对神经内分泌机制的影响

在抑制炎性反应方面，神经系统也具有抵御炎性反应的功能。在中枢神经系统中，小神经胶质细胞可以释放 IL–4、IL–10 等一系列的抗炎因子；在外周神经系统中，迷走神经兴奋时，胆碱能神经细胞释放乙酰胆碱，最终抑制 TNF–α、HMGB–1、IL–1、IL–6、IL–8 的产生，起到抗炎作用，这条以迷走神经为主的抗炎途径称为胆碱能抗炎途径。神经内分泌系统和免疫系统有着密切的双向调节联系，免疫细胞上多有神经内分泌激素受体，多种激素可以影响免疫功能，而免疫细胞也可以通过合成神经递质和激素影响内分泌系统。神经内分泌系统、免疫系统紊乱与溃疡性结肠炎发病有关。并且，许多试验已经证明，针刺信息必须通过外周神经系统的传入，才能发挥其增强免疫力的作用，因此，针刺提高免疫力的作用与神经内分泌机制密不可分。针刺可以影响神经内分泌激素和细胞因子的生成和表达，从而调节神经–内分泌–免疫网络。

（四）针刺对肠动力影响的机制探讨

目前的研究认为针刺影响胃肠动力学主要是通过神经通路来完成的。神经系统是胃肠运动发挥调节作用的主要途径，针刺对穴位的刺激信息通过经典的神经传导通路到达胃肠的效应器，对胃肠动力产生影响，使胃肠运动抑制或兴奋。此外，内分泌系统在胃肠动力学的影响上也起着非常重要的作用，研究发现，用针灸治疗胃肠道疾病的过程中往往伴有胃肠道激素的升高或降低。针刺对肠动力影响的特征：大量的临床及实验研究证实针刺对胃肠动力障碍性疾病的治疗结果很可观，针刺对胃肠动力的调节具有整体性、双向性、特异性、即时性及持续性。临床观察和实验研究显示，针刺能够整体调整食管、胃、肠的运动。同时可调节胃肠分泌、胃肠电节律以及胃肠免疫作用，效应明显优于胃肠动力药多潘立酮。动物实验研究发现，针刺具有对胃黏膜的保护作用，能有效提高胃黏膜血流，减少生长抑素的生成，抑制胃黏膜生长抑素受体基因表达强度，促进黏膜上皮细胞的增殖，加速损伤黏膜的修复，明显降低溃疡模型动物的溃疡指数（UI）。针灸在治疗过程中所具有的双向性主要取决于机体原先所处的功能状态，即在胃肠运动及相关内分泌系统受到抑制的情况下起到促进作用，处于亢进的状态时能够起到抑制作用。例如，针刺大鼠足三里和照海穴可使结肠肌电减弱的慢波频率增加、振幅增高，使结肠肌电亢进的慢波频率和振幅均下降。针刺影响胃肠道动力的即时性主要表现在针灸刺激穴位的当时或很快就能产生明显的改善作用，持续性主要是指针刺的作用会维持一段时间，不会随着针刺的结束而消失。

二、基于 MicroRNA 对针刺调节溃疡性结肠炎的研究

MicroRNA（miRNA，又译小分子 RNA）是真核生物中广泛存在的一种长 21～23 个核苷酸的 RNA 分子，可调节其他基因的表达，对免疫系统细胞的发育分化、炎性因子的产生具有重要调节作用。miRNA 是一类内源性非编码小分

子单链 RNA，在细胞内由约 70nt 的 pre-miRNA 经 Dicer 酶剪切加工而来，普遍存在于动物、植物以及病毒中，在进化过程中高度保守，约占整个基因组基因总数的 3%。自 1993 年 miRNA 被报道以来，已经在动物植物和病毒中发现了上万种 miRNA。近年来，新发现的 miRNA 的种类越来越多，截至 2013 年 6 月，Sanger 研究所数据库 miRBase20 中的 miRNA 总数已达 30 424 种，其中人类 miRNA 数量已达 2578 种。大量的研究表明 miRNA 参与了包括细胞分裂增殖、分化、细胞凋亡、神经元发育、激素分泌以及代谢等许多重要的生物学过程。miRNA 的异常表达会导致生理的异常和疾病的发生，已知许多炎症性疾病、癌症等都与 miRNA 异常表达具有密切关系。现有研究认为溃疡性结肠炎发病具有明显的基因和蛋白表达特征，miRNA 作为具有调控基因表达功能的小分子 RNA，可用于溃疡性结肠炎的诊断、预后和机制研究。

miRNA 可作为溃疡性结肠炎诊断和预后的生物学标志物。对溃疡性结肠炎患者的 miRNA 前体中常见变异基因的关联研究发现，miRNA 前体的单核苷酸多态性影响到溃疡性结肠炎的敏感性和病理生理功能。溃疡性结肠炎患者结肠黏膜中 miRNA 表达谱具有差异性，与缓解期溃疡性结肠炎、肠易激综合征及健康人比较，活动期溃疡性结肠炎患者结肠黏膜中 miR-126 和 miR-21 的表达显著增加，并且 miR-126 和 IκBα mRNA 的表达具有反向关联性。另有研究发现，溃疡性结肠炎结肠中 miR-143 和 miR-145 的表达显著低于正常结肠对照组；与此相反的是，溃疡性结肠炎结肠中的胰岛素受体底物 1（insulin receptor substrate-1，IRS-1）、原癌基因 K-ras、细胞凋亡抑制蛋白 5（apoptosis inhibitor 5，API5）和 MEK-2 的表达明显上升，高于正常对照，提示 miR-143 和 miR-145 对这些蛋白的表达具有调节作用，进一步的细胞实验也证实了这一结果。Chen Bin 等研究发现，溃疡性结肠炎患者结肠中 miR-19a 表达减少而 TNF-α 表达显著增加，进一步实验证实 miR-19a 可以抑制 TNF-α 的表达，炎性因子 TNF-α、IL-8 和 GM-GSF 的表达与 miR-19a 抑制药的应用密切相关。Mehmet 等采用生物芯片微阵列分析方法，发现 miR-20b、miR-98、miR-125b-1 和 let-7e 在溃疡性结肠炎患者结肠黏膜中的表达具有特异性，可作为诊断溃疡性结肠炎的潜在生物学标志物。Tomohisa 等对活动期溃疡性结肠炎结肠黏膜中 miRNA 的表达研究发现，miRNA 的上调可能与溃疡性结肠炎患者肠道炎症的进展密切相关，提示 miRNA 可用于对溃疡性结肠炎患者的病情进展和预后进行预测。尽管肠镜活检能够最直观地反映结肠组织病变状况，但由于其侵入性导致患者难以接受。相比之下，抽取静脉血检测更具有可操作性，因此，将外周血 miRNA 特异性表达谱用于溃疡性结肠炎诊断，具有更高的临床价值。Radha 等对微泡、外周血单个核细胞和血小板中 miRNA 的研究认为，循环 miRNAs 可作为溃疡性结肠炎发病率预测的潜在生物标志物。Wu 等的研究显示，活动期溃疡性结肠炎患者外周血中 miR-505、miR-103-2、miR-362-3p 表达具有显著差异性，对比活动期克罗恩病（Crohn's disease，CD）患者外周血 miRNA 结果，有 11 种 miRNA 可将二者区分开来。但该结果与结肠组织结果并不完全一致，说明外周血与肠组织 miRNA 表达存在差异。

三、基于 miRNA 靶基因调控网络探讨针灸调节溃疡性结肠炎机制

针灸医学具有整体调节的特点，已有研究从免疫角度探讨针灸调节机制，发现隔药灸与电针可显著抑制溃疡性结肠炎患者结肠黏膜中 IL-8 和细胞间黏附分子 -1（intercellular adhesion molecule-1，ICAM-1）的表达，降低溃疡性结肠炎大鼠结肠黏膜中 IL-1β、IL-6、TNF-α 和信号转导与转录激活因子 4 抗体（signal transducer and activator of transcription 4，STAT4）mRNA 的表达，上调热休克蛋白（heat shock protein 70，HSP70）mRNA 等的表达，有效控制溃疡性结肠炎炎症和免疫级联反应。但针灸调节的作用机制尚未完全阐释。现代组学技术如基因组学、蛋白质组学、代谢组学等的应用虽然对针灸机制研究产生了极大的推动作用，但容易局限于一个横向层面，缺乏基因、蛋白、代谢产物之间的纵向联系。随着系统生物学的发展，研究者越来越倾向于以"DNA-mRNA- 蛋白质 - 蛋白质相互作用网络—细胞—组织 / 器官—个体"这一信息流向研究生命系统。miRNA 通过与上游转录因子和下游靶基因组成转录调控网络和靶基因调控网络，对基因表达产生调节作用，是很多疾病产生、发展的源头。以此为切入点，分析 miRNA 在针灸治疗中的变化，有望从蛋白编码翻译的起始端揭示针灸作用机制。这也与中医治病求本的研究思路非常契合。在此基础上，寻找针灸作用的 miRNA 调控靶基因及其细胞分子网络，包括细胞信号网络、代谢网络、蛋白相互作用网络等，有望实现"DNA — mRNA —蛋白质—蛋白质相互作用网络"研究的系统生物学理念。借鉴生命科学领域先进的理论与方法，开展针灸对溃疡性结肠炎 miRNA 及其靶基因调控网络的研究，主要应从

以下几点入手：①筛选溃疡性结肠炎差异表达基因及针灸治疗溃疡性结肠炎起效的特异基因；②构建针灸治疗溃疡性结肠炎作用机制的 miRNA 靶基因网络：运用生物信息学手段及实验验证方法找出关键的信号通路中有核心调控作用的 miRNA 及其靶基因，并结合已有针灸现代文献数据库，针对针灸起效机制相关基因和蛋白，建立 miRNA、上游转录因子、下游靶基因及细胞因子的调控网络；③对参与针灸治疗溃疡性结肠炎作用机制的 miRNA 靶基因网络的主要靶基因、蛋白及其生物学功能和信号通路进行整合分析，从整体角度对针灸调控溃疡性结肠炎的作用机制进行探讨，可避免以往研究切入点分散，不够系统的弊端。MicroRNA 与基因、蛋白之间的调控机制仍未得到系统阐明，基于 MicroRNA 进行针灸治疗溃疡性结肠炎作用机制的研究，具有创新性和前沿性。明确针灸治疗溃疡性结肠炎的 miRNA 调节靶点，可为进一步阐释针灸治疗溃疡性结肠炎的效应机制提供科学依据。

第四节　临床应用配穴法针刺治疗溃疡性结肠炎

一、中医针灸的选穴配穴原则及方法

腧穴的选取和配伍是针灸治疗疾病的重要环节，并直接关系到治疗效果。选穴配穴是以阴阳、脏腑、经络等学说为依据，通过辨证立法，结合腧穴的功能、特性，并遵循一定的基本规律。

（一）选穴原则

选穴原则主要包括：近部选穴、远部选穴、辨证选穴和对症选穴。

1. 近部选穴　近部选穴是指选取病痛所在部位或邻近部位的腧穴，体现了"腧穴所在，主治所在"的治疗规律。如眼病取睛明、耳病取听宫、鼻病取迎香、胃痛取中脘、膝痛取膝眼等。

2. 远部选穴　远部选穴是指选取距离病痛较远处部位的腧穴，体现了"经脉所通，主治所及"的治疗规律。如胃痛选足阳明胃经的足三里、腰背痛选足太阳膀胱经的委中、上牙痛选足阳明胃经的内庭、下牙痛选手阳明大肠经的合谷等。

3. 辨证选穴 辨证选穴是根据疾病的证候特点，分析病因病机而辨证选取穴位的方法。如肾阴不足导致的虚热选肾俞、太溪；心肾不交导致的失眠选心俞、肾俞等。

4. 对症选穴 对症选穴是针对疾病的个别突出的症状而选取穴位。如发热取大椎、痰多取丰隆、哮喘取定喘、虫证取百虫窝、落枕取外劳宫、腰痛取腰痛点、面瘫取牵正、目赤取耳尖等。

（二）配穴方法

配穴方法是在选穴原则的基础上，选取两个以上具有协同作用的腧穴加以配伍应用的方法。配穴方法可概括为按部位配穴和按经脉配穴两大类。按部位配穴是结合腧穴分布的部位进行穴位配伍的方法，主要包括远近配穴法、上下配穴法、前后配穴法、左右配穴法。按经脉配穴是根据经脉理论和经脉之间的联系进行配穴的方法。主要包括本经配穴法、表里经配穴法、同名经配穴法等。

1. 按部位配穴

（1）远近配穴法：以病变部位为依据，在病变附近和远部同时选穴配伍组成处方的方法。如眼病以局部的睛明、邻近的风池、远端的光明相配，痔疮以局部的长强、下肢的承山相配，痛经以局部的关元、远端的三阴交相配。

（2）上下配穴法：将腰部以上腧穴和腰部以下腧穴配合应用的方法。如头项强痛，上取大椎、下配昆仑；胸腹满闷，上取内关、下配公孙；子宫脱垂，上取百会、下配气海；胃脘痛，上取内关、下取足三里；咽痛，上取鱼际、下取太溪。八脉交会穴的配对应用即属于上下配穴法。

（3）前后配穴法：将人体前部和后部的腧穴配合应用的方法，主要指将胸腹部和背腰部的腧穴配合应用，又称"腹背阴阳配穴法"。如肺病前取中府，后取肺俞；心胸疾病前取巨阙，后取心俞；胃脘疼痛，前取中脘、梁门，后取胃俞、筋缩等。又如腰痛前取天枢，后取肾俞；脊柱强痛，前取水沟，后取脊中等。俞募配穴属于前后配穴法。

（4）左右配穴法：将人体左侧和右侧的腧穴配合应用的方法。本法是基于人体十二经脉左右对称分布和部分经脉左右交叉的特点总结而成的。

2. 按经脉配穴

（1）本经配穴法：指某一脏腑、经脉发生病变时，即遵循"不盛不虚，以经取之"的治疗原则，选用本经脉的腧穴配伍组成处方的方法。如胆经郁热导致的少阳头痛，可取率谷、风池、侠溪；胃火循经上扰的牙痛，可取颊车、内庭；咳嗽可取中府、太渊；急性胃痛取足三里、梁丘等。

（2）表里经配穴法：以脏腑、经脉的阴阳表里配合关系为依据的配穴方法。如风热袭肺导致的感冒咳嗽，可选肺经的尺泽配大肠经的曲池、合谷；胃痛取胃经的足三里配脾经的三阴交；肝病取期门、太冲配胆经的阳陵泉。原络配穴法是表里经配穴法在临床上的具体运用。

（3）同名经配穴法：将手足同名经的腧穴相互配合组成处方的方法。如阳明头痛取手阳明经的合谷配足阳明经的内庭；太阳头痛取手太阳经的后溪配足太阳经的昆仑；失眠、多梦，取手少阴经的神门配足少阴经的太溪。

二、临床选穴治疗溃疡性结肠炎

（一）《针灸大成》选穴经验探讨

1. 辨证选穴 《针灸大成·穴有奇正策》言："治法因乎人，不因乎数；变通随乎症，不随乎法；定穴主乎心，不主乎奇正之陈迹。"强调治疗应具体情况具体对待。《针灸大成·心脾胃门》对脾病所致泄泻采用三阴交治疗。《针灸大成·肠痔大便门》对泄泻食滞证应用上廉和下廉治疗。《针灸大成·足阳明胃经》言："脾胃虚弱，湿痿，汗泄，妨食，三里、气街出血，不愈，于上廉出血。"对于泄泻不止，辨证不同，选穴亦不同。《针灸大成·八脉图并治症穴》言："泄泻不止，里急后重：下脘，天枢，照海。""腹中寒痛，泄泻不止：天枢，中脘，关元，三阴交。"《针灸大成·肠痔大便门》言："泄不止：神阙。"《针灸大成·治症总要》言："大便泄泻不止：中脘，天枢，中极。"《针灸大成·手法歌》中还记载了使用推拿手法治疗泄泻的选穴："大肠有病泄泻多，脾土大肠久搓摩"。

2. 选择效穴 书中对某些类型的泄泻，只选取了某一个穴位进行治疗，认为该穴对于该病有显著的治疗效果，即该穴为该病的效穴。《针灸大成·心脾胃门》言："脾病溏泄：三阴交。"指出脾病泄泻可选三阴交。《针灸大成·肠痔大便门》对暴泄、洞泄、泄不止和出泄不觉记载的效穴分别为：隐白、肾俞、神阙、中脘。《针灸大成·玉龙歌》《针灸大成·玉龙赋》和《针灸大成·胜玉歌》中对天枢穴治疗脾虚泄的效果进行了高度肯定："脾泄之症别无他，天枢二穴刺休瘥""天枢理感患脾泄之危""肠鸣大便时泄泻，脐旁两寸灸天枢"。此外，杨继洲在《针灸大成·八脉图并治症穴》中指出，公孙穴治疗泄泻有奇效："泄泻公孙立应。"《针灸大成·续增治法》言："不经攻下自溏泄……灸太溪。"《针灸大成·杂病穴法歌》称足三里为大肠泄水穴，认为足三里对泄泻有较好的治疗效果。杨继洲在书中总结了不同泄泻的效穴，为后世选取效穴治疗泄泻提供了参考。

3. 选穴精简 《针灸大成》中共记载了52个有治疗泄泻作用的穴位，应用时一般选2~5个，很少超过10个。对于泄泻的基本穴位，杨继洲在《针灸大成·肠痔大便门》中写道："泄泻：曲泉，阴陵，然谷，束骨，隐白，三焦俞，中脘，天枢，脾俞，肾俞，大肠俞。"《针灸大成·策》曰："虽取穴之多，亦无以济人；苟得其要，则虽会通之简，亦足以成功。"杨继洲强调，取穴过多无太大意义，应精简有用的穴位。《针灸大成·肠痔大便门》言："血痔泄，腹痛：承山，复溜。""溏泄：太冲，神阙，三阴交。""食泄：上廉，下廉。"可见，杨继洲治疗泄泻，取穴精简。

（二）现代选穴研究探讨

1. 足三里的配伍应用 足三里穴是养生第一大要穴，名医华佗认为足三里能治五劳羸瘦、七伤虚乏、胸中瘀血等病症，《四总穴歌》中亦有"肚腹三里留"的说法。足三里为足阳明胃经的合穴、下合穴，为土中之土，三焦气生之处，以其"合治内腑"的作用，使其经常被用于治疗消化系统疾病。彭楚湘等研究足三里与内关、公孙、中脘配伍改善急性胃黏膜损伤的作用。结果表明，足三里配伍不同的穴位改善急性胃黏膜损伤程度，作用最强、效果最好的穴位组合为足三里＋内关＋中脘＋公孙。牛春风等对腹部手术后患者进行足三里配伍治疗，发现电针足三里、上巨虚、内关可促进胃肠蠕动，防止术后肠粘连。

2. 上巨虚的配伍应用 上巨虚、足阳明胃经的穴位，为大肠之下合穴，溃疡性结肠炎的病位在大肠，因此上巨虚为治疗溃疡性结肠炎的重要穴位。临床研究表明，上巨虚穴可以明显地改善溃疡性结肠炎的临床症状，针刺有促进大、小肠功能正常化的作用，配合艾灸能增强胃肠黏膜的血流量，改善微循环和毛细血管通透性，促进炎症的吸收消散，甚至还能明显缩小溃疡面。临床还发现针刺上巨虚治疗术后肠麻痹的患者，可使单位时间内肠鸣音次数明显增加，肠蠕动增强，从而有利于术后肠道功能的恢复。

3. 天枢穴的配伍应用 天枢穴是足阳明胃经的穴位，是手阳明大肠经的募穴。腑病取募，天枢穴有疏调肠腑、消食导滞、活血化瘀、止泻镇痛、理气通便作用。实验证明，针刺天枢穴和上巨虚穴后溃疡性结肠炎大鼠结肠黏膜的损伤得到明显改善。

（三）现代选穴治疗溃疡性结肠炎名医经验

1. 葛宝和教授针刺分期治疗溃疡性结肠炎的经验 山东中医药大学附属医院葛宝和教授，从事针灸临床工作 30 余年，学验俱丰，医术精湛，在其多年的针灸临床实践中，对慢性溃疡性结肠炎的诊治形成了一套独特而完整的经验，并取得了满意的临床疗效。

（1）葛宝和教授将本病主要分为四型

1）湿热内蕴型：腹痛，腹泻，大便脓血，身热，舌苔黄腻，脉滑数。

2）肝脾不和型：常因情志不遂而引发，腹痛即泻，泻后痛减，伴胸胁胀痛，饮食减少，舌苔薄白，脉弦细。

3）脾胃虚弱型：病情反复发作，肠鸣，腹泻，黏液便，常于饮食不慎时发作，舌质淡，脉虚弱无力。

4）脾肾两虚型：病程日久难愈，五更腹泻，黏液便，肛门坠胀，畏寒喜暖，舌质淡，脉沉细无力。

（2）葛宝和教授形成了自己处方选穴的特点，注重以下几方面：

1）从脾入手，标本同治：根据本病的病因病机特点，针刺治疗从脾入手，以运脾、健脾、化湿为治疗大法，配以调补气血、清热利湿、温肾固本之法。处方选穴以脾俞、足三里、阴陵泉等健脾化湿以治其本，以合谷、曲池、上巨虚等调理肠腑以治其标，诸穴合用则标本同治，脾胃升降之机得复，阴平阳秘之态乃成。

2）重视经验穴：次髎为葛宝和教授多年治疗肠病总结出的行之有效的经验穴。次髎适对第二骶后孔处，与其相对的腹部正为大肠所在之处，刺之可疏导局部经气，调和肠腑气血。针刺时一般以局部出现麻胀感即可，不必强求刺入骶后孔。葛宝和教授认为次髎不仅对泌尿生殖系统疾病有很好的治疗作用，对结肠及肛周疾病亦有良效。

3）善用特定穴：《难经·六十七难》言："阴病行阳，阳病行阴。故令募在阴，俞在阳。"因此五脏有病多取属阳的背俞穴，六腑有病多取属阴的腹部募穴。本病病位在大肠，大肠属腑。故葛教授取穴以腑会中脘和大肠募穴天枢为主，以"从阴引阳""阳病治阴"。同时选用胃和大肠的下合穴足三里、上巨虚，调理肠胃功能，以取"合治内府"之意。又应用大肠俞与天枢俞募相配，以沟通前后阴阳。所选诸穴有上有下，有前有后，阴阳相伍，相互协调，共同调整人体阴阳。

最后形成葛老师的独创的针灸处方：主穴：A 组：脾俞、大肠俞、次髎；B 组：中脘、天枢、气海、足三里、上巨虚、三阴交、阴陵泉。两组均双侧取穴。配穴：大肠湿热型加合谷、曲池，肝脾不和型加肝俞、太冲，脾胃虚弱型加百会，脾肾阳虚型加肾俞、关元。针刺方法：先使患者呈俯卧位取 A 组，留针 30 分钟。起针后再使患者呈仰卧位取 B 组，留针 30 分钟。大肠湿热型：大肠俞、天枢、合谷、曲池用泻法，余穴用平补平泻法；肝脾不和型：肝俞、太冲用泻法，脾俞、足三里用补法，余穴用平补平泻法；脾气虚弱型、脾肾阳虚型针刺均用补法。该处方行之有效，疗效显著。

2. 吉学群主任医师针刺分期治疗溃疡性结肠炎的经验 吉学群主任医师认为，本病治疗的前提当先分清发作期与缓解期，发作期病机以湿热蕴结或热毒炽盛为主，缓解期病机以脾胃虚弱、肝郁脾虚、脾虚湿盛、脾肾阳虚为主。

（1）发作期：治在气和血，以祛邪为要务。吉学群主任医师认为发作期症状急迫，多以气血受损、湿热瘀阻为主，治疗当以祛邪为主，兼以扶正，正可谓急则治其标。治以祛湿除热、养血活血，兼以健脾。

1）基本选穴：上巨虚、下巨虚、阴陵泉、丰隆、内庭、大肠俞、天枢、中脘、外陵、支沟、曲池、合谷。湿热蕴结者加水道；热毒炽盛者取委中穴放血。

2）穴义：上巨虚、下巨虚为大肠经、小肠经的下合穴，功善疏理肠胃，通腑化滞，清热利湿，且有"合治内腑"之意。阴陵泉祛郁遏之湿，又为足太阴脾经经气所入之合水穴，且为化湿要穴，可助脾运化，功善健脾化湿。丰隆为化痰要穴，可化痰通络，且为胃经络穴，常谓"一络通两经"，脾为生痰之源，因此丰隆可祛痰除湿。内庭为胃经之荥水穴，能清泻阳明热邪，利肠胃之湿，除湿热之证。大肠俞为大肠经经气转输之处，功善调肠通腑，可调理大肠，通顺腑气，凡大肠传导功能失常所致诸疾，皆可治之，与上巨虚、阴陵泉、丰隆合用以清利湿热而止泻。天枢为大肠精气汇聚之募穴，能调和胃肠，疏通腑气，使中焦气机上通下达，胃肠功能和调，则能分理水谷及糟粕，疏导一切浊滞，清大肠邪热。外陵属胃经，位于腹部，功善调理胃肠气机，行气止痛，配天枢、上巨虚可理气止泻，治疗腹痛泄泻。中脘穴为足阳明胃经之募穴、八会穴之腑会，刺之可调理脾胃，升清降浊。支沟为三焦经之经穴，是治疗气机失调诸疾之要穴，可疏理三焦气机，使腑气运转如常，以缓解腹胀腹痛等。曲池可调和气血、调理肠胃，亦可泻热。合谷可通降肠胃，泄阳明热邪。且曲池、合谷为大肠经合穴、原穴，可治疗肠道疾病。气为血之帅，气能生血、行血、摄血，诸穴合用可使气机调畅，气血调和，肠道通畅，可祛湿除热，益气活血，以缓解腹痛腹泻之症状。

（2）缓解期：治在虚与瘀，以扶正为根本。缓解期为虚与瘀并存，本病长期迁延不愈，反复发作，导致正气被耗伤，且伏邪未尽，瘀血未除，更阻滞肠道气机，致疾病缠绵难愈。在缓解期当以扶正祛邪为大法，以扶正为主，兼以祛邪。治以健脾益气、补肾调肝，兼以养血、活血。

1）基本选穴：气海、关元、血海、足三里、阴陵泉、三阴交、太溪、华佗夹脊穴。脾胃虚弱者加脾俞；肝郁脾虚者加阳陵泉、太冲；脾虚湿盛者加公孙；脾肾阳虚者加命门、肾俞。

2）穴义：气海穴居脐下，为先天元气之海，元气之所会，功善补益肾气、大补元气、调理气机，是治疗一切久病不愈之要穴，可治泻痢等。关元可温肾壮阳、培元固本，常与气海、天枢相配以温阳益气、固涩止泻。血海功善扶脾统血，养血活血，临床常与足三里、三阴交、地机相配，补之扶脾统血，养血和血，补脾虚之不固，滋肝肾之阴；泻之能疏通气血，祛瘀调经，清血分热，主治血热、血瘀等，可起到祛瘀的效果。三阴交为足太阴、足厥阴、足少阴三经交汇之穴，寓藏着脾、肝、肾三脏之阴阳，既能补脾养血，又能补肾固精，滋阴柔肝，可起到扶正固本的功效。阴陵泉为脾经合穴，功善健脾化湿、淡渗利湿、健脾固本、益气养血，是治疗脾虚湿盛之要穴。太溪为肾经原穴、输穴，可滋肾阴益肾气，通利三焦而止泻。华佗夹脊穴可调理脏腑，调和气血，疏通经络，因其位于脊柱两旁，与相同水平线上的背腧穴经气相通，具有与该腧穴相同的功效，可以提振全身阳气，温补脾肾。以上诸穴合用可调理脏腑，补益肝脾肾之正气，培元固本，达到扶正与祛邪的疗效。

3. 李畅主治医师立足于子午流注法的针刺经验分享 李畅主治医师立足于子午流注法的理论基础，以"天人合一"的整体观念为出发点，认为机体的功能活动、病理改变会因自然界气候、时间的影响而发生相应变化，并以一定的规律表现出来，同时根据规律的循行次序如潮水般涨落，故人体表现出周期性盛衰变化。现代时间医学与生物学研究证实，十二时辰的变化影响人体经络盛衰的变化规律，不同的时辰进行针刺会表现出不同反应。根据子午流注理论进行"开穴"，是在穴位功能水平状态处于峰值相位时进行治疗，可明显提高疗效。本研究于辰时（7：00—9：00）针刺大都穴（母穴），辅以阴陵泉、大肠俞、天枢、太白穴，于酉时（17：00—19：00）针刺复溜穴（母穴），辅以足三里、天枢、关元、肾俞穴，前者为脾经旺盛时间，后者为肾经旺盛时间，如此可达到益肾健脾祛湿的目的。李畅主治医师进行的动物实验研究结果也表明中药治疗同时配合子午流注针刺，可增强中药的作用效果，改善症状，提高疗效。

4. "以火逐龙火"法配合合募配穴针刺治疗急性溃疡性结肠炎的经验分享 溃疡性结肠炎被世界卫生组织列为现代难治病之一。免疫抑制药和激素作为一线用药用于该病的治疗，但副作用较大。因此，研制安全有效的中医药治法具有较大的优势和潜力。本病归属于中医学"肠澼""泄泻"范畴，"以火逐龙火"法最早见于唐代王冰注《素问·至真要大论》"病之火甚者，尤龙火也，得湿而焰，遇水而燔，不知其性"，其所述"以火逐龙火"法，便为潜阳法的先河。基于本病反复发作、湿热瘀阻、虚实并见的病机特点，本研究依据《医学发明》中通荣并治的原理，给予"以火逐龙火"。方中大黄苦寒沉降，荡涤泻下而除湿热积滞；附子辛温大热，壮脾阳以散寒凝。二药相配伍，一热一寒，相互制约，互为通用，通腑气、荡积滞之功亦彰。炮姜辛表温，助脾胃阳气，祛脾胃寒邪，与附子配伍温阳散寒；脾阳虚损，很容易导致肾阳虚损，给予党参补脾益气，温补脾阳；细辛龙骨、牡蛎潜降上犯虚阳，略加白术、甘草补土益气。全方诸药合用，共成温脾攻下、潜阳益气之效，使积滞行，脾阳复。合募配穴针刺法是将六腑的募穴与本经的下合穴相配合以治疗六腑病症的治疗方法。"合"即下合穴，是六腑之气下合于足三阳之腧穴。"募"即脏腑之气结聚胸腹部的募穴，又称之为腹募，募穴属阴，常用于六腑病症的诊察和治疗。选主穴天枢穴，属足阳明胃经之腧穴、大肠经之募穴，为大肠经气所聚之处，为气机升降之枢纽。现代研究发现，针刺天枢穴通过神经、体液调节，抑制胃肠蠕动，起到缓急止痛之效果。上巨虚为足阳明胃经之腧穴，大肠之下合穴，主治胃肠病，即"合治内腑"；现代研究发现这与上巨虚主要对脊髓及脊髓上各级中枢的调节降低促炎细胞因子白细胞介素 -1β（IL-1β）的含量、提高抗炎细胞因子白细胞介素 -4（IL-4）的含量有关。

IL-8 是重要的抗炎因子，TNF-α 是重要的促炎因子；正常结肠黏膜中 TLR4 呈低表达，在急性溃疡性结肠炎患者中呈异常高表达，过量的 TLR4 导致转录因子 NF-κB 过度激活，加重结肠黏膜损伤。闭合蛋白（Occludin）是连接膜结构最重要的细胞黏附分子，在急性损伤后呈低表达水平，通过临床观察研究发现"以火逐龙火"法配合合募配穴针刺治疗能够下调结肠组织中 TLR4 高表达，抑制 NF-κB 活性，减少 TNF-α、IL-8 释放，上调 Occludin 的表达而增加肠黏膜屏障恢复，从而提高临床疗效。

参考文献

[1] 宋伯骐，贺煜竣，杨凌毓，等.《针灸大成》治疗泄泻浅析 [J]. 河南中医，2022，42(2)：205-208.

[2] 高希言 . 中国针灸辞典 [M]. 郑州：河南科学技术出版社，2002.

[3] 邹伟 . 针灸学 [M]. 北京：清华大学出版社，2004.

[4] 黄建强，林清，文小敏，等 . 针灸治疗溃疡性结肠炎作用机制探讨 [J]. 中国医药导报，2014，11(5)：166-168.

[5] 石云琼，刘少平，刘建国 . 针灸治疗对溃疡性结肠炎患者细胞因子的影响 [J]. 湖北中医杂志，2006，28（2）：11-12.

[6] Jong M S, Wang H, Chen S J.Effects of electro-acupunetum on serum eytokine level and peripheral blood lymphocyte subpopulation at immune-related and non-immune-related points[J].Acupunct Electrother Res, 2006, 31（12）：45.

[7] Wu HG, Liu HR, Tan LY, et al.Electro acupuncture and moxbustion promote neutro phil apoptosis and in prove ulcerative colitis inrats[J].Dig Dis Sci, 2007, 52（2）：379-384.

[8] 董勤，詹臻，刘涛，等 . 针刺对实验性变态反应性神经炎 TNF-α 和 IL-4 的影响 [J]. 上海针灸杂志，2004，23（7）：43-45.

[9] Stoll G, Bendszus M.Inflammation and atherosclerosis：novel insights into

plaque formation and destabilization[J].Stroke, 2006, 37（7）: 1923-1932.

[10] 乐薇, 肖颖, 黄浩, 等. 电针丰隆穴对高脂血症大鼠巨噬细胞 ICAM-1、MCP-1 含量的影响 [J]. 中国康复, 2013, 28（1）: 3-5.

[11] 朱梅, 高洪泉, 刘瑞丰, 等. 针刺"足三里""关元"穴区对老年大鼠肝脏内巨噬细胞功能影响的实验研究 [J]. 针灸临床杂志, 2003, 19（6）: 52.

[12] Tracey K J. Physiology and immunology of the cholinergic anti inflammatory pathway[J].J Clin Invest, 2007, 117（2）: 289-296.

[13] 李锦宇, 韩霞, 汪晓斌. 针灸免疫研究概况 [J]. 动物医学进展, 2008, 29（11）: 107-110.

[14] 罗志勇, 刘水平. 针刺对胃黏膜损伤家兔胃黏膜生长抑素及其受体基因表达的影响 [J]. 针刺研究, 2004, 29（3）: 183-186.

[15] 吴玲君, 孙建华. 针灸对胃肠动力的调节作用研究进展 [J]. 安徽医药, 2011, 15（11）: 1436-1438.

[16] Wang H, Wang C Y, Zhang J S, et al. Acupuncture therapy for experimental stomach ulcer and c-Fos expression in rats[J]. World J Gastroenterol, 2005, 11（35）: 5517-5520.

[17] 张栋, 王淑友, 李顺月, 等. 针刺"足三里"对大鼠胃血流影响的激光多普勒血流成像的初步观察 [J]. 针刺研究, 2006, 31（1）: 43-45.

[18] Fang J L, Krings T, Weidemann J, et al. Functional MRI in healthy subjects during acupuncture, different effects of needle rotation in real and false acupoints[J]. Neuroradiology, 2004, 46（5）: 359-362.

[19] 彭楚湘, 王灵, 周国平, 等. 足三里配不同穴改善急性胃黏膜损伤作用的对比研究 [J]. 中国针灸, 2007, 27（1）: 44-47.

[20] 窦传字, 张淑静, 王毅, 等. 基于 MicroRNA 研究针灸调节溃疡性结肠炎作用机制的思考 [J]. 中华中医药学刊, 2014, 32(3): 489-492.

[21] Ruby J G, Jan C H, Bartel D. Intronic microRNA precursors that bypass Drosha processing [J]. Nature, 2007, 448: 83-86.

[22] Vergoulis T, Vlachos I S, Alexiou P, et al. TarBase 6.0: capturing the exponential growth of miRNA targets with experimental support [J]. Nucleic Acids Res, 2012, 40(Database issue): D222-229.

[23] Kloosterman W P, Plasterk R H. The diverse functions of microRNAs in animal development and disease [J]. Dev Cell, 2006, 11(4): 441-450.

[24] Cho W C, Oncomi Rs. The discovery and progress of microRNAs in cancers[J].

Mol Cancer, 2007, 6: 60.

[25] Schetter A J, Lleung S Y, Sohn J J, et al. MicroRNA expression profiles associated with prognosis and therapeutic outcome in colon adenocarcinoma [J]. JAMA, 2008, 299(4): 425–436.

[26] Chen C Z. MicroRNAs as oncogenes and tumor supressors [J]. N Eng J Med, 2005, 353: 1768–1771.

[27] McGovern D P, Gardet A, Torkvist L, et al. Genomewide association identifies multiple ulcerative colitis susceptibility loci [J]. Nat Genet, 2010, 42(4): 332–337.

[28] The UK IBD Genetics Consortium & the Wellcome Trust Case Control Consortium 2. Genomewide association study of ulcerative colitis identifies three new susceptibility loci, including the HNF4A region [J]. Nat Genet, 2009, 41(12): 1330–1334.

[29] Kouichi Asano, Tomonaga Matsushita, Junji Umeno, et al. A genomewide association study identifies three new susceptibility loci for ulcerative colitis in the Japanese population [J]. Nat Genet, 2009, 41(12): 1325–1329.

[30] Masaaki Okubo, Tomomitsu Tahara, Tomoyuki Shibata, et al. Association study of common genetic variants in Pre-microRNAs in patients with ulcerative colitis [J]. J Clin Immunol, 2011, 31:69–73.

[31] Xiao Feng, Hao Wang, Shicai Ye, et al. Up-regulation of microRNA-126 may contribute to pathogenesis of ulcerative colitis via regulating NF-kappaB inhibitor IκBα [J]. PLOS ONE, 2012, 7(12): e52782.

[32] Pekow J R, Urszula D, Reba M, et al. miR-143 and miR-145 are downregulated in ulcerative colitis: putative regulators of inflammation and protooncogenes [J]. 2012, 18(1) : 94–100.

[33] Chen Bin, She Shifeng, Li Detang, et al. Role of miR-19a targeting TNF-alpha in mediating ulcerative colitis [J]. Scandinavian Journal of Gastroenterology, 2013, 48(7): 815–824.

[34] Mehmet Coskun, Jacob Tveiten Bjerrum, Jakob Benedict Seidelin, et al. miR-20b, miR-98, miR-125b-1, and let-7e as new potential diagnostic biomarkers in ulcerative colitis [J]. World J Gastroenterol, 2013, 19(27) : 4289–4299.

[35] Tomohisa Takagi, Yuji Naito, Katsura Mizushima, et al. Increased expression

of microRNA in the inflamed colonic muosa of patients with active ulcerative colitis [J]. Journal of Gastroenterology and Hepatology, 2010, Suppl 1: S129-S133.

[36] Radha Duttagupta, Sharon DiRienzo, Rong Jiang, et al. GenomeWide maps of circulating miRNA biomarkers for ulcerative colitis [J]. PLoS One, 2012, 7(2): e31241.

[37] Wu F, Guo N J, Tian H, et al. Peripheral blood microRNAs distinguish active ulcerative colitis and Crohn's disease [J]. Inflamm Bowel Dis, 2011, 17(1): 241-250.

[38] Zhou E H, Liu H R, Wu H G, et al. Down-regulation of protein and mRNA expression of IL-8 and ICAM-1 in colon tissue of ulcerative colitis patients by partition-herb moxibustion [J]. Dig Dis Sci, 2009, 54(10): 2198-2206.

[39] Zhou E H, Liu H R, Wang X M, et al. Immunomodulatory activity of herb-partition moxibustion on Stat3 and Stat4 in the mucosa of ulcerative colitis rats. IEEE International Conference on Bioinformatics and Biomedicine Workshop, 2010: P660-664.

[40] Qi L, Shi Y, Mu J P, et al. Effects of herbs-partitioned moxibustion on heat-shock protein 70 expression in the spinal cord and colonic mucosa of rats with ulcerative colitis[J]. Neural Regeneration Research, 2010, 5 (22): 1717-1722.

[41] 吴小秋, 刘志龙. 中医证候的系统生物学研究 [J]. 吉林中医药, 2013, 33(1): 12-15.

[42] Qiu C, Wang J, Yao P, et al. microRNA evolution in a human transcription factor and microRNA regulatory network [J]. BMC Systems Biology, 2010, 4: 90.

[43] 虞桂, 王阶. miRNA及其调控网络与中医治病求本机制研究 [J]. 中华中医药杂志, 2012, 27(11): 2789-2791.

[44] 阳伟红, 张磊, 周桂桐. 杨继洲诊疗思维探析 [J]. 天津中医药大学学报, 2016, 35 (1): 5-7.

[45] 彭楚湘, 王灵, 周国平, 等. 足三里配不同穴改善急性胃黏膜损伤作用的对比研究[J]. 中国针灸, 2007, 27 (1): 44-47.

[46] 牛春风, 王志平. 电针足三里上巨虚内关对大肠癌根治术后肠蠕动恢复的临床研究[J]. 中国老年学杂志, 2008, 28 (9): 924.

[47] 李霞.针灸治疗溃疡性结肠炎 30 例 [J].陕西中医，1996，17（1）：34.

[48] 秦明，饶志仁，黄裕新，等.电针上巨虚、天枢穴对溃疡性结肠炎大鼠延髓 Fos 和 GFAP 表达的影响 [J].中医药导报，2012，18（2）：17-23.

[49] 刘洋.中药加针灸治疗慢性溃疡性结肠炎 [J].中国当代医药，2010，17（35）：93-93，100.

[50] 王真真，韩晓辉，葛宝和.葛宝和教授针刺治疗溃疡性结肠炎经验 [J].光明中医，2016，31(16)：2325-2327.

[51] 滑寿.难经本义 [M].北京：中医古籍出版社，1999.

[52] 刘文娜，吉学群.吉学群主任医师针刺分期治疗溃疡性结肠炎的经验 [J].广西中医药，2017，40(4)：64-65.

[53] 李畅，龙再菊.子午流注法针刺联合四君子汤加减治疗脾虚湿盛型溃疡性结肠炎临床观察 [J].山东中医杂志，2021，40(12)：1332-1336.

[54] 董雪莲，常玉洁，吴艳红，等.不同腧穴配伍灸法联合美沙拉嗪治疗溃疡性结肠炎的平行对照研究 [J].世界中西医结合杂志，2018，13（5）：649-652.

[55] 赵强，刘雅男，乔培超，等."以火逐龙火"法配合合募配穴针刺治疗急性溃疡性结肠炎的临床研究 [J].中国中医急症，2018，27(02)：233-236.

第三章

艾 灸 疗 法

第一节 古代医籍相关记载

《名医别录》载："艾叶，味苦，微温……生寒熟热，……主下血，衄血，脓血痢。"艾灸法是用艾绒或其他药物放置在体表的穴位上烧灼、温熨，借灸火的温和热力以及药物的作用，通过经络的传导，起到温通气血，扶正祛邪的作用，达到治疗疾病和预防保健目的的一种外治方法。艾灸借火的温和热力，通过扩张周围血管，改善周围组织营养，再经经络的传导，而起到温通经络气血，活血逐痹，扶正祛邪之效。正如清代吴亦鼎在《神灸经纶》中所说："夫灸取于人，以火性热而至速，体柔而用刚，能消阴翳，走而不守，善入脏腑。取艾之辛香作炷，能通十二经，走三阴，理气血，以治百病，效如反掌。"宋代窦材在《扁鹊心书·住世之法》中有"保命之法，灼艾第一，丹药第二，附子第三"之说。《医学入门》也说："凡一年四季各要熏一次，元气坚固，百病不生"；"凡病药之不及，针之不到，必须灸之"。可见，灸法在古代的医疗保健中曾发挥着重要作用。

艾灸作为一种火热疗法，局部施灸可通穴道、行营卫、驱病邪。适量艾灸可用于寒热虚实诸症。临床应用艾灸须注意：①要有"灸感"，注重"气至而有效"；②要注意"灸量"，尤其是施灸时间的长短，"适量适时而止"；③补泻手法分明：艾炷灸补泻可从《灵枢·背俞》篇中参考"以火补者，毋吹其火，须自灭也；以火泻之，疾吹其火，传其艾，须其火灭也"。艾条灸补泻可参考清朝朱琏之法：兴奋法（弱刺激、补法）：雀啄灸为主，每次灸30秒至2分钟，30~50下；或用温和灸、回旋灸，时间3~5分钟。抑制法（强刺激，泻法）：用艾条温和灸和回旋灸，每次每穴10分钟以上。目前文献报道一般用艾条灸。其治疗原则一般是温热利湿或健脾温中，以任督脉、足阳明经经穴和背俞穴常用。

可见灸法作为一种行之有效的治疗方法在医疗保健中发挥着重要作用。而在使用灸法治疗疾病时要注意其"灸感""灸量"及补泻手法，这样才能发挥其更好的治疗作用。

针灸分为针法、灸法，是中医特有的医疗方法，在治疗本病中起了积极的作用。汉代张仲景首先在《伤寒论·辨少阴病脉证并治》提出"少阴病，下利便脓血者，可刺"。可见在东汉之前就已经有了针刺治疗本病的方法。晋代皇甫谧所著现存最早的针灸专著《针灸甲乙经》中多次论述了针灸治疗本病，提出了针刺巨虚、下廉等七穴治疗本病。东晋葛洪善于灸法治疗，《肘后备急方》指出："先洞下者，灸脐边一寸。男左女右，十四壮，甚者至三十四十壮，名大肠募洞者，宜泻。"唐代孙思邈《千金要方》总结了唐代以前医学成就，认为针灸胃脘、大小肠俞、关元等穴有治疗本病作用，并记有"泄痢食不消不作肌肤，灸脾俞，随年壮。泄注五痢便脓血重下腹痛，灸小肠俞百壮""交信主泄痢赤白漏血等"。王焘在《外台秘要》明确提出灸法治疗本病，并对后世灸法治疗本病产生了积极的影响。宋代不仅对成人治疗肠澼有所发展，还特别发展小儿痢疾的理论。《黄帝明堂灸经》曰："小儿秋深冷痢不止者，灸脐下二寸三寸间动脉中。"明代是针灸学发展最为昌盛的时期。徐凤《针灸大全》首次对"子午流注"之名称做出详细而明确的解释："百会鸠尾治痢疾。"杨继洲总结前人成就，编写《针灸大成》，书中载："痢疾合谷三里宜，甚者必须兼中膂。"清代更是把实按灸推向一个更深的高度，以叶天士为代表的医家在《种福堂公选良方》记载有三气合痹针、阴证散毒针、百发神针、消癖神火针等不同名称的实按灸治疗肠澼。

1. 行气调血　孙思邈在《备急千金要方·卷十五·脾脏方·热痢第七》云："泄注五痢便脓血重下腹痛，灸小肠俞百壮。"明代楼英在《医学纲目·卷之二十三·脾胃部·滞下》亦云："泄痢不禁，小腹痛，后重，便脓血：丹田（一寸半）。复溜、小肠俞（灸七壮）。不已，取：天枢、腹哀（胃下一寸五分）。……便脓血，久痢下重：小肠俞（灸）。"

2. 温里散寒 孙思邈云："泄痢久下失气劳冷，灸下腰百壮，三报，穴在八魁正中央脊骨上，灸数多尤佳。……泄痢不禁小腹绞痛，灸丹田百壮，三报，穴在脐下二寸，针入五分。……久泄痢百治不瘥，灸足阳明下一寸高骨上陷中，去大趾歧三寸，随年壮。"明代楼英则云："冷痢腹痛，泄注赤白：关元、穷谷（各灸五十壮）。泄痢及下失气脓血：下腰（五十壮，穴在八魁正中央、脊骨上，灸，名三宗骨，三报之）。"

3. 回阳救逆 徐春甫在《古今医统大全·卷之三十六·滞下门》中云："血痢久不愈者，属阳虚阴脱，用八珍汤加升举之药。甚有阳虚阴脱不能固，阵阵自下血，手足厥冷，脉渐微缩。此为元气欲绝，急灸气海穴。"张景岳亦云："久痢阳虚，或因攻击，寒凉太过，致竭脾肾元神而滑脱不止者，本原已败，虽峻用温补诸药，亦必不能奏效矣。宜速灸百会、气海、天枢、神阙等穴以回其阳"。

第二节　艾灸治疗溃疡性结肠炎的机制

（一）临床应用艾灸治疗溃疡性结肠炎的机制

溃疡性结肠炎是一种累及直肠、结肠黏膜及黏膜下层的慢性非特异性炎症性肠病，临床表现主要为腹痛、腹泻、黏液脓血便等，有时也会出现肠外表现，主要累及关节、肝胆、眼睛、口腔及皮肤，发病病情轻重不等，病情多反复发作或长期迁延，病程漫长。随着病情迁延反复，易导致结肠息肉增生，肠腔狭窄，并有可能引起结肠炎相关性癌变。中医学无"溃疡性结肠炎"病名，临证多归为"肠风""肠澼""久泻"等进行辨证论治。艾灸治疗溃疡性结肠炎具有安全性高、远期疗效好等优势。艾灸可通过调节患者免疫平衡、调节肠道菌群、改善肠黏膜屏障功能、调节细胞凋亡等改善肠道炎性反应。

1. 艾灸调节溃疡性结肠炎患者肠道免疫功能 溃疡性结肠炎发生发展与肠道免疫功能密切相关，固有免疫和获得性免疫均参与了炎性反应发生发展及迁延过程。免疫细胞在参与免疫应答的同时也触发病理性炎性反应的产生，分泌大量炎性细胞因子，导致肠道黏膜病理性损伤。研究表明艾灸可以通过调控免疫细胞、免疫分子，多通路多靶点改善免疫功能紊乱，起到治疗作用。免疫细胞数量众多，如巨噬细胞、树突状细胞、T淋巴细胞、B淋巴细胞等，它们共同参与机体固有和获得性免疫。树突状细胞是一种抗原提呈细胞，是固有免疫和获得性免疫间的作用桥梁，可抑制肠道炎性反应产生，其免疫功能的正常发挥有赖于IL-23、TLRs等的调节作用。IL-23与Th17细胞结合可以促进促炎性反应因子IL-17被大量分泌，加剧肠道炎性反应。研究表明温针灸中脘、气海、天枢等可有效下调溃疡性结肠炎患者血清中IL-17、IL-23水平，达到抑制肠道炎性反应，缓解溃疡性结肠炎患者临床症状。T淋巴细胞参与介导的免疫反应也是溃疡性结肠炎发生的重要机制之一，T淋巴细胞根据功能的不同可分为辅助性T细胞（Th）、调节性T细胞（Treg）和细胞毒性T细胞（Tc）等。Th17是Th细胞的一种亚型，可分泌IL-17A、IL-17F、IL-6、肿瘤坏死因子-α（TNF-α）等炎性细胞因子。隔药灸可下调患者外周血清中异常表达的Th17细胞水平抑制肠道炎性反应从而治疗溃疡性结肠炎。IL-17可与内皮细胞、巨噬细胞、成纤维细胞等受体细胞结合，诱导炎性细胞因子表达，引起肠上皮细胞及黏膜损伤及破坏。隔药灸气海、中脘、天枢等可下调溃疡性结肠炎患者血清中IL-17含量。IL-17F可诱导肠道组织和细胞分泌炎性因子造成机体组织病理性损伤。艾灸可下调溃疡性结肠炎患者外周血清IL-17F水平，从而抑制肠道黏膜局部炎性反应。免疫细胞因子作为炎性反应递质介导产生肠黏膜病理性损伤是溃疡性结肠炎患者发病的重要机制之一。研究发现IL-6、IL-8、IL-17、IL-23、TNF-α等促炎免疫细胞因子可介导溃疡性结肠炎发病，而抗炎免疫细胞因子IL-10、TGF-β可维持肠道免疫功能。机体内促炎因子异常高表达是溃疡性结肠炎发病机制之一。IL-8可激活并趋化中性粒细胞，在中性粒细胞介导的免疫损伤中起到重要作用，与溃疡性结肠炎患者肠道黏膜病变相关。IL-10是一种由单核细胞和巨噬细胞产生的抗炎性因子，可抑制中性粒细胞、单核细胞产生促炎性因子，临床研究发现溃疡性结肠炎患者结肠黏膜中IL-10含量明显低于正常人，提示溃疡性结肠炎发病与IL-10含量降低有关。循阳明经重灸可上调抗炎因子IL-10表达并抑制促炎因子IL-8生成，达到抑制炎性反应的目的。

2. 艾灸调节溃疡性结肠炎患者结肠黏膜免疫 BTNL2基因的表达具有广泛性，可表达于脑、心脏、肾脏、肝脏、小肠、结肠、胸腺中，但是BTNL2蛋白质的表达多存在于黏膜和淋巴组织中。研究发现当结肠上皮大量炎性反应渗出，上皮细胞生长出现异常调控，结肠中 BTNL2 也处于高表达，说明 BTNL2 参与调节结肠黏膜免疫。研究发现 BTNL2 基因突变与自身免疫性疾病有关，在调节 T 细胞过程中发挥重要作用。T 细胞亚群异常活化会引起溃疡性结肠炎发病，而 BTNL2 可以抑制 T 细胞的活化，在 T 淋巴细胞活化过程中抑制 CD4$^+$T 细胞活化增殖，从而达到治疗溃疡性结肠炎目的。HLA–D 家族的一系列生物标志物与 BTNL2 关系最为密切，HLA–D 属于 HLA–Ⅱ类分子，是外源性抗原的递呈分子，可激活免疫应答，过度表达会引起免疫反应，这可能是溃疡性结肠炎发病机制之一。脐灸疗法可有效提升结肠黏膜中 BTNL2 的表达，并且对 2 个 HLA 分子具有良好抑制作用，从而抑制溃疡性结肠炎结肠黏膜中过度活化的免疫应答。

（二）艾灸治疗溃疡性结肠炎的实验机制研究

1. 艾灸调节溃疡性结肠炎肠道菌群　肠道菌群是一个复杂的生态系统，具有促消化和营养吸收、免疫调节、生物屏障等生理功能。肠道菌群与肠黏膜的正常发育相关，肠道菌群缺失会导致肠黏膜绒毛毛细血管、黏膜淋巴组织的发育出现缺陷，影响细胞分泌。肠道菌群还可以通过调节免疫细胞的 Toll 样受体表达，介导免疫反应。研究表明溃疡性结肠炎发病与肠道菌群失调有着密切联系，肠道内菌群数量和比例发生变化，或肠道菌群通过介导免疫反应都可影响肠道炎性反应发生发展。研究发现溃疡性结肠炎患者肠道菌群种类和数量都发生了变化，且在溃疡性结肠炎发病过程中不仅仅是单一菌群失调，通常存在多种菌群数量的改变，主要表现为益生菌的减少和条件致病菌的增加。艾灸关元、足三里能够调节溃疡性结肠炎小鼠肠道菌群群落丰度的异常改变，促进溃疡性结肠炎模型小鼠肠道菌群多样性的恢复。艾灸双侧天枢穴可以减少溃疡性结肠炎大鼠肠道内糖杆菌属、鞘氨醇单胞菌和巴氏杆菌属，促进溃疡性结肠炎大鼠肠道内菌群水平趋近正常，纠正结肠黏膜病变。

2. 艾灸可改善结肠黏膜屏障功能　结肠黏膜屏障是维护肠稳态的重要组成部分，结肠黏膜屏障损伤导致细菌易位和全身性炎性反应。溃疡性结肠炎患者结肠黏膜屏障遭受破坏，使得病原微生物、毒素和抗原在内的潜在有害物质从受损肠黏膜侵入人体，触发相关炎性反应。结肠黏膜机械屏障是由紧密连接蛋白（如 Claudin 蛋白、Occludin 蛋白）、细胞间黏附分子（JAMs）、胞质蛋白（如 ZO–1）等结构蛋白分子共同构成的一道机械屏障。紧密连接蛋白在维持肠黏膜屏障完整性和通透性中起着重要作用，紧密连接蛋白的缺失会破坏肠黏膜完整性而导致肠黏膜通透性增高，并与免疫因子相互作用，诱发结肠炎性反应。既往研究表明在溃疡性结肠炎大鼠结肠组织中 Occludin 蛋白、JAML 蛋白、ZO-1 等蛋白含量均明显降低，隔药灸预处理"天枢"可以有效提高 Occludin 蛋白、JAML 蛋白、ZO-1 蛋白含量，对肠黏膜机械屏障中紧密连接蛋白起到保护作用。麦粒灸中脘、关元、足三里可上调溃疡性结肠炎大鼠结肠黏膜的 Occludin 蛋白及 ZO-1 mRNA 表达，促进修复结肠黏膜机械屏障，达到治疗溃疡性结肠炎的目的。溃疡性结肠炎病变累及黏膜层与黏膜下层，结肠黏膜下层由疏松结缔组织构成，结肠黏膜细胞外基质（ECM）是构成疏松结缔组织的重要组成部分，ECM 的降解引起了溃疡性结肠炎的发生发展，而这一降解过程主要依赖于 MMPs 来完成。MMPs 是一类巨噬细胞、VSMC 等分泌的分解细胞外基质组分的 Zn 依赖性金属蛋白酶家族。研究发现艾灸可以抑制 MMP-1 与 TIMP-1 的表达，从而促进了 ECM 的合成及阻止了 ECM 的进一步降解，使结肠黏膜得到修复并防止结肠黏膜进一步损伤，起到对溃疡性结肠炎的治疗作用。

3. 艾灸对溃疡性结肠炎大鼠免疫细胞的影响

（1）艾灸调节 Th1/Th2 平衡：Th1 和 Th2 是辅助性 T 细胞的 2 个重要亚群，Th1 细胞主要参与细胞免疫，分泌 IL-2、IL-12、IFN-γ、TNF-β，介导炎性反应的发生。Th2 与体液免疫有关，主要分泌 IL-4、IL-6、IL-10 等抗炎细胞因子。目前研究发现 Th1/Th2 细胞及其分泌的 IL-2、IFN-γ、IL-4、IL-6、IL-10、IL-12 表达失衡是溃疡性结肠炎发病重要机制之一。通过隔药灸天枢、气海治疗，可下调结肠组织中 IFN-γ、IL-12 水平，并上调 IL-4、IL-10，促使 Th1/Th2 恢复平衡，减轻炎性反应，调控免疫平衡达到治疗溃疡性结肠炎的目的。

（2）艾灸调节 Th17/Treg 细胞平衡：Th17 和 Treg 是 $CD4^+T$ 细胞两种与溃疡性结肠炎发病相关的重要亚型。研究表明溃疡性结肠炎患者结肠黏膜组织及外周血清中 Th17 细胞及其分泌的炎性细胞因子都呈现出高表达，而 Treg 细胞数量明显减少，且随着溃疡性结肠炎病情加重，Th17/Treg 失衡加剧。Th17 细胞过度活化和 Treg 细胞抑制功能异常都会引起免疫异常从而导致溃疡性结肠炎发生发展。隔药灸可下调溃疡性结肠炎大鼠结肠黏膜中 IL-17、IL-23 表达，帮助 Th17/Treg 免疫平衡的恢复达到治疗溃疡性结肠炎的目的。TGF-β 是

Treg 细胞分泌的主要细胞因子之一，是一种重要的负性免疫调节因子，能抑制免疫活性细胞的增殖分化及细胞因子和抗体的产生。温和灸关元、足三里可以上调外周血清 TGF-β 含量，调节 Th17/Treg 细胞间比例，通过恢复免疫平衡治疗溃疡性结肠炎。

（3）艾灸调节结肠黏膜上皮细胞凋亡：有研究表明艾灸可通过抑制结肠黏膜上皮细胞凋亡治疗溃疡性结肠炎。细胞凋亡是细胞自主的有序死亡过程，结肠隐窝细胞通过细胞凋亡清除衰老细胞，以维持肠功能稳态。研究证实，溃疡性结肠炎患者结肠黏膜上皮细胞凋亡速率明显增快，使得隐窝细胞因过度增殖而结构破坏，进而导致肠道黏膜机械屏障受损。环氧化酶 -2（COX-2）是花生四烯酸（AA）转化为前列腺素 E_2（PGE_2）过程中的关键酶，可以通过调控 AA 和 PGE_2 水平来调节各种促凋亡和抑凋亡因子的表达。PGE_2 是一种可引起肠道溃疡发生的炎性反应因子。实验研究显示溃疡性结肠炎大鼠结肠组织中 COX-2 和 PGE_2 都呈现出高表达。Bcl-2 基因家族在细胞凋亡基因调控网络中起到关键作用，其中包括以 Bcl-2 和 Bax 为代表的抗凋亡基因和促凋亡基因。Bcl-2 基因编码可直接影响线粒体功能，抑制细胞凋亡。Bax 基因在跨膜点位的编码区可自身形成同源二聚体或与 Bcl-2 形成异源二聚体，从而促进细胞凋亡。Bax 作为促细胞凋亡基因，并且可以影响抗凋亡基因 Bcl-2 的凋亡作用，所以 Bcl-2/Bax 的比例一定程度上决定了细胞的存亡。上皮细胞凋亡程度随着 Bcl-2/Bax 比例升高而活跃。溃疡性结肠炎的发病与结肠黏膜上皮细胞和炎性细胞的异常凋亡有着密切联系。隔姜灸、隔蒜灸及温和灸均可抑制溃疡性结肠炎机体结肠组织 COX-2、Bcl-2 的表达并降低 PGE_2 含量，通过下调 Bcl-2 从而调节了 Bcl-2/Bax 比例关系，使结肠黏膜上皮细胞凋亡趋向正常。Fas 和 FasL 也可引起细胞凋亡。Fas 是位于细胞上的跨膜受体，FasL 为 Fas 的配体，两者结合就会导致细胞凋亡的发生。研究表明隔药灸可以下调溃疡性结肠炎大鼠血清中 Fas 和 FasL 的表达，抑制结肠组织上皮细胞异常凋亡，达到治疗溃疡性结肠炎目的。

综上所述，灸法在溃疡性结肠炎临床治疗上疗效显著，关于灸法治疗的机制目前主要集中在形态学、神经免疫学以及细胞因子及其相关因子的表达。溃疡性结肠炎患者体内存在着体液免疫亢进、细胞免疫失调，神经内分泌因子及细胞因子表达异常，这些改变参与了溃疡性结肠炎的发生发展，而灸法有提高机体的免疫功能，促进免疫系统内环境趋于平衡的作用。

第三节　艾灸治疗分类及临床具体作用

（一）隔物灸

1. 隔姜灸　中医学中并无慢性溃疡性结肠炎病名，但按照其疾病特征可归于"痢疾""肠澼"等范畴。久病缠绵、饮食不节导致脾胃运化失常，水湿停聚、内生寒湿，流注肠间，导致泄泻。痢疾日久则损阴耗阳，脾胃亏虚加重累及肾脏，终至脾肾亏虚、肠络失和，病久则血肉腐败、肉溃成疡。可见该病病机在于脾肾亏虚，需治以温中健脾、行气升陷之法。中医疗法治疗慢性溃疡性结肠炎手段较多，针灸作为一种有效的治疗方法得到了许多学者的认可。取穴方面，多数学者取足三里、神阙、天枢、中脘等穴。本次研究行隔姜灸进行治疗，中医学研究表明：艾灸具有回阳固脱、疏风解表之功。隔姜灸在此基础上强化了益阳补虚、温散寒邪之效。取穴中脘，因其乃胃之募穴，可行助气运化、调节胃肠之功；足三里乃足阳明胃经要穴，可调理脾胃、扶正培元；神阙位于脐部正中，与皮肤筋膜、腹壁相连，且脐下无脂肪组织，灸之可补益脾胃、调理肠腑、回阳救脱。三穴配伍行隔姜灸法，可祛湿逐寒，温经通络。现代研究表明：生姜中的姜辣素能够抑制多种致病菌生长，促进消化液分泌，可以预见隔姜灸可以很好地强化针灸的疗效。

为了强化隔姜灸的治疗效果，本次研究联用穴位埋线法进一步改善患者的胃肠功能，抑制机体的炎症变态反应。穴位埋线是指将羊肠线埋于穴位对应皮下组织，并通过生物理化变化，对经络传递一定刺激，以达到疏经通络、调理气血的目的。穴位埋线是以针灸作为基础理论，结合针刺、穴位封闭、刺血等多种疗法于一身的复合型疗法。本次取穴上巨虚属足阳明胃经，适用于调和胃肠；足三里通畅导滞、温养脾胃，二穴相伍可祛邪扶正、清热利湿，助破除瘀血、运行血气。天枢乃足阳明胃经腧穴，中脘乃脾胃疾病治疗要穴，募俞配穴，一阴一阳，相辅相成，相互调节，对调理阳证、阴证俱见的疾病颇有成效。穴位埋线是一个相对持久的治疗过程，初期刺激短暂而强烈，后期刺激持久而柔和，可以凭借以上刺激对病位进行不断的修复与调整。穴位埋线选用的羊肠线属于异体蛋白，埋入身体后可不断刺激淋巴组织与巨噬细胞反应，并对穴位产生生物化学刺激，导致局部组织出现无菌性炎症，从而不断激发机体的免疫功能，强化治疗效果。

临床研究表明：慢性溃疡性结肠炎的发生与进展可能涉及核因子激活的 B 细胞的 R- 轻链增强（NF-κB）、STAT3 等多条信号通路，疾病过程中炎症因子起到了重要作用。CRP 是一种急性时相反应蛋白，在免疫反应与机体防御中均发挥重要的调节作用。TNF-α 是慢性溃疡性结肠炎进展过程中的一项重要炎症介质，可以参与调节凝血因子、黏附因子、降纤维增殖因子等表达过程。IL-6 参与调节细胞免疫过程，可以通过调节 STAT3 信号通路推动慢性溃疡性结肠炎疾病进展。李敏等研究表明：IL-6、TNF-α 等炎症因子在溃疡性结肠炎大鼠血清中含量显著升高，提示以上炎症因子对溃疡性结肠炎疾病进展与复发具有重要的促进作用。本次研究表明：治疗后两组患者血清炎症因子水平均显著下调，各项中医证候积分均明显降低，GQOLI-74 问卷评分均明显提高，与治疗前对比，差异有统计学意义（$P < 0.01$），提示治疗后慢性溃疡性结肠炎患者疾病得到有效控制，症状明显缓解。结合两组患者近期疗效与不良反应发生率可知，中医组疗效显著优于对照组且具有更高的安全性（$P < 0.01$）。其原因可能在于穴位埋线联合隔姜灸通过给予机体良性刺激能够加强对机体炎症反应的抑制作用，从而提高慢性溃疡性结肠炎患者的临床疗效。此外，中医治疗相对于西医治疗具有安全性高、毒副作用低等优势，因此可有效降低患者在治疗期间的不良反应发生率，提高治疗安全性。但本次研究选取样本数较少，且随访时间较短，未能观察两组患者的远期疗效及疾病复发情况，在今后的研究中可以适当扩大样本数量并延长随访时间，为临床治疗提供更加可靠的参考依据。

综上所述，穴位埋线联合隔姜灸治疗能够强化慢性溃疡性结肠炎的近期疗效，其安全性较高，值得进行推广使用。

2. 隔药饼灸 吴焕淦等观察隔药灸与隔麸灸对溃疡性结肠炎患者症状的改善和对结肠黏膜 TNF-α 及其受体的影响。隔药灸组取穴中脘、天枢（双）、关元，药饼配方为附子、肉桂、丹参、红花及木香。治疗时将上述药物研末加黄酒调成厚糊状，再制成药饼（每枚药饼含药粉 2.5g）进行隔药灸，每日 1 次，每次每穴各灸 2 壮，12 次为 1 个疗程，疗程间休息 3 日，共治疗 6 个疗程。隔麸灸组采用米麸粉制饼进行灸治，取穴、方法与疗程均同隔药灸组，结果发现，艾灸对溃疡性结肠炎患者临床症状均有较好的改善作用，在腹泻、矢气等症状的改善方面隔药灸优于隔麸灸，且隔药灸能够下调结肠黏膜 TNF-α、TNF-α R1、TNF-α R2 的表达。谭琳蓥等观察艾灸对溃疡性结肠炎肠纤维化大鼠结肠成纤维细胞（colonic fibroblast，CFB）内 I、Ⅲ、Ⅳ型胶原合成的影响。该研究随机将溃疡性结肠炎大鼠分为模型组、隔药灸组、温和灸组和柳氮磺胺吡啶（SASP）灌胃组。SASP 灌胃组给予 SASP 灌胃，隔药灸组、温和灸组选取天枢和气海穴，分别进行隔药灸、温和灸治疗。隔药灸组药饼配方为附子、肉桂等。艾炷重约 90mg。隔药饼灸每日 1 次，每次每穴灸 2 壮，共灸 14 次。温和灸组取穴天枢（双）、气海。用动物特用艾条施灸，每日 1 次，每次每穴灸 15 分钟，共灸 14 次。结果发现，溃疡性结肠炎纤维化大鼠结肠 CFB 细胞内 I、Ⅲ、Ⅳ型胶原合成显著增强；隔药灸组、温和灸组大鼠结肠 CFB 细胞内 I、Ⅳ型胶原的合成均被显著抑制；SASP 灌胃组大鼠结肠 CFB 细胞内 I 型胶原的合成被显著抑制。作者认为，艾灸能够调节溃疡性结肠炎肠纤维化大鼠 CFB 细胞内胶原的合成。

3. 特殊灸法 贝绍生等用浙江罗诗荣老先生的铺灸疗法治疗溃疡性结肠炎患者 25 例，具体操作：督脉上从大椎穴到腰俞穴，撒上斑麝粉（斑蝥、麝香等分）再铺蒜泥一条，将艾绒揉成条状点燃，每次 2～3 壮，每月 1 次，一般治疗 2～3 次，总有效率为 92%。贝绍生等又采用河北丰润县高怀老医师的大灸疗法治疗溃疡性结肠炎患者 30 例，在三伏天或天气晴朗时，选取艾绒 250g，咸青萝卜 2000～2500g 切块，紫皮大蒜 500～750g 制泥，蒜泥平摊在萝卜片上，艾绒捏成食指大小的小炷，置蒜泥上，草纸一张，长 60cm、宽 3cm；患者俯卧，草纸覆盖大椎至长强穴，萝卜片从大杼穴依次排至秩边，再在大杼、风门之间依次排至秩边上部，点燃艾绒，壮数视患者的皮肤耐受性，每点 3～5 壮；再灸腹部，脐中及其周围共放 9 片，鸠尾、神阙及中间放 8 片，神阙以下至曲骨放 5 片，灸法和壮数同上。灸毕，三棱针十宣放血，借以泻大热之气，每月 1 次，治疗 2～3 次后统计疗效，总有效率为 93.33%。

（二）隔药灸

1. 定义 隔药灸是灸疗中间接灸的一种，是以饼状物（主要是药物）作为传导介质，在皮肤和艾炷之间隔上某种物品而施灸的一种疗法，该法借助灸火的温热之力与所隔药物的药效之力对穴位进行持续刺激，以起到温经通络、调和气血等作用，从而达到防治疾病的目的。随着隔药灸应用范围的扩大，本法同其他灸法、针刺疗法及药物治疗一样应用广泛。

2. 治疗作用 因隔药灸疗法很好地将腧穴、艾灸与中药三者结合在一起，这样既发挥了灸疗中艾的药性作用、温热效应、光辐射效应及艾的燃烧生成物等综合作用，又充分体现了腧穴的治疗作用，同时，还避免了口服中药口感欠佳的不足之处，有助于更好地发挥中医辨证论治的优势和特色。隔药灸的治疗作用，既包括药饼的治疗作用，又包括腧穴的治疗作用，还包括灸法的治疗作用。

（1）药饼的治疗作用：以痛泻要方为例：痛泻要方由炒白术、炒白芍、炒陈皮、防风四药组成，以补脾柔肝、除湿止泻为功用，主治脾虚肝旺之痛泻，是古今临床治疗肝脾不和之痛泻的名方。现代常用于治疗急慢性胃肠炎、肠易激综合征等属脾虚肝旺者。方中白术味甘苦、性温，苦能燥湿，甘能补脾，温能和中，共奏补脾燥湿之效而治土虚，是为君药；白芍味酸、性寒，酸敛逆气，寒泻肝火，以达柔肝缓急止痛之效，与白术相伍，于土中泻木，是为臣药；陈皮味辛苦、性温，辛能利气，苦能燥湿，炒香尤能燥湿醒脾，使气行而痛止，是为佐药；配伍少量防风，其升散之性既散肝郁，又疏脾气，且兼升清燥湿之功，又为脾经引经之药，故兼具佐使之用。四药相合，共奏补脾柔肝、除湿止泻之效，以使脾健肝柔，痛泻自止。

（2）腧穴的治疗作用：以近治作用为例。神阙与脐中四边穴。神阙穴位于腹中部，肚脐中央，出自《针灸甲乙经》："脐中，神阙也。"因其位于脐中，内连肠腑，因此是临床上治疗胃肠病的常用腧穴。脐中四边穴：仰卧，在腹部，当神阙穴上下左右各旁开 1 寸处，共 4 个穴位。

（3）灸法的治疗作用：艾灸是祖国医学针灸疗法中的重要组成部分，也是传统医学中最古老的医疗方法之一。早在春秋战国时期，艾灸就已被广泛地运用于各类疾病的治疗，有"灸治百病"之说。《灵枢·官能》中有"针所不为，灸之所宜"的记载，《医学入门》中亦有"凡病药之不及，针之不到，必须灸之"的说法。艾味苦辛、性温，归脾、肝、肾经，具有通经活络、行气活血、逐寒祛湿、散结消肿、回阳救逆、防病保健之效。《本草纲目》谓艾叶："灸之则透诸经而治百种病邪，起沉疴之人为康泰，其功亦大矣。"《本草从新》谓艾叶："通十二经，走三阴，理气血，逐寒湿……以火灸之，能透诸经而除百病。"从以上经典论述中可以看出艾叶作用之广泛，艾灸效用之灵验。正如《医学入门》所言："虚者灸之，使火气以助元气；实者灸之，使实邪随火气发散也；寒者灸之，使其气复温也；热者灸之，引郁热之气外发。"亦如《神灸经纶》中所说："夫灸取于人，以火性热而至速，体柔而用刚，能消阴翳，走而不守，善入脏腑。取艾之辛香作炷，能通十二经，走三阴，理气血，以治百病，效如反掌。"

（三）温针灸

1. 定义　温针灸，又被称为"热针"，指针刺入穴位适当深度得气后，把艾绒揉搓成拇指般大小裹于针柄或用艾条段置于针柄，点燃后，通过艾火的热力熏灼穴位，同时借助于针体的热传导，将热量透达于穴位深部，从而起到通经活络、温通补益气血、祛寒祛湿、扶正祛邪等作用。由于它疗效显著，且适用范围较广，同时也有防病保健的作用，因此，长期以来一直为历代医家所重视。

温针之名最早见于医圣张仲景的《伤寒杂病论》中，是历代医家治疗虚寒之疾的常用手法。《灵枢·终始》云："凡刺之道，气调而止。"孙思邈认为"凡病皆有血气壅滞不得宣通"，可"以针导之""以灸暖之"。

2. 温针灸的作用　温针灸具有腧穴、针刺、艾灸三重作用。

（1）腧穴的治疗作用：腧穴是艾灸施术之处，不同腧穴因其位置、归经、特性不同，其疗效也有很大差异。针刺、艾灸发挥作用是依附于穴位本身的特异性，因腧穴的"特性"才使得针刺和灸法有其"特效"。中脘、天枢、足三里、上巨虚等穴位是常用穴位。中脘穴位于前正中线，脐中直上4寸，隶属胃之募穴，亦属八会穴之腑会穴，具有益气和中，化痰利湿的功能。《百症赋》中有云"中脘主乎积痢"。北宋王惟一撰写的《铜人腧穴针灸图经》中记载中脘可以治疗"治心下胀满"，"霍乱吐泻不自知"。《循经考穴编》认为中脘穴可以治疗一切脾胃之疾。天枢、足三里、上巨虚均隶属于胃经。天枢位于脐旁2寸，内接小肠，衔于胃经脉气所发之处，属大肠募穴，主治肠腑病，具有健脾理气，敛肠止泻，和中止呕的功效。《针灸甲乙经》中有云："腹痛肠鸣，气上冲胸……天枢主之。"明代徐凤的《针灸大全》认为虚损之疾，可以独取天枢。窦文正公也认为天枢通过不同的配穴可治"泄泻不止，里急后重""腹中肠痛，下利不已"及"赤白痢疾，腹中冷痛"等证。

足三里位于小腿外侧，膝下3寸，是三焦之气所生之处，属于胃之合穴，主治内脏病，具有培补中元，益气止痛的功效。《济生拔萃》曰："凡腹痛，……三里穴下气，良。"《马丹阳天星十二穴治杂病歌》中概括性地提出足三里可治腹胀、胃寒肠鸣和泄泻。《四总穴歌》中"肚腹三里留"则精确总结了足三里调治脾胃之功能。上巨虚处于足三里下3寸，属于大肠之下合穴，是用来治疗肠道疾病的惯用穴位。《灵枢·邪气脏腑病形》："大肠病者，……取巨虚上廉。"《针灸甲乙经》和《针方六集》中均提到巨虚上廉二穴，可主飧泄，大肠痛。

此外，艾灸选穴还有三阴交、阴陵泉等足太阴脾经，以及脾俞、大肠俞。三阴交处于足内侧踝上3寸，是足三阴之交会穴，具有调和脾胃，培补肝肾，调节冲任的作用。《灵枢·四时气》曰："飧泄，补三阴之上。"《类经图翼》有云："便秘结，腹痛……足三里、三阴交主之。"《神应经·心脾胃部》曰"脾胃病，三阴交"，认为但凡脾胃之病，三阴交皆可治疗。阴陵泉处于小腿内侧，膝关节下胫骨内侧凹陷处，属于脾之合穴，具有理气健脾，利湿消肿之功。《针灸大成》曰："霍乱，阴陵泉……"《备急千金要方》云："阴陵泉、隐白，主……暴泄。"医家王焘在《针灸甲乙经》中提出阴陵泉可治"溏，不化食"。脾俞、大肠俞皆循行于后背，隶属于足太阳膀胱经。脾俞位于第11胸椎和第12胸椎之间的棘突间处，具有健脾化湿，缓解止痛的功能。孙思邈在其代表著作《备急千金要方》中提出灸脾俞可主治"泄泻"和"食不消"等证。《铜人腧穴针灸图经》中记载"脾俞二穴"可主治"腹胀引胸背痛""泄利体重""腹痛不嗜食"。西晋皇甫谧认为脾俞可治"大肠转气""热引胃痛"。大肠俞在第4腰椎棘突下，具有调畅胃肠，理气降逆的作用。唐代著名医家王焘认为"胀满、雷鸣""灸大肠俞百壮"。《铜人腧穴针灸图经》中有云"大肠俞……洞泄食不化。"《千金翼方》认为大肠俞可主治肠澼泄泻。《医学入门》中也提到大肠俞可治大小便难或泄利。总结以上可知，中脘、天枢、足三里、上巨虚、三阴交、阴陵泉、脾俞、大肠俞可补益脾胃，缓急止痛，涩肠止泻。

（2）针刺的治疗作用：针刺调和营卫、调畅气血的作用突出，例如脾虚湿热型结肠炎，可针刺曲池、天枢、关元、上巨虚、足三里等。曲池为手阳明大肠经之合穴，针刺可疏经通络；针刺天枢可健脾和胃，固护后天之本；针刺关元可补充真元；上巨虚为大肠之下合穴，针刺之可通调大肠气机；足三里为胃之合穴，能健脾化痰、补中益气，使气血生化有源。诸穴合用，理脾胃之清浊，调气机之升降，增强益气健脾、疏通经络、调畅气机之功效。

（3）艾灸的治疗作用：艾灸具有温热、温通、温补三重独特疗效，起到温养脾胃、升阳举陷、散寒除湿、消散瘀结、扶正祛邪的作用，以达到防病治病的目的。其次，艾灸对疼痛有良好的缓解作用，此外艾灸的温热作用可提高机体的免疫力、纠正机体免疫功能紊乱、改善循环。研究发现艾灸可减轻局部组织的充血和水肿，抑制和减少局部有害物质的生成和堆积，并促进有害物质的排泄和清除，起到消除炎症、杀菌和促进代谢的疗效。艾灸可培补元气，补虚固脱，强壮体格，并且针灸结合可使艾灸温补之功效通过针刺刺激作用于穴位之处，表达于经络之间，使二者发挥出更大的协同作用，从而更好地缓解肠炎症状。灸法首选艾叶。艾叶味辛、苦，性温，归于肝脾肾三经，具有温经散寒，通络止痛，止血等作用。李时珍所著《本草纲目》中记载其有"温中，逐冷，除湿"之疗效。《别录》当中载其"主灸百病"。这是温针灸起效的另一关键因素所在，其将艾灸的温通散寒祛湿的作用与针刺穴位产生的调整经气恢复阴阳平衡的作用结合起来，使得疗效叠加，并取得一加一大于二的效果。

参考文献

[1] 黄国祯.艾灸治疗脾胃虚弱型泄泻的临床疗效观察[D].南京：南京中医药大学，2010.

[2] 崔小锋，王洪浩，黄银僖.溃疡性结肠炎中医治疗方法历史沿革[J].新疆中医药，2019，37(4)：85-86.

[3] 冯汉财.痢疾的中医古籍整理及临床诊疗方案的梳理[D].广州：广州中医药大学，2011.

[4] 梁世娇.温针灸对溃疡性结肠炎患者血清IL-17、IL-23水平影响的临床观察[D].福州：福建中医药大学，2016.

[5] 张曙铃.隔药灸为主对脾肾阳虚型溃疡性结肠炎患者外周血Th17细胞水平影响的临床观察[D].福州：福建中医药大学，2019.

[6] 张磊昌，肖慧荣，吴云翔，等.IL-17F在壮医药线点灸干预溃疡性结肠炎中的意义[J].江西中医药，2016，47(11)：54-56.

[7] 陈会正.评价循经重灸法合温中固元汤治疗对溃疡性结肠炎患者血清IL-8、IL-10的影响[J].中医临床研究，2014，6(17)：24-25.

[8] 孙飚.BTNL2是免疫调节因子的一个新成员[J].药物与人，2014，27(11)：23-24.

[9] Suzuki H, Ota M, Meguro A, et al. Genetic characterization and susceptibility

for sarcoidosis in Japanese patients: risk factors of BTNL2 gene polymorphisms and HLA class Ⅱ alleles [J]. Investigative Ophthalmology & Visual Science, 2012, 53(11) : 7109.

[10] 张永利, 申妮.溃疡性结肠炎患者肠道菌群的变化特征 [J]. 河北医药, 2018, 40(7): 1054-1057.

[11] 魏大能.针灸对溃疡性结肠炎模型小鼠焦虑情绪的改善作用及其与肠道菌群的关系研究 [D]. 成都: 成都中医药大学, 2017.

[12] Qin Q, Liu Y N, Jin X M, et al. Moxibustion treatment modulates the gut microbiota and immune function in a dextran sulphate sodium-induced colitis rat model [J]. World Journal of Gastroenterology, 2018, 24(28): 3130-3144.

[13] 刘雪平, 赵中松, 李建华, 等.溃疡性结肠炎治疗前后 Treg 及 Th17 细胞的变化及意义 [J]. 世界华人消化杂志, 2014, 22(29): 4525-4529.

[14] Becker C, Watson A J, Neurath M F. Complex roles of caspases in the pathogenesis of inflammatory bowel disease [J].Gastroenterology, 2013, 144(2): 283-293.

[15] 马新, 谢宜奎, 刘彤, 等.溃疡性结肠炎肠黏膜组织 PAR-2 及 COX-2 表达及其相关性研究 [J]. 中国现代普通外科进展, 2013, 16(2): 107-111.

[16] 刘翚, 张苏闻, 李梅.灸法治疗溃疡性结肠炎临床研究概况及选穴规律探讨 [J]. 现代中西医结合杂志, 2014, 23(18): 2050-2052.

[17] 黄宗日, 孙平良.溃疡性结肠炎穴位疗法研究进展 [J].中国中医药图书情报杂志, 2021, 45(4): 74-76.

[18] 王雷.灸法治疗溃疡性结肠炎临床研究概况 [J].中华保健医学杂志, 2010, 12(2): 154-155.

[19] 张艳杰, 杨洋, 卢鑫.穴位埋线合灸法及西药治疗慢性溃疡性结肠炎的临床疗效及对血清炎症因子、中医证候积分的影响 [J].中医研究, 2022, 35(1): 48-52.

[20] 周菊华.隔姜灸治疗溃疡性结肠炎 34 例临床观察 [J].江苏中医药, 2003(10): 44-45.

第四章
腧穴特殊疗法

第一节　古代医籍相关记载

　　目前活动期溃疡性结肠炎的中医病名虽然尚未得到完全统一，但根据严重程度分型标准可以看出，除相关理化指标外，主要靠腹泻、脓血便程度判断其活动程度，也就表明腹泻、脓血便为溃疡性结肠炎活动期的两大主症。因此古籍中有关腹泻与脓血便的论述皆可以参考借鉴，不必拘泥于具体的病名。

　　《针灸资生经》曰："复溜主肠便脓血，泄痢后重，腹痛如痉状。交信主泄痢赤白，漏血。太冲、曲泉主溏泄痢注下血。小肠俞主泄痢脓血五色，重下肿痛。丹田主泄痢不禁，小腹绞痛。关元、太溪主泄痢不止。脾俞主泄痢不食，食不生肌。……曲泉治泄水下利脓血。中膂俞治肠冷赤白痢。膀胱俞疗泄痢腹痛。脊俞疗温病积聚下痢。关元疗泄痢。"提出治痢时，不仅要根据痢的性状选择相应的穴位，而且还要根据兼症的不同而选择不同的穴位。《普济方·针灸》云："穴腹结治泻利不止，小儿奶利不绝，腹大绕脐痛。穴神阙治大便泻利。穴阳纲治大便滑泻。穴意舍治大便滑泻，水谷不化。穴梁门治泻利不欲食。穴关门治泻利食不化。穴天枢治心腹痛而后泻。穴三焦俞治水谷不化。"采用腧穴治泄泻时，应根据泄泻的缓急、大便的性状及兼症选择穴位。《灸法秘传》云："便血之症，有肠风，有脏毒。如下鲜血，大便燥结，名曰肠风。血色黯浊，大便溏泻，名曰脏毒。脏毒者灸肾俞，肠风者灸会阳。"阐述了便血应根据其色质分为肠风与脏毒而治之，不能一概而论。溃疡性结肠炎活动期症状较多，腹泻、血便、腹痛、里急后重、口干口苦、纳差、吸收不良、倦怠乏力等症状常相互兼夹，因此临床选穴时应重视辨症选穴，灵活加减。《普济方·针灸》云："治飧泄，穴上廉……苟知伤于风得之。"外感致泻，有从风得之，有从湿得之，有从寒得之，有从热得之，有从暑得之。治泻时，应根据六淫邪气的不同而选择不同的穴位。《灸法秘传》论述："泄泻有五，乃脾虚、肾虚、湿寒、湿热、食积也。脾虚则食少便频，肾虚则五更作泻，湿寒则便溏溺白，湿热则下利肠垢，食泻则吞酸嗳腐。在医家当分而治，在灸家先取天枢，其次会阳之穴。"提出了对5种泄泻的辨证选穴，提醒医者治泄应辨清泄泻的成因，根据不同的病因选择不同的穴位。《普济方·针灸》云："古人以赤痢为湿热，伤于血分；白痢为湿寒，伤于气分。凡初患赤白痢积者，法当灸其天枢，兼之中脘。如日久不愈，脾肾两伤者，当灸脾俞，兼之会阳也。"表明赤痢为湿热伤于血分所致，白痢为寒湿伤于气分所致，痢之早期以邪实为主，痢之后期以正虚为要，治痢应根据虚实寒热分而治之，选择相应穴位。《针灸聚英》云："邪在五脏，则阴脉不和，阴脉不和则血留之。结阴之病，阴气内结，不得外行，无所禀，渗入肠间，故便血，灸中脘、足三里、气海等穴，便血不止，灸劳宫、太白、会阳。"描述邪入五脏、脏气内结所引起的便血选穴时，宜先灸中脘、足三里、气海等，不愈则再灸劳宫、太白、会阳，体现了中医同病异治的特点，虽为便血，但可根据不同时期、证候的变化而选择不同的穴位。溃疡性结肠炎常反复发作，迁延不愈，其病因大多为先天禀赋不足、饮食不节、情志失调等内伤的基础上复感外邪。《诸病源候论·痢病诸候》云："凡痢皆由荣卫不足，肠胃虚弱，冷热之气，乘虚入客于肠间，肠虚则泄，故为痢也。"针灸治疗溃疡性结肠炎应根据其虚实寒热、在气在血、脏腑阴阳等不同选择相应的穴位。辨证论治是之精髓，腧穴的特殊治疗选穴也应遵循该原则。

第二节　腧穴特殊治疗溃疡性结肠炎的机制

腧穴是人体脏腑经络之气输注于体表的部位，是针灸治疗疾病的刺激点与反应点。腧与"输"通，有转输、输注的含义；"穴"即孔隙。所以，腧穴的本义即是指人体脏腑经络之气转输或输注于体表的肌肉腠理和骨节交会的特定的孔隙。分为经穴、经外奇穴和阿是穴、耳穴四类。腧穴作为脏腑气血汇聚之处，有其独特生理功能。其对药物的理化作用有相当敏感性，能使药物理化作用较长时间停留在腧穴或释放到全身而产生整体调节作用，且腧穴与五脏六腑之间相互联系。《灵枢·经脉》曰："凡刺之理，经脉为始，营其所行，制其度量，内次五脏，外别六腑。"明确指出经脉与内在五脏依次相系，与外在六腑分别连属。《灵枢·海论》曰："夫十二经脉者，内属于腑脏，外络于支节。"亦说明经络能沟通表里、联络上下，将人体各部的组织器官联结成一个有机的整体。

1. 穴位贴敷 可以通过经络穴位的刺激和药物经皮给药而发挥药理作用的共同作用，对于人体的免疫功能、神经系统、代谢功能、肺功能、抗肿瘤功能等各方面进行调节，从而提高人体免疫力，恢复人体生理功能，达到防病治病的目的。其不只是两者作用的简单叠加，而是两者相互激发的协同作用。并且避免了口服中药带来的肝脏的"首过效应"和胃肠道的破坏，将药物的作用发挥到最大。相对于单纯运用经络刺激和单纯运用中药内服方法对于防治疾病有一定的优势。穴位贴敷治疗溃疡性结肠炎的作用机制尚不能完全明确。根据现有的研究发现，穴位贴敷可有效提高肠道双歧杆菌含量，降低大肠埃希菌含量，可提高血清抑炎因子 IL-4、IL-10、TGF-β，降低促炎因子 IL-7、IL-23 及 IFN-γ，具有改善肠道菌群、调节体内炎性免疫细胞因子、提高机体免疫力、促进肠道黏膜恢复的作用。穴位贴敷虽然具有疗效明确，不良反应小等优势，但目前仍面临许多问题：①贴敷药物的组成及制备、腧穴的选择、贴敷的时间及频率尚缺乏规范统一。②贴敷药物多选用药性峻猛、气味厚重及浓烈芳香走窜的药物为主体，留药时间过长或贴敷频率过高易造成局部皮肤破溃，形成瘢痕。③本病中医证型较多，尚缺乏对每一证型的研究。期望今后能加强对穴位贴敷治疗不同证型溃疡性结肠炎的临床研究，优化选药及腧穴配伍方案，进一步探讨穴位贴敷治疗溃疡性结肠炎的作用机制，以期穴位贴敷能够得到更广泛应用。

2. 穴位埋线疗法 由埋藏疗法发展而来，是根据患者的病情需要选择特定的穴位，将不同型号的可吸收缝合线埋入穴位，通过羊肠线对所埋入部位的持续性刺激，达到疗疾保健强身目的的一种外治法。穴位埋线疗法的中医作用机制：首先，留针及埋针效应。"留针"，即将针刺入穴位，得气行补泻之法后，将针留置穴内一定时间以增强和延长针刺效应的一种手法，是巩固提高针刺疗效的关键因素之一。《素问·离合真邪论》曰："静以久留，无令邪布……以得气为故。"《灵枢·终始》亦有"久病者，邪气入深。刺此病者，深内而久留之"之说。凌煦之将其作用机制归纳为："留针以候气""留针以调气""留针以扶正祛邪"。此外，留针还能起到"候气""催气""气至病所"的作用。"埋针"又称"皮内针"，是为进一步提高"留针"效果而将小型针具置于穴位皮下处的方法。穴位埋线由上述疗法沿革而来，以线代针，兼具"留针得气"及"入里疗顽疾"之效，且其刺激感应维持时间远远长于常规的"留针"及"埋针"，可达到 2 周甚至更长时间，故尤其适用于慢性及顽固性疾病。其次，中医理论认为脏腑阴阳失衡是引发病邪侵袭人体的关键，有"阴阳离决，精气乃绝"之说，埋线疗法对这种失调状态具有因势利导及双向调节作用。最后，"埋线"疗法寻根溯源，对疾患采取辨证循经或痛点取穴之法，打通闭阻经络（瘀滞点），调整失衡气血，疗效显著。勾宗文使用埋线疗法治疗头痛，其认为头痛病机多为久病入络，造成经络瘀阻所致。《素问·举痛论》有云："通则不痛，痛则不通。"穴位埋线运用中医传统针灸治疗方法，于经络上取穴，通过疏通经络使气血畅达，疼痛自消。最后，病症有虚实，埋线疗法根据辨证来选取不同的刺激量进行调节。《中藏经》说："虚则补之，实则泻之。"病情表现虚弱者治则为"实之""补之"；病情表现旺盛者以"除之""泻（泄）之"为宜。《灵枢·九针十二原》亦云："凡用针者，虚则实之，满则泄之，宛陈则除之，邪胜则虚之……"埋线疗法前期通过埋线针及羊肠线吸收过程中产生较强的刺激，引发刺血效应、针刺效应和类穴位封闭效应，这些效应信息可以强烈抑制、干扰，甚至排除替代实邪造成的病理信息，均归属于"泻"之范畴。埋线疗法的后期则是组织损伤效应、留针及埋针效应、组织疗法效应。由于羊肠线埋入机体穴位吸收后的刺激作用相对减弱，因此对机体免疫力降低、生理功能减退者可起到一定的"补益诸虚"作用。西医学的作用机制主要体现在恢复神经功能，调控神经反射，增强人体免疫力，改善局部循环，抑制炎性因子释放，减少细胞凋亡和调节细胞因子，改善机体代谢方面。穴位埋线是在相应穴位埋入可吸收的羊肠线，因其在体内的分解吸收需要一定时间，从而对穴位产生一种持久、缓慢、稳定的针刺效应，达到治疗疾病的效果。溃疡性结肠炎的病程长，容易反复发作，需要长期治疗，采用穴位埋线可以减轻反复针刺给患者带来的痛苦和不便，同时又能达到针刺的目的，特别适合用于溃疡性结肠炎缓解期的长期维持缓解治疗。缓解期采用穴位埋线治疗，穴取脾俞、足三里、关元，其中脾俞与脾相应，可健脾利湿、益气统血；足三里是足阳明胃经合穴，有健脾和胃、调气血、扶正培元、防病保健的作用；关元是足太阴脾经、足少阴肾经、足厥阴肝经、任脉的交会穴，本穴位居脐下 3 寸，正当丹田，为人体真气、元气发生之地，为全身脏腑、经络的根本，具有补肾固本、培补元气的功效。王程玉林等研究发现电针足三里和关元可以有效治疗溃疡性结肠炎模型小鼠，其机制可能与调节溃疡性结肠炎小鼠调节性 T 细胞（Treg）与辅助性 T 细胞 Th17（Treg/Th17）免疫平衡相关。三穴合用，健脾和胃，固护后天之本，培补元气，"正气存内，邪不可干"，起到维持溃疡性结肠炎患者长期缓解状态的作用。针刺联合穴位埋线序贯治疗轻中度溃疡性结肠炎。

3. 穴位注射法 是将药水注入穴位以防治疾病的一种治疗方法。它可将针刺刺激和药物的性能及对穴位的渗透作用相结合，发挥其综合效应，故对某些疾病有特殊的疗效。穴位注射法的适用范围很广，凡是针灸治疗的适应证大部分均可采用本法。关于治疗溃疡性结肠炎穴位注射常用的穴位有天枢、上巨虚、足三里、内庭、曲池等。天枢是大肠经的募穴，上巨虚为大肠经的下合穴，足三里是胃经的下合穴，组穴体现了募合配穴的方法。内庭是胃经的荥穴，可用于治疗腹胀；曲池为大肠经上的穴位，具有泻热之功效。黄芪具有补中益气、扶正固本的作用，可以用于补益阳气，固表益卫，且黄芪具有增强免疫力、抗氧自由基等药理作用，目前从黄芪提取的有效成分已经制成注射剂广泛应用于临床。

4. 穴位按摩 穴位按摩是以中医理论为指导，以经络腧穴学说为基础，以按摩为主要施治手法，用来防病治病的一种手段。穴位按摩具有刺激人体特定的穴位，激发人的经络之气，以达到通经活络、祛邪扶正的目的。针对不同患者结合不同穴位按摩护理，如脾肾阳虚型患者穴位按摩以中脘、气海、肾俞等穴位为主，采用点按的方式进行按摩；脾胃气虚型患者穴位按摩以少府、三间、后溪、合谷等为主，采用点按的方式进行按摩；肝郁气虚型患者穴位按摩以天突、膻中、天枢、太冲为主，采用一指禅推法进行按摩；大肠湿热型患者穴位按摩以阿是穴为主，采用按压的方式进行按摩。

5. 耳针、火针、三棱针 耳针是指使用短毫针针刺或其他方法刺激耳穴，以诊治疾病的一种方法。耳郭与人体各部存在着一定的生理联系。望耳的形态、色泽可以辅助诊断疾病，刺激耳部穴位可以防治疾病。其治疗范围较广，操作方便，且对疾病的诊断也有一定的参考意义。运用耳穴诊治疾病历史已相当悠久。早在《灵枢·五邪》就有记载："邪在肝，则两胁中痛……取耳间青脉，以去其掣。"唐代《千金要方》有取耳中穴治疗马黄、黄疸、寒暑疫毒等病。历代医学文献也有介绍用针、灸、吸、按摩、耳道塞药、吹药等方法刺激耳郭以防治疾病，以望、触耳郭诊断疾病的记载，并一直为很多医家所应用。为了便于国际研究和交流，我国制定了《国家标准耳穴名称与定位》。火针疗法，古称"焠刺""烧针"等，是将针在火上烧红后，快速刺入人体，以治疗疾病的方法。三棱针疗法是刺破穴位或浅表血络，放出少量血液。本疗法由古代砭石刺络法发展而来。传说最初使用砭石治病的是伏羲氏，晋皇甫谧《帝王世纪》中提到伏羲氏"尝百草而制九针"。《内经》所记载的九针中的"锋针"，就是近代三棱针的雏形，"络刺""赞刺""豹文刺"等法，都属于刺络放血法。慢性非特异性溃疡性结肠炎多因先天禀赋不足，素体脾胃虚弱，或饮食不节，情志失调，感受外邪等，导致脾胃脏腑功能失调，气机紊乱，气滞血瘀，肠络受损；或湿热内蕴，与气血搏结，化为脓血；久病则正虚邪恋，日渐耗损，气损及阳，脾肾阳虚，运化失司，不能温煦脾土，水湿泛滥，清阳不升，浊阴不降，水湿津液糟粕并走大肠而为泻。慢性非特异性溃疡性结肠炎早期与脾胃有关，后期多涉及脾肾阳虚，为寒热并存之证。治宜扶正祛邪，行气与活血并施，散寒与解毒同用。人之气血喜温而恶寒，温则流而通之。火针疗法治疗慢性非特异性溃疡性结肠炎的特点是将针体加热后，刺入人体一定的腧穴或部位，通过其温热作用，使人体气血温通，激发胃肠之经气，调节脏腑，使气血调和，经络通畅。三棱针刺血治疗的机制与中医针灸的机制相同，都是以人体的奇经八脉，气血运行为基础，都遵循"通则不痛，痛则不通"的道理。所以三棱针刺血可调理气血，从而起到调整五脏六腑的作用，从根源上治疗各种疾病。溃疡性结肠炎的病因病机可归纳为：脾虚为发病之本，贯穿疾病始末；湿热之邪为致病之标，致局部痈疡形成；虚中有实，虚实夹杂。三棱针刺络法放血，可以起到促进血液循环的作用。另外，在局部有囊肿物导致局部疼痛时进行刺络放血，瘀毒随血液一起排出体外，从而减轻了疼痛，起到镇痛的作用。如果在一定部位进行刺络放血，可以调整微血管的血流速度及血压，保证组织细胞的正常代谢，加速细胞损伤后修复和再生。并且三棱针刺络疗法也可起到促进炎症恢复的作用。因为毒素和炎症介质随血液流出，减小甚至扫清了血液循环的障碍，使机体的神经 - 血管 - 体液能正常发挥功能，从而达到促进炎症修复的目的。

第三节　腧穴特殊治疗分类及临床具体作用

1. 穴位贴敷　穴位贴敷是指将选取的中药研磨成药末，用姜汁、醋或水等调制成软膏或丸剂等，再将制剂敷于相应腧穴的一种中医外治法。穴位贴敷最早可追溯于战国时期的《五十二病方》，书中记载了古人用芥子泥贴敷于百会穴来治疗蛇毒咬伤。《肘后备急方》中也记载了前人将附子末与醋调制后敷于背部来治疗疟疾。穴位贴敷以中医整体观念与经络学说为理论基础。中医认为人体是一个有机的整体。《灵枢·海论》曰："十二经脉者，内属于脏腑，外络于肢节。"指出机体通过经络系统联系五脏六腑、四肢九窍，共同作用完成机体活动。腧穴是脏腑经络之气沟通交汇，气血汇聚于体表的部位，是接受贴敷治疗较好的刺激点。穴位贴敷疗法将药物敷于腧穴，药物与皮部接触，中药的有效成分经皮肤吸收后由经络系统作用于脏腑，且药物对腧穴的刺激可通过经络系统作用于人体，这整个过程皆以整体观念和经络学说两大理论为基础。由于溃疡性结肠炎证型多样，且各个医家用药思路不同，穴位贴敷中药组成及腧穴选择常各不相同，临床常用药物有：炮附子、肉桂、延胡索、吴茱萸、丁香、白芥子等。炮附子散寒止痛，可治疗腹部冷痛、大便溏泄。肉桂主治腹痛泄泻，所含桂皮油能够有效改善血管末梢循环，有利于其他贴敷药物的吸收。延胡索有活血、行气、止痛的功效，其主要成分为叔胺、季胺类生物碱，镇痛效果较好。吴茱萸助阳止泻，其所含吴茱萸碱能透皮吸收，且其含有挥发油成分对其他贴敷药物具有促渗作用。丁香对延胡索乙素具有良好的促透作用。白芥子外敷具有发泡的作用，临床用白芥子泥丸、白芥子膏治疗痛痹、寒痹，在冬病夏治三伏贴疗法中常常将白芥子作为主药。临床常用腧穴有：神阙、足三里、脾俞、大肠俞。神阙有调和脾胃、理肠止泻的功效，主治泄痢。足三里具有化积行滞、升清降浊的功效，能够调理胃肠，补益气血。背俞穴是脏腑经气输注于背腰部的腧穴，能够调整脏腑功能，脾、大肠的背俞穴为脾俞、大肠俞，具有温补中焦、理气止痛、调和肠胃的作用。穴位贴敷治疗溃疡性结肠炎具有药物直达病所、取效快、疗效肯定、不良反应少等特点，与传统给药方式相比，避免了肝脏首过效应及肠胃灭活，降低了药物不良反应。通过对相关临床随机对照试验文献的统计分析，发现穴位贴敷治疗溃疡性结肠炎具有良好的临床疗效，能有效降低溃疡性结肠炎复发率，且不良反应较小，操作简便、安全，但单纯使用穴位贴敷治疗本病的临床疗效低于穴位贴敷联合西药、中药及其他中医外治法治疗。目前多数临床对照试验文献中单纯使用穴位贴敷治疗本病的临床研究较少，多数研究皆以穴位贴敷联合西药、中药或其他中医外治法治疗溃疡性结肠炎。

（1）单纯穴位贴敷治疗：近年来，穴位贴敷治疗溃疡性结肠炎取得了较大的研究进展。穴位贴敷治疗溃疡性结肠炎有明确的临床疗效，能有效改善溃疡性结肠炎患者的临床症状及肠道黏膜病变，降低患者血清中促炎因子。陈昌飞等将 60 例脾肾阳虚型溃疡性结肠炎患者随机分成两组，对照组 30 例予柳氮磺胺吡啶片治疗；治疗组 30 例予溃结宁膏（由炮附子、细辛、丁香、白芥子、延胡索、赤芍、生姜等制成）穴位贴敷治疗，取穴：上巨虚、天枢、足三里、命门、关元，两组疗程均为 60 天。结果：治疗组患者治疗总有效率为 86.7%，对照组为 76.7%，治疗组较对照组患者血清 IFN-γ 下降更大（$P < 0.05$）。邹国军等将 60 例大肠湿热型溃疡性结肠炎患者随机分成两组，对照组 30 例予柳氮磺胺吡啶片治疗；治疗 30 例予肠愈膏（由黄连、黄芪、大黄、赤芍、肉桂、黄丹制成）穴位贴敷治疗，取穴：足三里、神阙、脾俞、中脘、天枢、大肠俞，两组疗程均为 30 天。结果：治疗组临床综合疗效治愈率和总有效率分别为 20.0%、86.7%，对照组则分别为 10.0%、83.3%，治疗组优于对照组（$P < 0.05$）。

（2）穴位贴敷联合西药治疗：在临床上，穴位贴敷常与柳氮磺胺吡啶片、美沙拉嗪肠溶片等西药联合使用治疗溃疡性结肠炎，联合治疗疗效优于单一使用穴位贴敷或西药。田建荣等使用柳氮磺胺吡啶片治疗对照组溃疡性结肠炎患者，治疗组则在此基础上予神阙穴行贴敷治疗（由车前子、花椒、肉桂、丁香、醋调和制成），两组疗程均为 60 天。结果：治疗组总有效率为 92.45%，对照组为 73.58%，治疗组疗效优于对照组（$P < 0.05$）。黄磊等将 60 例脾肾阳虚型溃疡性结肠炎患者随机分成三组，SASP 组 20 例予柳氮磺胺吡啶片口服治疗；溃结宁膏组 20 例单纯使用溃结宁膏穴位贴敷治疗，取穴：上巨虚、天枢、足三里、命门、关元；联合组 20 例予溃结宁膏穴位贴敷联合柳氮磺胺吡啶片口服治疗，三组疗程均为 60 天。结果：联合组综合疗效总有效率为 95.0%，溃结宁膏组为 85.0%，SASP 组为 75.0%，联合组总有效率优于其他两组（$P < 0.05$）。溃结宁膏穴位贴敷治疗脾肾阳虚型溃疡性结肠炎疗效不低于柳氮磺胺吡啶片，且改善中医症候及提高机体免疫力优于后者，溃结宁膏穴位

贴敷与柳氮磺胺吡啶片联合治疗效果更佳。郭颂铭等采用自拟中药方剂（由栀子、连翘、金银花、陈皮、白术、党参、厚朴、木香、川楝子、肉豆蔻、干姜、胡椒、血余炭、蜂蜜调和制成）穴位贴敷联合美沙拉嗪栓治疗湿热内蕴型溃疡性结肠炎患者，取穴：神阙、脾俞、大肠俞、足三里；对照组患者予美沙拉嗪栓治疗，两组疗程均为 4 周。结果：治疗组总有效率为 96.8%，优于对照组 82.3%（$P < 0.05$），穴位贴敷联合美沙拉嗪栓治疗溃疡性结肠炎急性发作，能有效改善临床症状，改善血沉、血红蛋白及 CPR，降低 TNF–α、IL–17、IL–23 炎症细胞因子水平，降低治疗后复发率。陈俊余等运用中药（由白头翁、黄柏、乌梅、五倍子、三七粉、生姜汁、凡士林调和制成）穴位贴敷联合美沙拉嗪肠溶片治疗湿热内蕴型溃疡性结肠炎患者，取穴：神阙、天枢、大肠俞、上巨虚、三阴交；对照组患者予美沙拉嗪肠溶片治疗，两组疗程均为 3 个月。结果：治疗组总有效率为 97.5%，优于对照组 80.0%，差异具有统计学意义（$P < 0.05$）。穴位贴敷联合美沙拉嗪肠溶片治疗溃疡性结肠炎不仅具有较好的临床疗效，且相较于美沙拉嗪肠溶片，其降低溃疡性结肠炎复发率的作用更优。李玉棉等采用醒脾化湿愈疡汤配合中药（由吴茱萸、车前子、肉桂、丁香、黄酒调和制成）神阙穴位贴敷治疗溃疡性结肠炎患者，对照组患者予柳氮磺胺吡啶肠溶片治疗，两组疗程均为 60 天。结果：治疗组总有效率为 93.9%，对照组为 76.6%，治疗组疗效优于对照组（$P < 0.05$）。乔虹等运用溃结方内服配合中药（由丁香、吴茱萸、肉桂、姜汁调和制成）神阙穴位贴敷治疗慢性非特异性溃疡性结肠炎患者，对照组患者予柳氮磺胺吡啶肠溶片治疗，两组均治疗 20 天，结果显示：治疗组的总有效率为 97.5%、复发率为 5%，对照组总有效率为 70.0%、复发率为 15.4%，治疗组优于对照组（$P < 0.05$）。

（3）穴位贴敷联合中药灌肠治疗：穴位贴敷联合中药灌肠治疗适用于病变累及直肠、乙状结肠的溃疡性结肠炎，能够有效调节身体功能，促进肠道黏膜修复。叶道冰等采用康复新液直肠滴注联合附子理中散（由制附子、炒党参、炒白术、炮姜、肉桂、丁香、大黄炭、赤石脂、三七粉、蜂蜜调和制成）穴位贴敷治疗溃疡性结肠炎患者，取穴：神阙、关元；对照组患者予康复新液直肠滴注治疗，结果显示：治疗组总有效率为 93.75%，对照组为 66.67%，治疗组优于对照组（$P < 0.05$）。刘艳歌等采用中药灌肠联合中药（由吴茱萸、肉桂、丁香、细辛、生姜汁调和制成）穴位贴敷治疗湿热蕴结型溃疡性结肠炎患者，取穴：中脘、大肠俞、足三里、上巨虚，疗程为 12 周；对照组患者予

强的松（1mg/kg，21 天后减量，每 7 天减量 10mg，直至停药）进行治疗。结果：治疗组总有效率为 93.3%，对照组为 83.3%，治疗组疗效明显优于对照组（$P < 0.05$）。方晓华等采用榆苋方灌肠联合中药清热止痢膏（由黄连、黄柏、五倍子、牡丹皮、凡士林调和制成）穴位贴敷治疗湿热内蕴型溃疡性结肠炎患者，取穴：大肠俞、天枢、上巨虚；对照组患者予美沙拉嗪片治疗，两组疗程均为 4 周。结果：治疗组总有效率为 93.75%，优于对照组（81.25%），且治疗组肠道黏膜评分相较于对照组降低显著，治疗组 IL-10、TGF-β 相较于对照组升高明显（$P < 0.05$）。

2. 穴位埋线 穴位埋线，指的是根据针灸学理论，通过针具和药线在穴位内刺激经络、平衡阴阳、调和气血、调整脏腑，达到治疗疾病的目的。穴位埋线疗法是几千年中医针灸经验和 30 多年埋线疗法经验的精华融汇而成的一门新兴学科，其适应证非常广泛，尤其是对中西药物久治不愈的许多慢性病、疑难病症，往往获得意想不到的神奇疗效，所起到的治疗作用相当于针灸数十次的功效，其中对某些慢性病、疑难病具有速效、长效、特效的优势，经得起实践检验，而且治疗次数少，患者痛苦小，花钱少。穴位埋线优于当前多种医疗技术的疗效，是我们一直寻找的最佳治疗方法之一。

使用羊肠线或其他可吸收线体对穴位进行植入，是在针灸经络理论的指导下，将医用羊肠线埋入相应穴位区域，经过多种因素持久、柔和地刺激穴位，达到疏通经络气血以治疗疾病的一种方法。穴位埋线后，肠线在体内软化、分解、液化和吸收时，对穴位产生的生理、物理及化学刺激长达 20 天或更长时间，从而对穴位产生一种缓慢、柔和、持久、良性的"长效针感效应"，长期发挥疏通经络作用，达到"深纳而久留之，以治顽疾"的效果。穴位埋线，每 25 天治疗一次，避免较长时间、每日针灸之麻烦和痛苦，减少患者就诊次数。因而，穴位埋线是一种长效、低创痛的针灸疗法，它特别适用于各种慢性、顽固性疾病以及时间紧和害怕针灸痛苦的患者。

穴位埋线疗法是针灸的一种延伸和发展，是用特制的一次性医疗器具将人体可吸收的羊肠线（15 天左右可自行吸收）植入相应的穴位，长久刺激穴位，起到健脾益气、疏通经络、调和阴阳气血的作用，从而调整患者的自主神经和内分泌功能，达到祛病强身、保健美容目的的一种治疗方法。埋线一次相当于针刺十次或数十次，疗效持久巩固，省时方便。穴位埋线在相应穴位埋入可吸收的羊肠线，因其在体内的分解吸收需要一定时间，从而对穴位产生一种持久、缓慢、稳定的针刺效应，达到治疗疾病的效果。溃疡性结肠炎的病程长，容易反复发作，需要长期治疗，采用穴位埋线可以减轻反复针刺给患者带来的痛苦和不便，同时又能达到针刺的目的，特别适合用于溃疡性结肠炎缓解期的长期维持缓解治疗。缓解期采用穴位埋线治疗，穴取脾俞、足三里、关元，其中脾俞与脾相应，可健脾利湿、益气统血；足三里是足阳明胃经合穴，有健脾和胃、调气血、扶正培元、防病保健的作用；关元是足太阴脾经、足少阴肾经、足厥阴肝经、任脉的交会穴，本穴位居脐下 3 寸，正当丹田，为人体真气、元气发生之地，为全身脏腑、经络的根本，具有补肾固本、培补元气的功效。除基本治法外，临床上穴位埋线治疗溃疡性结肠炎亦根据证型调整治疗方案，通过研究的聚类分析，归纳其辨证选穴规律如下。

（1）脾胃气虚证：古籍文献对溃疡性结肠炎脾虚之病机多有论述。《明医杂著·痢疾》曰："痢稍久者……胃虚故也。"《诸病源候论》曰："凡痢皆由荣卫不足，肠胃虚弱，冷热之气乘虚入客于肠间。"说明脾胃虚衰，可致水湿不化，湿热壅滞肠道，损伤肠道脉络，故临床常配伍健脾益气之腧穴治疗溃疡性结肠炎。如脾俞具有健脾利湿、通调肠腑、止泻之功，为人体气血生化之源；上巨虚为大肠之下合穴，不仅可调理脾胃，与天枢、大肠俞合用，亦可通腑理肠，行气和血，所谓"气行则后重自除，血和则便脓自愈"；中脘为胃之募穴，又是八会穴之腑会，可健运中州，调理气机，腑病皆可选用，尤以胃肠疾患为主，进而达到调和脏腑气血阴阳之功，配合胃的下合穴足三里可健脾和胃、调理中焦、化湿止泻。胃俞为胃之经气传输之处，下脘可温胃散寒、理气散结，此二者均可健脾和胃。气海可升阳补气，有理气之功，主治脘腹胀满、泄痢不禁等症。

（2）脾肾阳虚证：溃疡性结肠炎是一种慢性迁延性疾病，具有慢性和反复发作的特点。久病及肾，肾阳不足，命门火衰，不能温煦脾土，以致大肠传导运化功能失调，症见脐周隐痛，喜温喜按，肠鸣即泻；若寒湿之邪留滞肠中，则症见黏液便。故临床上对于脾肾阳虚证型患者，多选用肾俞、关元、命门固本培元、温补肾阳。肾俞为肾之脏腑经气传输之处，亦可补肾填精，益气祛湿；关元为小肠募穴，可通调腑气，亦可升阳举陷，健脾止泻，补益下焦；命门可壮火益土，补肾强腰，滋补先后天之本。

（3）血瘀肠结证：在溃疡性结肠炎病理过程中，气滞血瘀是重要的环节，若湿热毒邪壅滞肠道，使之气血瘀滞，伤及肠壁脉络，血败肉腐，化为黏液脓血，而致溃疡，可致出血。《医林改错》曰："泻肚日久，百方不效，是瘀血过多。"《证治汇补·痢疾》曰："和血则便脓自愈。"现代研究亦认为瘀血是溃疡性结肠炎的重要病理产物，贯穿疾病发展始终。大肠俞属于足太阳膀胱经，为大肠之背俞穴，即大肠之经气传输之处，具有理气活血、祛瘀生新之功，临床上常配伍大肠募穴天枢，俞募相配，以达通调肠腑、理气止痛、化湿止泻之功。

（4）肝郁脾虚证：历代医家亦强调溃疡性结肠炎"气郁"之病机。《秘传证治要诀及类方·痢》曰："痢疾古名滞下，以气滞成积，积久成痢，治法当以顺气为先。"《证治汇补·痢疾》曰："行气则后重自除。"现代研究亦证明了溃疡性结肠炎与情志内伤密切相关，病位在肝、脾。随着当今社会压力的增加，人们生活和工作节奏过快，精神高度紧张，亦可能是溃疡性结肠炎发病率持续增加的原因之一，故治疗时对肝郁脾虚证患者，常配伍肝俞疏泄肝气，太冲调理气机、行气止痛，脾俞健运脾气。

（5）脾胃湿热证：历代医家大多认为湿热是溃疡性结肠炎的主要致病因素。《医碥·卷三·杂症·痢》曰："痢由湿热所致，或饮食湿热之物，或感受暑湿之气。"《活人书·卷第十一》曰："湿毒气盛，则下利腹痛，大便如脓血。"说明湿热主要为饮食不节或外感时邪所致，临床表现为腹痛、腹泻及脓血便。三阴交、阴陵泉均可健脾化湿。三阴交为足三阴经交会穴，亦可补肝益肾，和胃通络；阴陵泉为脾经合穴，可通利下焦，通络止痛。临床上亦可配伍健运脾胃之穴位，以助化湿。

（6）阴血亏虚证：若久泻久痢，伤津耗液，亦可导致阴络损伤，营血亏虚。《丹溪心法·痢》曰："血痢久不愈者属阴虚。"《疡科心得集》曰："阴络受伤，脾胃虚损，外邪得而乘之，以致营血失道，渗入大肠而下。"认为久痢耗阴伤血。若湿热阻滞，下痢脓血，或脾失健运，气血生化乏源，均可致阴血亏损益重，故当在疏调肠腑之基本治法上，佐以滋阴养血。临床上多选用三阴交健脾养血，补益肝血。由此可见，现有的取穴原则与溃疡性结肠炎的辨证和诊治研究基本相符，病位主要与大肠、脾胃、肾及肝相关。

3. 穴位注射 慢性非特异性溃疡性结肠炎的致病原因比较复杂，至今尚未完全清楚，其发病和免疫、遗传因素有关，食物过敏、感染、神经精神因素在本病发病中地位尚难肯定。目前最倾向的一种学说认为本病由于机体细胞免疫及难辨梭状芽孢杆菌的外毒素以及遗传外源性因素等致病。治疗时多口服黄连素、氟哌酸及水杨酸偶氮磺胺吡啶等药物，虽可暂时缓解，但多反复发作、缠绵难愈。该症属于中医学的"久泄""久痢"范畴。其病因病机为感受邪毒，局部经络阻塞，气滞血瘀。采用穴位注射法治疗，有通经活络、行气活血、健脾逐湿的功用，取主穴足三里、上巨虚调理胃肠，即所谓"合治内府"之义。背俞穴是脏腑经气聚集于胸腹部之处，有调整脏腑功能，增强免疫，抗菌消炎之功。黄芪具有补气、利水消肿、托疮生肌的作用，现代研究认为其具有增强机体免疫功能、抗炎抑菌的作用。当归具有补血活血、消肿止痛、排毒生肌之功，现代研究认为其具有抗菌和提高机体免疫力的功效，尤其能增强腹腔巨噬细胞吞噬能力。穴药合用，具有抗感染、改善病灶处局部血液循环，修复肠道黏膜的作用，具有无毒副作用、疗效高、复发率低的优点，值得临床推广与应用。

现代医学认为轻中度溃疡性结肠炎主要表现为直乙结肠及左侧结肠黏膜和黏膜下层的炎症，病理主要表现为结肠黏膜免疫功能紊乱。溃疡性结肠炎活动期结肠黏膜固有层 T 淋巴细胞数量明显高于非活动期，表明溃疡性结肠炎发病机制中细胞免疫占相当比重，T 淋巴细胞活化，可以直接介导上皮细胞的损伤，调节抗体的辅助功能，改变固有层其他炎细胞如巨噬细胞、中性及嗜酸性粒白细胞的活性和功能信息，加速了结肠黏膜的损伤作用。综合国内外研究报告与临床实践，认为发病机制研究与治疗目标最接近者，非黏膜免疫紊乱莫属，近年来对淋巴细胞中心地位的认同，对细胞因子网络的深入研究，已经在治疗学上取得突破性进展。

黄芪是豆科植物蒙古黄芪或膜荚黄芪的干燥根，含大量皂苷类、多糖类、黄酮类、氨基酸、无机盐等，有益气健脾、扶正祛邪功能，能很好提高机体免疫力，有抗病毒作用。韩捷所用黄芪注射液系中药黄芪的提取物。黄芪应用于临床多年，目前的临床应用和实验研究还未发现黄芪注射液具有明显的毒副作用。有研究表明，黄芪可通过改变机体环核苷酸水平抑制磷酸二酯酶（PDE），保护及双向调节 T 淋巴细胞和 B 淋巴细胞等环节来增强机体的非特异性免疫功能，调节体液免疫和促使细胞免疫趋向正常，因此应用黄芪注射液治疗，有可能解决溃疡性结肠炎发病中调节结肠黏膜层的 T 淋巴细胞反应，使黏膜免疫紊乱趋向正常。

临床选取的天枢穴为大肠募穴，有和胃通肠，健脾理气，调经导滞的作用，大肠俞为大肠背俞穴，有健脾益肠之效，足三里有理气降逆，健脾和胃作用。研究表明，刺激天枢、足三里对肠功能有双向调节作用，能提高机体免疫功能，使免疫球蛋白升高，同时肝脏网状内皮系统的吞噬能力也明显增强。因此应用上述穴位切合溃疡性结肠炎病机，使脾土健运，升降有序，脾精得布，水湿得运，故腹泻、腹痛、红白黏冻逐渐消失。

临床应用黄芪注射液穴位注射治疗，能同时发挥药物和穴位两方面作用，一方面加强了穴位的刺激作用，临床观察注射药物后穴位酸痛胀麻等感觉强烈，针刺无法达到这种强度，临床观察随天枢、大肠俞注射药物量的增加，疗效明显提高，缺点是注射量大疼痛难以忍受。另一方面强化了黄芪药物的作用，药物穴位都能增强机体免疫作用，并且天枢、大肠俞在结肠附近，通过穴位注射黄芪，能更好发挥黄芪调节免疫作用，易于使结肠黏膜免疫紊乱恢复正常。故治疗组疗效明显优于对照组。

综上所述，从脾虚立论，应用黄芪注射液穴位注射治疗溃疡性结肠炎在临床上取得较满意的疗效，至于黄芪注射液穴位注射治疗对结肠黏膜细胞因子的具体影响有待进一步研究。

4.穴位按摩

（1）捏脊疗法：溃疡性结肠炎全称慢性非特异性溃疡性结肠炎，是一种病因尚未完全明确的炎症性肠病，目前对溃疡性结肠炎病因和发病机制的认识大致可以概括为：环境因素作用于遗传易感者，在肠道菌丛（或者目前尚未明确的特异性微生物）的参与下，启动了肠道免疫及非免疫系统，最终导致免疫反应和炎症过程，可能由于抗原的持续刺激或/及免疫调节紊乱，这种免疫炎症反应表现为过度亢进和难以自限。溃疡性结肠炎常常迁延不愈，反复发作，难以根除，是世界公认的难治性疾病，患者的工作质量和生活质量不可避免地受到影响。治疗本病的西药如水杨酸制剂、肾上腺皮质激素等，有很多药物不良反应，且需要长期维持治疗，轻中型患者往往不容易接受，更倾向于选择中医中药治疗。韩捷在长期的临床实践中，通过继承老师朱亚君主任的经验，同时博采众家之长，并不断改进、完善，形成了一整套穴位按摩治疗慢性溃疡性结肠炎的手法，其中，选用天枢（大肠募穴）、中脘（胃募穴及八会穴之腑会）调整脾胃运化和大肠传导功能；阴陵泉疏通脾经经气，使水精四布，水湿化而大便转实，取神阙、百会温阳固脱，健运脾胃，理肠止泻。"头为诸阳之会"，头部按摩可使气血经络通畅，改善大脑血液循环，增加大脑供血量，清脑健脑，使人体的神经系统和内分泌系统得到调节，从而影响全身的神经、内分泌和免疫系统功能，达到全身保健作用。特别值得一提的是捏脊（又称捏积）疗法，它以推、捏、提、按、揉的复合手法，作用于脊背的督脉及膀胱经上，脊背为五脏六腑阴阳之会、精气之所注、经络气血之总归，督脉不通则诸脉不通。而捏脊可以疏通经脉，平衡阴阳，调理气血，扶脾调胃促运化，以达治疗目的。有实验表明：捏脊能使大脑皮质自主神经活动过程得到改善，使消化液、消化酶分泌增加，调节机体酶活力，改善小肠的吸收功能，通过多种手法的综合运用，共奏补肾健脾，扶元固本，通调胃肠气机，使气血和调而湿邪得化，热邪得清，最终达到邪去正安，病情缓解直至疾病痊愈的目的。本研究发现自拟的该套穴位按摩手法能够有效改善慢性溃疡性结肠炎患者的症状、体征，促进肠道炎性病灶的吸收直至痊愈。具有疗效确切、不良反应少，安全可靠的独特优势，值得深入研究并加以推广。

（2）穴位按摩联合五音疗法：溃疡性结肠炎是一种发病缓慢、易反复发作的慢性炎症性肠病。有研究认为，心理因素在溃疡性结肠炎的发展过程中起到了关键作用。不良心理情绪可通过神经系统对人体免疫功能造成影响，再加上疾病所造成的日常生活的不适，导致患者对治疗的依从性较低，影响后续治疗及恢复。

穴位按摩在《黄帝内经》中有详细记载，通过对特定穴位的按压，可以通经活络，促进血液循环，调节胃肠道功能，增强机体免疫力等，从而起到治疗保健的作用。五音疗法中的宫、商、角、徵、羽5种音阶，根据五脏相音学说，分别对应人的五脏，五脏和五音之间可以相互影响，而心肝脾肺肾分别又与喜怒思悲恐五种情绪变化相对应，因此，五音疗法可以通过调节五脏来调节情绪。

本研究观察穴位按摩联合五音疗法在溃疡性结肠炎患者心理干预中的应用效果（观察组），并与常规心理干预组（对照组）进行对比分析，结果显示，护理干预前，2组患者焦虑自评量表（SAS）、抑郁自评量表（SDS）评分比较差异均无统计学意义（$P > 0.05$）。护理干预后，2组 SAS 和 SDS 评分均明显降低（$P < 0.05$）；组间比较，观察组 SAS 和 SDS 评分更低（$P < 0.05$）。提示穴位按摩联合五音疗法能有效缓解溃疡性结肠炎患者焦虑、抑郁等不良情绪。本研究结果还显示，观察组护理满意度明显高于对照组（$P < 0.05$）。提示穴位按摩联合五音疗法可间接提高护理质量。

综上所述，对溃疡性结肠炎患者实施穴位按摩及五音疗法，可有效缓解患者不良情绪，提高护理满意度。

（3）耳穴按摩配合耳穴压豆：溃疡性结肠炎是一种发病原因未明的好发于结肠的非特异性炎症性肠病。近期的研究表明，心理因素在溃疡性结肠炎疾病恶化中起到重要的作用，原来的病态如抑郁或社会距离感在结肠切除术后可以得到明显改善，而溃疡性结肠炎患者主要的心理异常表现在焦虑与抑郁方面。

《素问·调经论》曰："志有余则腹胀飧泄。"中医很早就意识到情志因素在痢疾的发生发展中起到重要的作用。溃疡性结肠炎的中医证候学研究也表明，肝、脾、大肠为本病主要病位。因此，课题组认为本病的发生发展为多种因素相互作用并损伤脾胃而致病，其中"情志失调"为重要诱因，因此在治疗本病时，注重疏肝健脾，以行气调血，达到"行气则后重自除，调血则便脓自愈"的目的。

中医学认为，耳是人体各脏腑组织器官的缩影。《灵枢·邪气脏腑病形》曰："十二经脉，三百六十五络，其血气皆上于面而走空窍……其别气走于耳而为听。"而耳部存在许多的穴位同样对应于人体各脏腑功能。耳穴按摩及耳穴压豆就是指在耳部选取一定的穴位进行刺激，从而达到防治疾病的目的，简单、方便，疗效肯定。溃疡性结肠炎患者的焦虑及抑郁的表现与中医心、肝、肾、脾失调密切相关，通过耳穴治疗，以调节脏腑，平衡阴阳，除了疏肝健脾化湿、治疗疾病症状外，也可起到养心安神、缓解负面情绪的作用。相比于传统中药口服治疗外，中医外治法对本病的治疗也具有见效快、副作用小、用药周期短的特点。本次临床试验在耳穴选取中，除了选择直肠、大肠、左耳乙状结肠、脾等针对病因、病位进行治疗的穴位外，配合选择神门、枕等穴位以镇静安神，交感、身心穴、快活点等以疏解患者的情绪。

本次试验研究表明，耳穴按摩配合耳穴压豆对于溃疡性结肠炎患者的病情疗效的改善尚不明确，考虑可能与样本量偏少，研究时间不够长的关系较大，但有效的研究已经表明，耳穴按摩配合耳穴压豆可以积极地有效地调节溃疡性结肠炎患者焦虑及抑郁等心理状态，对疾病的康复起到积极的促进作用；且对患者没有损伤，无毒副作用，操作简便，易于普及，患者也容易接受，缓解患者的焦虑及抑郁症状，大大改善患者的生存质量，值得临床进一步研究和推广应用。

（4）腹部推拿：腹部推拿是推拿学的一部分，是治疗内科疾病的主要手段之一，越来越多的证据显示腹部推拿是治疗溃疡性结肠炎的有效手段。诸如马晓薇等通过随机平行对照方法发现推拿治疗溃疡性结肠炎的有效率达86.67%；邱建文运用骆氏腹诊推拿治疗溃疡性结肠炎取得较好疗效；杨永谦等通过辨证施治运用四部平衡推拿法有效地治疗溃疡性结肠炎，且能有效改善腹痛症状，如隋代巢元方《诸病源候论·腹痛候》曰："若气寒者，使人……腹痛……两手相摩，令热，摩腹，令气下。"指出寒邪直中脏腑出现腹痛等，宜用摩腹以散寒。《厘正按摩要术》的"按肚角。肚角在脐之旁，用右手掌手按之，治腹痛"均认为推拿手法对腹痛可起到治疗作用。本研究亦证实腹部推拿能有效干预溃疡性结肠炎，改善腹痛症状。

本研究结果显示，腹部推拿治疗溃疡性结肠炎的临床疗效、改善腹痛症状效果与目前公认的有效药物美沙拉嗪肠溶片相仿；同时，患者在腹部推拿过程中未出现明显不良反应。而纵观文献，可知美沙拉嗪在治疗溃疡性结肠炎过程中可能引起轻微胃部不适、头痛、药物热、支气管痉挛、药物性溶血性贫血及产生某些如皮疹等不耐受性或变态反应性不良反应；从长期疗效看，腹部推拿较美沙拉嗪更为安全。

现代中医认为溃疡性结肠炎病位在大肠，与脾脏功能失调有关。根据十二经脉循行规律，足太阴脾经、足厥阴肝经、足少阴肾经、足阳明胃经均循行至腹部。本研究中运用揉腹、运腹、推腹等手法作用于腹部循行经脉，进而以调脾，则清气得升，浊气自降，水谷运化和顺；且推拿手法可疏通腹部经络以达到"通则不痛"的效果，正如明代李中梓在《医宗必读·心腹诸痛》中所言"有以通则不痛，痛则不通"，故腹部推拿能有效干预溃疡性结肠炎、改善腹痛症状。腹部推拿不论是从理论上还是临床应用疗效上均表明对溃疡性结肠炎有效，且易于患者接受，值得推广与应用。

5. 耳针火针及三棱针

（1）耳针：耳针疗法泛指用针刺或其他方法刺激耳部穴位以预防和诊治疾病。针灸是中医的一个重要组成部分，而耳针疗法也属于针灸疗法。早在汉代，《黄帝内经》中就记录了很多通过耳郭来诊断和治疗疾病的理论，如"耳者，宗脉之所聚也……""两胁中痛……取耳间青脉，以去其掣""耳聋无闻，取耳中……"等，其中的内容包括了耳郭与脏腑经络的关系，也是后世耳针疗法发展的基础。

临床应用的耳穴疗法很多，如耳穴贴压、耳穴针刺、耳穴埋针、耳穴经皮电刺激法、耳穴放血疗法等。耳穴贴压即指选用质硬而光滑的小药粒种子或药丸等贴压在耳部穴位以预防和治疗疾病的一种疗法，又称耳穴压豆法、耳穴压丸法。耳穴埋针是将特制针具固定于耳穴皮内或皮下，且长时间留针的一种中医针刺治法，其治疗原理结合了皮部理论和耳穴理论。通过对埋针穴位进行长时间的刺激，从而通过调节脏腑和经络的功能来达到治疗疾病的目的。临床上治疗胃肠道各种疾患的穴位，主要是食管、胃、十二指肠、小肠、大肠等耳穴，这些穴位都位于耳甲腔和耳甲艇，耳甲腔和耳甲艇正好紧密依靠外耳道出口处，是迷走神经分布的主要区域。耳针可以治疗从口腔至大肠的整个消化系统的疾病，范围广泛。

耳针疗法的原理：耳与经络之间有密切的关系，早在《灵枢》中就直接提到手足三阳经与耳穴的密切关系。《灵枢·经脉》曰："胃足阳明之脉……循颊车，上耳前""小肠手太阳之脉……其支者……却入耳中""膀胱足太阳之脉……从巅至耳上角""三焦手少阳之脉，……其支者……上项，系耳后""胆足少阳之脉……从耳后入耳中，出走耳前""手阳明之别……入耳，合于宗脉"。手足三阴虽然没有直接循行于耳，但其与手足三阳经相合，因此可以认为手足三阴经与耳郭间接相连。耳与各条经脉直接或间接相连，而各条经脉又隶属相应脏腑，因此耳郭与脏腑也有密切的关系。人体的各个部分和脏器都按一定的规律在耳郭上形成相应的代表区域，当某个部位或脏器发生病变时就会在相应区域出现某些反应，而根据这些反应区域可以帮助诊断和治疗疾病。此外，在耳部分布着很多的神经，众多的神经在耳部这个很小的部位形成一个集中的神经网络，因此使耳部相比其他部位可能有更高的敏感性。人体产生病理变化时，可能产生的某些病理性刺激与某些神经元发生病理性联系，会大大提高这些神经元的兴奋性，因此影响该神经元投射于耳部区域的感觉阈，从而提高相应的区域敏感性，而通过针刺、贴压等手段刺激耳部这些相应区域，则可能产生良性刺激，再将这些良性刺激冲动传入至相应的神经元后，可使该神经元发生抑制，从而将阻断之前的病理性传入冲动。耳针疗法可能就是通过自身的敏感性优势而抑制相应的病理性冲动，从而阻断该冲动的传递，达到缓解或治疗疾病的目的。

（2）火针：溃疡性结肠炎为公认的难治性疾病之一。其难点主要因为本病病因及发病过程不明确。随着现代医学的迅速发展及研究设备的更新换代，本病的病因及病机逐步被认识，提出了免疫因素、遗传因素、饮食因素、感染因素等可能与本病发病相关。火针治疗疾病关键在于其具有温热效应，通过针灸直接作用于穴位，更精确地刺激穴位，激发皮肤及穴位的感受器，产生相应的神经冲动及物理反应，起到治疗疾病及调整生理代谢的作用，增强机体的免疫功能，用于治疗体虚抗病能力低下者。

火针疗法是用特制的针具烧红后针刺人体经络穴位以达到治疗和预防疾病的一种独特的疗法。它的起源发展是古人在长期与疾病抗争过程中不断总结完善而成。火针古称之为燔针、焠刺、白针、烧针。它的特点是将针体烧红，然后刺入人体一定的穴位或部位，从而达到祛疾除病的目的。通过长期的临床实践各医家已证实火针针法具有温经祛寒、活血化瘀、软坚散结、清热解毒、升阳举陷、扶正祛邪等多方面的作用。

火针的作用决定了它的适用范围。火针的治疗机制在于通过温热刺激穴位和部位来增强人体阳气，鼓舞正气，调节脏腑，激发经气，温通经脉，活血行气。将火针的这些功效应用到临床上可以助阳补虚、升阳举陷、消瘀散结、生肌排脓、除麻止痉、祛痛止痒，治疗多种疾病。如用火针点刺足三里、内关、脾俞、中脘等穴，可使脾胃经脉气血畅行，温运中焦，振奋阳气，祛除寒邪，使脾胃运化之功恢复，消化、吸收、升降功能趋于正常。另外火针也可以健脾利湿，温中止泻。《景岳全书·泄泻》曰："久泻无火，多因脾肾之虚寒也。"《素问·脏气法时论》载："脾病者……虚则腹满，肠鸣，飧泄，食不化。"中医认为脾主运化，升清气而输布精微。中阳素虚，或寒湿直中，脾阳运化失司，清阳之气不升，浊阴不降，津液糟粕并趋大肠而为泻。火针具有增强人体阳气、调节脏腑的功能，故用火针点刺中脘、天枢、长强等穴，可补益阳气、收摄止泻。临床多用中粗火针快速点刺法治疗慢性肠炎等。火针结合了针刺和艾灸的治疗特性，具有调节经气、温通经脉的治疗特性，拥有独特的治疗原理：

1）局部刺激：《灵枢·经筋》指出："燔针劫刺，以知为数，以痛为输。"火针疗法是将针刺与灸法有机地结合起来，将烧红的火针迅速刺入人体的一定腧穴或部位，使局部产生较强烈的刺激，针刺后机体局部皮肤呈微红色，患者感到轻微灼热、痛痒和疼痛。由于火针的温度较高，而人为地造成局部气血运行加快，从而改善了微循环，降低了神经系统兴奋性，使得瘀结得消、寒湿得散、热毒得泻、疼痛得除。

2）经络传导：《灵枢·海论》指出："夫十二经者，内属于脏腑，外络于肢节。"使机体的内外上下保持着协调统一，构成一个有机整体。火针疗法采取中医脏腑经络辨证为主，进行临床各科疾病的治疗。因为经络分布于全身，能够"行血气而营阴阳"。因此火针疗法多采用循经取穴的原则。通过刺激人体与患病组织、器官等的相关腧穴，使焠刺产生的局部刺激，不断地通过经络产生传导感应，使病变器官、组织所联系的经络气血运行、阴阳失调得以纠正，得到充分的温煦和濡养，使病变器官、组织生理功能得到恢复和增强，达到"泻其有余，补其不足，阴阳平复"的目的。针刺腧穴后"得气"所产生的经络传导感应距离病变部位越近临床治疗效果越好。如腹痛患者在针刺足三里之后，针感由下肢向腹痛部位传导，其酸、麻、胀、重感越接近病所，疼痛消失得就越迅速。虽然火针焠刺产生的针感与针灸产生的针感略不同，但同样产生经络传导感应。火针疗法与针灸比较，针灸产生的经络传导感应明显，但持续时间较短，作用较小；火针所产生的局部刺激强烈，经络传导感应不明显，但焠刺部位使腧穴—经络不断保持内在传导感应，作用时间持久。因此，用火针疗法治疗急性病症有立竿见影的效果，对于治疗慢性病每周只需一两次，而且疗效可靠。

3）整体调节：《灵枢·根结》中指出："用针之要，在于知调阴与阳。调阴与阳，精气乃光，合形与气，使神内藏。"火针疗法正是应用焠刺局部产生刺激，再依靠经络的传导感应，发挥有益的整体调节作用。这种作用和特点是整体性、双向性和良性的调节。不论是机体的功能活动处于亢进状态还是低下状态，都能促进其恢复正常。也就是火针焠刺之后，通过腧穴—经络的传导感应和局部刺激放散传导感应，能够全面调节人体的气、血、津液、阴阳，气虚者补气、气滞者理气、血虚者补血、血瘀者活血、阴虚者滋补阴液、阳虚者温补阳气、有热者清热、有火者泻火、有寒者温阳散寒、有湿者利水消肿、有风者疏散风邪、有痰者祛痰除湿、有郁者开郁散结、燥者得润、闭者得开、塞者得通、积者得除、上逆者得降、下陷者得升……总之可使人体的功能活动得到全面、完善的调整。

4）从现代医学角度看：火针疗法对人体的大脑皮质、自主神经系统、呼吸系统、心血管系统、消化系统、血液系统、泌尿系统、性生殖系统、内分泌系统、免疫系统等都能够产生功能调整作用，并通过增强机体的细胞与体液的免疫功能，促进代谢与细胞修复。这种积极的治疗作用，有益于增强人体自身的抗病能力，恢复人体脏腑功能活动，使经络气血运行通畅，稳定阴阳相对平衡的健康状态。因此，火针疗法可以治疗临床许多疑难病症，以及各种虚弱证，达到有病治病，无病延年益寿的功效。

A. 痛觉刺激的重叠作用：因针刺或灸治所引起的疼痛可以通过皮肤的感觉神经向脊髓发出冲动与内脏的炎性冲动通过同一根神经的通路传至大脑皮质的痛觉中枢，所以当这两种冲动混在一起时，针灸所引起的疼痛必然会影响内脏炎性冲动的传达，使疼痛中枢全部或部分不能再感受到来自内脏炎性刺激的痛觉冲动。

B. 改善大脑皮质调节的作用：现代医学认为，大脑皮质除了具有调节身体内部的功能活动和维持内外环境以外，还能经常地调节皮质下各神经中枢的功能状态。当大脑皮质处于较高的紧张状态时，皮质下各神经中枢受皮质的管束，当大脑皮质的功能活动降低时，则皮质下各神经中枢就开始占优势。因此，当大脑皮质的兴奋和抑制过程发生障碍时，首先受到影响的就是皮质下各中枢功能的活动，由此造成身体内部各器官或体内的其他部分发生一系列变化，包括新陈代谢的障碍及其他各种内脏功能失调等情况的出现。现已有越来越多的人相信，针灸的疗效很可能是建立在大脑皮质调节作用的基础之上的。其原理就是针刺可以使大脑皮质产生保护性的抑制，从而对病理过程产生良好的影响。目前已有资料表明，针刺可以影响大脑皮质，对皮质下中枢进行调节。

C. 皮肤局部充血烫伤的作用：火针疗法是利用特制的针具在火焰上加热到很高的温度后去刺激皮肤上的刺激点。这种灼热刺激可以在皮肤上形成局部充血或是有红、热、痛及轻微的水肿现象。相当于临床上的浅度烧伤。正是由于这种热力的刺激伤及了表皮与真皮，甚至达到肌层，进而使该部位附近的血管扩张，血管壁的渗透性增强，血浆由血管壁内渗出，从而使机体的应激性增强。此外当皮肤受到损伤时，可以放出组胺样物质。火针治疗本身也是对人体的一种伤害性刺激，那些变性了的组织逐步溶解，变成异体蛋白而被身体吸收，因此人体就呈现出一般性的全身反应，如白细胞数增高、血糖升高、血清中补体和凝集素等增加的现象。火针治疗后病变部位的温度升高，表明局部血液循环的改善和局部组织代谢的加强，这种反应有利于炎症等病理反应的消失和肌肉、皮肤等正常组织的营养。因此，可以认为用火针治疗后局部温度升高所提示的血液循环与局部新陈代谢的改善，也是火针治疗疾病的机制之一。

白细胞是血液中有形成分的重要组成部分，是机体的卫士，其中中性粒细胞属于吞噬细胞系统，是机体发生急性炎症时的主要反应细胞。进行火针治疗后除了局部的血液供应增强外，还可促进白细胞的渗出和提高其吞噬功能，进而促进炎症的消退，并使炎症局限化，不至于蔓延到全身各处。

（3）三棱针：三棱针法又称放血治疗或刺血络。具体是用三棱针将患者穴位或者一定部位刺破，放出少量血液，达到治疗疾患的目的，主要用于"泻热出血"。《灵枢·九针十二原》也曾提出"菀陈则除之，去血脉也"的治疗原则，也就是说用放血的办法把瘀血放出。

观察刺血疗法对患者微循环的影响。结果显示：血流加速，红细胞聚集现象得以化解，红细胞往返活跃，血氧含量增加，血色变亮，微循环改善。说明从血液循环角度解释刺血疗法的治疗机制主要是改变了患者的微循环障碍状态。

1）对微循环系统的影响：三棱针点刺放血时，随着血液的流出可以使患处局部血液流动加快，可以将已经聚集在一起的红细胞分散开来，使红细胞在体内往返活跃，提高载氧能力，继而使人体血氧含量增加，最终达到改善微循环的目的。因此，可以认为三棱针点刺放血对于改善局部微循环有积极的促进作用。

2）对纤溶系统的影响：运用三棱针点刺放血疗法治疗后的患者纤溶系统的一些指标发生了变化，纤溶酶原（PLG）活性增强，α_2-纤溶酶抑制物的活性降低。所以三棱针点刺放血在一定程度上能够激发纤溶系统的活性，对改善血液循环有促进作用。

3）对免疫系统的影响：红细胞细胞膜上的 C3b 受体活性在三棱针点刺放血后得到提高，从而增强了红细胞的免疫吸附能力，最终可以提高机体的免疫功能。三棱针点刺放血疗法治疗后，人体的 ESR、IgM、IgG 明显降低，也证明了三棱针刺血疗法具有调节免疫的作用。

4）对炎症介质的影响：三棱针点刺放血使部分炎症介质随血液流出，降低了病灶局部炎症介质的浓度，从而缓解炎症，达到促进炎症修复，缓解疼痛的目的。

参考文献

[1] 龚砚砚，刘亚军 . 基于数据挖掘针灸治疗活动期溃疡性结肠炎选穴规律分析 [J].

中国民间疗法，2022，30(4)：48-51.

[2] 霍金，赵冏琪，袁永，等.穴位埋线疗法作用机制的研究现状 [J]. 中国针灸，2017，37(11)：1251-1254.

[3] 边屯.中药保留灌肠联合穴位注射治疗溃疡性结肠炎临床研究 [J]. 新中医，2015，47(12)：53-55.

[4] 余亚英.药膳联合按摩治疗溃疡性结肠炎临床观察 [J]. 光明中医，2019，34(22)：3459-3461.

[5] 李红旗.火针治疗慢性非特异性溃疡性结肠炎机制初探 [J]. 河北中医，2011，33(7)：1046.

[6] 王路，潘巧燕，代燕，等.三棱针应用的研究进展 [J]. 吉林医药学院学报，2019，40(3)：229-231.

[7] 何婉婷，戴高中.穴位贴敷治疗溃疡性结肠炎的临床研究进展 [J]. 中医临床研究，2019，11(32)：142-145.

[8] 温淑婷，Pham Ba Tuyen，刘凤斌，等.穴位埋线治疗溃疡性结肠炎的选穴规律 [J]. 中医药导报，2019，25(15)：38-42.

[9] 房緊恭，于雯，房平瑜.穴位注射治疗溃疡性结肠炎临床观察 [J]. 四川中医，2003，21(12)：88-89.

[10] 赵先亮，王雪芹.黄芪注射液穴位注射治疗慢性溃疡性结肠炎80例 [J]. 河南中医，2006(8)：73-74.

[11] 刘焕予.穴位按摩法治疗慢性溃疡性结肠炎的临床研究 [J]. 按摩与康复医学，2011，2(35)：52-53.

[12] 肖荣倩.穴位按摩联合五音疗法在溃疡性结肠炎患者心理干预中的应用研究 [J]. 中国肛肠病杂志，2020，40(2)：71-72.

[13] 陈红霞，仇玕，黄河，等.耳穴按摩配合耳穴压豆对溃疡性结肠炎患者心理状态的影响 [J]. 中医外治杂志，2019，28(2)：18-19.

[14] 江煜，林志刚，陈乐春，等.腹部推拿治疗溃疡性结肠炎的临床疗效观察 [J]. 按摩与康复医学，2019，10(23)：28-30.

[15] 贺普仁.火针的机制及临床应用 [J]. 中国中医药现代远程教育，2004，2(10)：20-24.

[16] 张鑫.三棱针点刺肌筋膜疼痛触发点治疗跟痛症的临床观察 [D]. 哈尔滨：黑龙江中医药大学，2020.

第五章
中药熏洗疗法

第一节　古代医籍相关记载

熏洗疗法属中医外治法，有广义和狭义之分。广义的熏洗疗法，包括烧烟熏、蒸气熏和药物熏洗三法；换言之，广义的熏洗疗法是用烟雾、蒸气、药液熏蒸或洗浴全身或局部以治疗疾病的方法。狭义的熏洗疗法，是指将药物煎煮后，趁热先用蒸气熏疗，待药液降温后，再用药液洗浴全身或局部以治疗疾病的一种方法。简言之，广义的熏洗疗法包括熏法、洗法、熏洗法三种方法；而狭义的熏洗法则仅指三法中的熏洗一法。本文所说的熏洗疗法，指狭义的熏洗疗法。

中药熏洗是现代坐浴疗法的雏形，是药浴法之一，其作为治疗肛肠疾病的中医特色治疗，由来已久，虽未直接说明用于痢疾、泄泻等病，但均与胃肠道相关，临床应加以研究。早在汉代《礼记》中就有"头有疮则沐，身有疡则浴"的论述，指的是头或身上出现痈肿疮疡时可用煎好的药液或含有药液的水洗浴皮肤，药效经皮到达患处以治疗疾病。熏洗法作为一种辅助治疗手段，具有直接作用于皮损，局部药物浓度高，不经过消化道和肝脏的首过效应，副作用小的特点，古代就有用其治疗外科、皮肤、肛肠等疾病，在医学著作中对熏洗疗法记载最早的，当属 1973 年湖南马王堆三号汉墓出土的《五十二病方》。该书记载了用熏洗疗法治痈症、痔瘘、烧伤、瘢痕、干瘙、蛇伤等多种病症，如仅痔瘘就有直接熏、埋在席下熏、置于器皿中熏、地上挖洞燔药坐熏、蒸气熏、药物烧烟熏等多种用法。

从战国至秦汉，熏洗疗法已从临床应用的基础上，开始逐渐转到理论上的初步探索。现存最早的中医经典著作《黄帝内经》从邪气入侵途径是由外入内和"善治者治皮毛，其次治肌肤，其次治筋脉……""除其邪则乱气不生"和"治病必先刺其病所从生者也"等立论，认为"其有邪者，渍形以为汗""寒者热之，热者寒之……摩之浴之"（此"渍形""浴之"即熏洗法），首次将熏洗法列为重要和常用的治则、治法，与温、补、泻、汗等治法甚至与"寒者热之，热者寒之"等治则相提并论，为熏洗疗法初步奠定了理论基础。东汉医圣张仲景《伤寒杂病论》（今多分为《伤寒论》与《金匮要略》二书）载："阳气怫郁在表，当解之、熏之。"并用雄黄熏治狐惑病蚀于肛者，用百合方洗身治百合病，苦参汤熏洗阴部治狐惑病，狼牙汤浸洗治妇人阴中蚀疮烂者，矾石汤浸脚治脚气冲心等，为熏洗疗法的应用起到了承先启后的重要作用。与张仲景同时代的另一位名医华佗（比张仲景稍早），甚至将熏洗疗法用于肠胃的外科手术中，如《后汉书》载："若疾……在肠胃，则截断熏洗，除去疾秽；既而缝合，敷以神膏，四五日创愈，一月之内皆平复。"此处虽未直接说明溃疡性结肠炎可以用截断熏洗，但溃疡性结肠炎为肠道疾病，符合其适用范围，故可继续研究治疗溃疡性结肠炎，增加溃疡性结肠炎治疗方法。《日华子本草》记载了马兜铃"治痔瘘疮，以药于瓶中，烧熏病处"。《秘传外科方》中记有"韭菜净洗，以沸汤煎，泡于瓦木器内熏之，通手沃洗最佳也"，之后又提到"西瓜皮煮熟，闻香气，以上法熏洗"。溃疡性结肠炎为大肠疾病，多发生于直肠和乙状结肠，适宜采取坐浴熏洗来缓解临床症状。正如《普济方·卷二百十一·泄痢门·冷痢》云："熏法治冷痢，竖合两口瓦子，火炉上火床下，使瓦口正当，要冷热得所，取毡上，常稍暖为候，一宿必瘥，常用极效。"《文堂集验方·卷二·痢疾》亦记载："乌梅一斤敲碎，置盆中，用滚水十余碗泡熟，令患者坐盆上，待热气冲上肛门，温即洗，其人如睡去，即扶上床。"均是利用药液经皮渗透改善痢疾的症状。

第二节　中药熏洗治疗溃疡性结肠炎的机制

（一）中药熏洗的药性特征

中药熏洗的作用原理是药物通过腠理、孔窍，经过经络腧穴、三焦最终作用于损伤部位，若皮肤腠理闭塞不通，则熏洗效果不尽如人意，保证腠理孔窍的畅通才能让熏洗药物作用于机体产生疗效，故熏洗药物一般使用辛、苦、温之药。辛味药物开通腠理的作用类似于内服引经药物引诸药直达病所的作用机制，这种方法目的是将药物引入体内作用于损伤局部。在溃疡性结肠炎熏洗方剂中除用辛味药物外，还经常与苦味药配伍使用，苦能燥、能坚，溃疡性结肠炎初期为湿热蕴结大肠所致，大便次数增多为溃疡性结肠炎患者最常见的临床症状。《内经》云："湿盛则濡泻。"引起腹泻最常见的邪气便是湿邪，湿邪日久郁而化热，蕴结大肠，损伤肠黏膜，导致黏液脓血便。熏洗方中常加入防己、苍术、茯苓、秦艽等苦味药物配合辛味药物进行燥湿消肿，两者配伍体现了"辛开苦降"的原则，正如叶天士《临证指南医案》中记载"苦能驱热除湿，辛能开气宣浊"，辛为阳，苦为阴，湿邪得辛能散，得苦能燥，通过此配伍不仅可以达到畅达气机、协调脏腑功能、平调寒热的作用，而且可以调畅腠理的开阖。溃疡性结肠炎为慢性非特异性疾病，日久会引起脾肾亏虚，脾肾阳虚，无力温煦机体，引起五体随脏腑而产生相应的退变，治疗该类疾病应从补养下焦阳气、振奋中焦卫气进行论治，熏洗疗法可以借助辛温药物加热后依靠热力及药力作用于患处，经三焦、气血、津液等传输至脏腑，调畅全身气机，使气血津液运行有序，脏腑阳气得以充养，既可"阴中求阳"又能"阴生阳长"。

（二）中药熏洗治疗溃疡性结肠炎的中西医机制

溃疡性结肠炎是一种发生在直肠和结肠的炎症性疾病，病因尚不明确，中医认为其是以脾胃虚弱为本，湿热蕴结、瘀血阻滞、痰湿内阻为标的本虚标实之病。病情轻者，临床常采取美沙拉嗪口服治疗，疗效显著；重者，采取糖皮质激素静脉给药，但激素副作用大，不能长时间应用，故临床治疗常配合使用中药坐浴熏洗辅助治疗，提高临床症状缓解率，减少激素的使用时间。从中医方面来讲，中药熏洗来源于脏腑理论、经络理论、官窍理论，与内服药物的作用机制有相通之处，熏洗疗法中的药物与人体皮肤直接接触，药物依次经过外在的肌肤腠理、三焦玄府、孔窍经络，最终到达脏腑发生作用。从外施治，发散外邪，疏通气血，调畅气血津液的运行以调整脏腑，达到消肿止痛，活血化瘀，收湿敛疮等目的。

随着现代科技水平的不断发展，中药熏洗外治法也不断推陈出新，一方面根植于传统医学，不断地挖掘古代典籍中相关用药，优化用药配比、用药时机等；另一方面，利用现代科技的创新发展优化提纯中药的有效成分，并不断开发新用法、新剂型。例如中药坐浴治疗溃疡性结肠炎被越来越广泛地应用于临床当中，如刘姣林等通过对比中药内外治法同用和常规西药组的疗效，发现益气升阳解毒方联合熏洗合剂治疗放射性直肠炎疗效较好，能提高患者的生活质量。中药熏洗之坐浴的现代作用机制主要可以从以下几个方面认识：

1. 局部外用清洗消毒　溃疡性结肠炎严重者，大便次数过多导致肛门部位会出现灼热疼痛、皮肤破损等症状，肛门乃全身细菌最多的地方，容易造成感染，故便后进行坐浴熏洗可以使创面得以清洁，使污染物、细菌、分泌物等及时清除，保持创面相对清洁，同时坐浴可使创面痂皮软化，促进坏死组织脱落及新肉再生，加速伤口愈合。

2. 物理热力作用　坐浴时我们采用中药煎煮出来的药液自然降到温热的程度，然后坐入药液中，药液中的热力可促进肛门周围毛细血管的扩张，加速血液循环，促进新陈代谢，提高免疫系统功能状态；坐浴时热力还可促进机体发汗，祛邪外出，同时血液循环加快促进代谢物质的吸收与转运代谢，此外，温热作用可使肛门括约肌痉挛得以舒缓，使紧张的肌肉纤维得以放松；温热作用还可物理刺激肛门皮肤复杂的神经网络系统，抑制溃疡性结肠炎的病理反射亢进，重回正常的生理反射；另外坐浴的温热刺激还可降低局部痛觉神经的兴奋性，减轻组织炎症水肿，减缓局部神经末梢压力，增强结缔组织伸展性，松弛肛门括约肌，从而增强消肿止痛的功效。

3. 药物透皮吸收作用　溃疡性结肠炎多发生在直肠和乙状结肠，距肛门近，适宜实施坐浴局部治疗。现代医学研究表明，齿线是胚胎时期原始直肠的内胚叶与原始肛门的外胚叶交界的地方，也是黏膜与皮肤的分界线，齿线的上下组织构造不同，这是人体皮肤屏障功能较薄弱的地方，85% 以上的肛门直肠病都发生在齿线附近，加上毛囊、汗腺、皮脂腺等皮肤附属器，都可成为药物作用透皮吸收的通道，坐浴时其药物有效成分可更好地缓慢有效地穿透和吸收，作用于肛门局部，达到最佳治疗效果。

4. **神经体液系统的反射效应** 肛门部由于其独特的解剖生理特性，血管及神经网络异常丰富，反应阈值低，通过坐浴熏洗，药物直接作用于肛门直肠，产生的刺激能经过躯体 – 内脏反射作用放大，再由感觉神经传导至脊髓前根交换神经元，再由脊髓传出至内脏效应器发挥作用，改善机体脏器的功能活动，促进机体恢复。

5. **生物全息理论** 全息医学理论认为，不同性味归经的药物，通过不同给药方法，如熏、洗、蒸、浴等，刺激全息胚的肛门部及肛门周围全息穴如会阴、长强等，引起经穴功效放大效应及生物泛控作用。机体通过神经反射传导需要修复及调节的病变部位的异常信号，该信号传导至中枢并放大，通过中枢处理后传递至全身各效应器或靶细胞，激发出能够修复及调节异常病变部位的泛控作用，这种机体反应性泛控作用是特定的生物化学组合物质在体内浓度的增加，通过体液系统传递运输至全部系统或局部，从而使包括病变后需要修复或调节组织在内的所有靶组织得到调整与修复，明显增强溃疡性结肠炎肠黏膜病变组织的修复与治疗效果。

6. **坐浴药方成分作用** 现代医学研究表示，坐浴药方成分有抗菌杀菌、镇痛麻醉、抗炎消肿、止血、抗血栓、增强机体免疫力、抗缺氧等作用。

第三节 韩捷临床使用断下渗湿汤进行中药熏洗

（一）断下渗湿汤的组成和方解

坐浴方断下渗湿汤乃韩捷教授治疗湿热蕴结大肠证的特色治疗手段，临床联合使用口服美沙拉嗪和激素给药，广泛应用于大便次数增多，排黏液脓血便的溃疡性结肠炎炎症反应的活动期，减少溃疡性结肠炎诱导缓解的时间。断下渗湿汤见于《温病条辨》，韩捷教授将药物组成改良为麸炒苍术、黄柏、炒山楂、地榆、金银花、茯苓、猪苓、醋郁金、槐花。以麸炒苍术和黄柏为君药，苍术主入中焦脾胃燥土利水，泻饮消痰，行瘀开郁去满，合黄柏主入下焦清热燥湿，二者相伍使用，既能除既生之湿热，又能止湿热之源头，标本兼治，洁源清流；炒山楂行气活血散瘀以使肠道血络调达；地榆、槐花凉血止血以祛瘀，阻止瘀血继续形成；金银花清热解毒，主治温病发热，热毒血痢；茯苓、猪苓利水渗湿，《医学衷中参西录》中云："其泻中有补，虽为渗利之品，实能培土生金。"全方合用，借熏洗坐浴之水浴温热之力，能显著抑制创面炎症反应，促进创面损伤细胞代谢及修复、组织血液循环和淋巴回流，消炎镇痛，共达清热燥湿、活血散瘀、凉血止血之功效。

（二）断下渗湿汤组方的药理研究

现代药理研究分析，苍术为芳香化湿药，具有较强化湿健脾之力，主要有效成分是以 β-桉叶醇及茅术醇为代表的挥发油，药理实验表明其具有明显抗病原微生物、抗缺氧、消炎、促进细胞代谢、镇静催眠、降血糖及排钠排钾作用。实验证明，苍术对大肠埃希菌、结核杆菌、金葡菌、枯草杆菌、铜绿假单胞菌等具有明显的杀菌作用，其挥发油能有效抑制神经递质乙酰胆碱的分泌，缓解平滑肌痉挛，减轻排便次数及里急后重感。苍术挥发油作用于中枢神经系统，能够在小剂量范围内起到很好的镇静催眠作用，同时使脊髓反射功能亢进，但是大剂量苍术挥发油则对中枢有抑制作用。

黄柏的有效成分主要为小檗碱、黄柏碱、黄芩苷、黄柏苷、黄柏酮及多种甾醇类等。小檗碱具有解热抗菌消炎、抗腹泻、镇静催眠及提高机体免疫力等作用，对金黄色葡萄球菌、肺炎球菌、痢疾杆菌、草绿色链球菌、白喉杆菌、溶血性链球菌等均有较强抑制作用。黄柏酮具有保护血小板、利尿、促进渗血吸收等作用；黄柏煎剂动物实验表明，小鼠脾脏空斑形成细胞数有明显增加，证明黄柏可非特异性增强机体免疫功能。黄芩苷具有抗肾上腺素、去甲肾上腺素的功能，对抗由局部炎症反应产生的 5-HT4 等炎症介质，从而解除血管痉挛收缩，对平滑肌有解痉作用；还去除氧化自由基，影响细胞膜的稳定性，改变局部组织的氧供环境，增强免疫力，减轻局部炎症反应，还具有一定的促进溃疡愈合的作用。

金银花煎剂通过改善机体内环境，可提高免疫力，加强对多种炎症因子的抑制，控制其表达。

代良敏等认为，地榆具有修复受损皮肤的作用，还可提高免疫，止泻和抗溃疡。

茯苓具有抗炎、抗氧化、抑制肿瘤发生等作用，茯苓多糖可增强免疫，抑制溃疡发生发展。

炒山楂煎剂对痢疾杆菌、金黄色葡萄球菌、铜绿假单胞菌及大肠埃希菌均有明显抑制作用。

溃疡性结肠炎的发病与精神因素有关，情绪低落，过度紧张和焦虑均会导致该病的发生，而溃疡性结肠炎的病程较长，且容易反复，故溃疡性结肠炎患者多伴有不同程度的抑郁、焦虑等精神症状，方中的郁金提取物姜黄二酮可以明显延长试验中家猫的各期睡眠，说明其对中枢神经系统具有明显的抑制作用，可以缓解溃疡性结肠炎患者精神紧张焦虑等精神症状。

槐花主要化学成分包括黄酮类、多糖类、挥发性成分等。槐花具有止血、修复胃肠黏膜、提高免疫力及抗病毒等作用。刘志威课题组于对照组和治疗组分别采用糖皮质激素与糖皮质激素联合槐花散治疗急性溃疡性结肠炎。结论表明，治疗组患者总有效率为95%，明显高于对照组的75%（$P < 0.5$），说明糖皮质激素联合槐花散治疗疗效显著。因此可证实槐花具有促进肠道黏膜修复，抗击炎症的作用。

猪苓主要含有麦角甾醇、猪苓酮、多糖、甾体类、非甾体类等成分，有较显著的利尿作用，还有抗肿瘤、抗血小板聚集、抗炎等作用。

综上所述，断下渗湿汤方中的中药均有抗炎抗菌的作用，共同促进局部炎症的消退，促进溃疡的愈合。

（三）中药熏洗（坐浴）的相关问题

临床对于溃疡性结肠炎采取中药坐浴时，不仅要根据溃疡性结肠炎患者的病情，准确地辨证论治予以处方，还需掌握所用药液的温度与坐浴的时间。中药熏洗（坐浴）剂制备最常用直接煎煮法，温度一般以36 ~ 40℃为宜，药液温度过高易导致局部烫伤，过低疗效降低。因人对温度的耐受力不同，以及某些患者可能伴有特殊疾病（如糖尿病等），故坐浴时以自觉舒适为度，可先熏后坐浴，坐浴时间以15 ~ 30分钟为宜，必要时也可中途加热或掺加热水，以保持一定的热力，坐浴完毕后注意保暖避风寒。

同时，熏洗疗法也存在禁忌证，要先询问医生，确认自己是否适合熏洗，切不可盲目。如急危重症患者，如心梗、急性脑梗等患者应该立即前往医院就诊，以免延误病情；患有溃疡性结肠炎伴严重的心肺功能不全如严重的冠心病、高血压病、过敏性哮喘等患者忌用，因为高温会加快血液循环，影响到血压、心肺的功能；患有急性传染病、癫痫、腰椎结核、恶性肿瘤、严重贫血等疾病的患者忌用，以免加重病情；严重的糖尿病患者不宜熏洗，以免出现烫伤，造成感染；如果在熏洗过程中皮肤出现红疹、瘙痒等过敏反应，也应该停止熏洗，并及时前往医院就诊；术后伤口的熏洗应谨遵医嘱，不宜私自熏洗；孕妇和经期女性也不宜使用熏洗；过度虚弱的溃疡性结肠炎患者不宜使用本法。

可以进行熏洗疗法的人群，也要注意以下几个事项：由于熏洗的过程中会大量出汗，耗伤津液，故需要及时补充水分，以免因为出汗过多而脱水；熏蒸前后需要注意保暖，保持室温在 20 ～ 26℃，因为在热水熏洗过程中，毛孔会打开，风寒邪气容易长驱直入，很容易导致感冒；熏蒸出汗后不能使用冷水进行冲洗；在饥饿或者刚吃完饭的时候不要立即熏洗，否则很可能会出现心慌、头晕、胸闷等情况，最早应在饭后 2 小时才能熏洗；整个疗程中需要禁食生冷食物，忌酒水，尽量不要剧烈运动。

参考文献

[1] 宋洪涛，刘涛峰 . 洗渍疗法在皮肤病中的应用 [J]. 中医外治杂志，2010，19(2)：57-59.

[2] 日华子 . 日华子本草 [M]. 合肥：安徽科学技术出版社，2005.

[3] 赵宜真 . 秘传外科方 [M]. 北京：人民卫生出版社，1957.

[4] 龚信 . 古今医鉴 [M]. 长沙：湖南电子音像出版社，2007.

[5] 吴娟，谢晋，张群林，等 . 中药引经理论的现代研究进展和思路 [J]. 中国中药杂志，2016，41(13)：2428-2434.

[6] 潘建科，何於，刘军，等 . 基于属性偏序结构图方法的膝骨关节炎熏洗处方用药规律研究 [J]. 中华中医药杂志，2014(5)：1677-1681.

[7] 魏本君，陈恒文，郭丽丽，等 . 辛开苦降法探析 [J]. 中医杂志，2016，57(1)：81-83.

[8] 王旭昀，张宏，孙占学，等 . 熏洗疗法在中医外科疾病应用研究进展 [J]. 中华中医药学刊，2015，33(1)：146-148.

[9] 李祥雨，姜劲挺，张伦广，等 . 基于"玄府气液说"浅析中医骨伤科熏洗疗法的

作用机制 [J]. 中国中西医结合杂志, 2019, 39(5): 614-617.

[10] 黄成龙. 坐浴 1 号防治混合痔术后肿痛坠胀疗效观察 [D]. 武汉: 湖北中医药大学, 2014: 15-16.

[11] 刘姣林, 纳木恒, 殷文慧, 等. 益气升阳解毒方联合熏洗合剂治疗放射性直肠炎 30 例临床观察 [J]. 新中医, 2010(4): 17-18.

[12] 顾伯华. 实用中医外科学 [M]. 上海: 上海科学技术出版社, 1965.

[13] 廖若夷. 中药熏洗和中医特色延续护理模式在治疗脑卒中痉挛性瘫痪中的应用效果研究 [D]. 长沙: 湖南中医药大学, 2018.

[14] 何颖华, 寇玉明, 赖旖. 复方四黄膏治疗混合痔术后疼痛及水肿 30 例 [J]. 陕西中医, 2009, 30(11): 1490-1492.

[15] 王果, 李振东. 小儿肛肠外科学 [M]. 郑州: 中原农民出版社, 1999.

[16] 胡伯虎. 大肠肛门病治疗学 [M]. 北京: 科学技术文献出版社, 2001.

[17] 程光照, 李光琴, 赵凤美. 直肠滴注治疗小儿外感高热症 20 例小结 [J]. 中医外治杂志, 1992(2): 19.

[18] 代春燕, 朱宇, 孔欣, 等. 韩捷教授运用祛瘀扶正法治疗激素抵抗型溃疡性结肠炎经验 [J]. 中国医药科学, 2022, 12(1): 63-66.

[19] 苗明三. 法定中药药理与临床 [M]. 西安: 世界图书出版西安公司, 1998.

[20] 崔树德. 中药大全 [M]. 哈尔滨: 黑龙江科学技术出版社, 1989.

[21] 李萍. 利用溶血空斑技术观察抑菌中草药对小白鼠抗体形成细胞的影响 [J]. 山东中医学院学报, 1979(4): 31.

[22] 王本祥. 现代中药药理学 [M]. 天津: 天津科学技术出版社, 1999.

[23] 杜叶青, 段治康, 董舒卉, 等. 基于网络药理学的金银花活性成分抗炎作用机制的研究 [J]. 中国药物化学杂志, 2019, 29(2): 96-102.

[24] 代良敏, 熊永爱, 范奎, 等. 地榆化学成分与药理作用研究进展 [J]. 中国实验方剂学杂志, 2016, 22(20): 189-195.

[25] 程玥, 丁泽贤, 张越, 等. 茯苓多糖及其衍生物的化学结构与药理作用研究进展 [J]. 中国中药杂志, 2020, 45(18): 4332-4340.

[26] 詹琤琤, 段时振. 中药山楂的化学成分与药理作用研究概况 [J]. 湖北中医杂志, 2012, 34(12): 77-79.

[27] 兰凤英. 郁金的药理作用及临床应用 [J]. 长春中医药大学学报, 2009, 2(25): 27-28.

[28] 刘志威, 王学群, 李甜甜. 槐花散对溃疡性结肠炎急性期糖皮质激素用量影响及疗效 [J]. 牡丹江医学院学报, 2017, 38(4): 69-71.

[29] 王天媛，张飞飞，任跃英，等.猪苓化学成分及药理作用研究进展 [J].上海中医药杂志，2017，51(4)：109-112.

[30] 刘瑞娟，张叶，田伟，等.猪苓的利水渗湿作用及其药理活性研究 [J].中国食用菌，2019，38(1)：68-71.

[31] 黄玲，陈红锦.中药坐浴在肛门病术后的临床应用 [J].长春中医药大学学报，2010(5)：695-696.

[32] 张志君.中药熏洗，牢记注意事项 [J].中医健康养生，2021(8)：14-16.

第六章
中药足浴疗法

第一节　古代医籍相关记载

（一）溃疡性结肠炎的发病机制

溃疡性结肠炎在中医内科病中属泄泻、痢疾等范畴，临床常见大便次数增多、腹痛、排赤白脓血便，伴里急后重感、肛门灼烧感、疲乏无力等症状。溃疡性结肠炎的发病机制较为复杂，目前尚不明确，通常认为与遗传、饮食、免疫等因素有关。古代医家大多认为本病多为湿困脾胃，后伤于六淫七情、饮食起居，致邪阻肠道，血络受损，进而发病。《景岳全书》云："凡里急后重者……而其病本，则不在广肠，而在脾肾""泄泻之本，无不由于脾胃……"近年来，本病的发病率日益升高，各医家在总结前人的基础上推陈出新，不断完善相关病因病机，整体来看，可总结为：脾虚为发病之本，贯穿疾病始末，湿热之邪为致病之标，致局部痈疡形成，虚中有实，虚实夹杂。现代医学认为溃疡性结肠炎以遗传因素为基础，在心理应激及饮食诱发和持续作用下，感染和环境因素可启动肠道免疫和非免疫系统，导致肠道黏膜屏障受损，生物屏障（微生态）改变，免疫屏障紊乱，最终导致肠道慢性非特异性炎症。临床治疗常使用氨基水杨酸类药物、皮质类固醇、免疫抑制药、生物制剂、肠道菌群治疗，现代常加入中药口服、中药灌肠、针灸、足浴等传统医学疗法，共同治疗以缓解疾病的进展和加重。

（二）足浴疗法的溯源

足浴疗法在中医文化中，源远流长。它源于我国远古时代，是人们在长期的社会实践中的知识积累和经验总结，至今已有 3000 多年的历史传统。古人曾经有过许多对足浴的经典记载和描述："春天濯足，升阳固脱；夏天濯足，暑湿可祛；秋天濯足，肺润肠濡；冬天濯足，丹田温灼"。在远古，由于自然界的意外袭击或某些原因造成身体的损伤，使身体产生疼痛不适等症状，人们有意或无意中用手或其他器具触及足部某些部位，发现疼痛缓解，症状减轻，发现劳累后用热水洗脚后可解除疲劳等，人们逐渐认识到通过对足部的刺激可治疗疾病。经过长期的探索和总结，渐渐地演化为现在的足部按摩法、足穴针灸法、足部敷贴法、足部熏洗法、足部功法等足疗法。中药足浴是足疗法之一，是用中药煎煮取汁泡脚的一种保健方法，是我国传统中医外治疗法的一个重要组成部分，因其治疗方法简单，副作用小，且临床效果好，故在临床应用较广。随着药物副作用的增多和药源性疾病的不断涌现，越来越多的人更加崇尚自然保健法，人们的保健意识逐渐觉醒。作为传承千年的绿色疗法之一的中药足浴疗法，逐渐成为人们日常养生保健的首选。

中药足浴作为中医常用内病外治法的一种，常用于失眠、高血压、小儿泄泻等疾病，对于痢疾的治疗还有待考察。现有最早的中医经典著作《黄帝内经》记载："阴脉集于足下，而聚于足心，谓经脉之行；三经皆起于足。"即足部是三阴经的起点，三阳经的终点。春秋《礼记》翔实记载了以中草药煎汤熏及浸泡的熏、蒸、浸、泡疗法。东汉医家张仲景所著《金匮要略》一书中就有记载足部浸洗保健方，如矾石汤浸脚治疗脚气冲心症等。晋代医家葛洪在《肘后备急方》一书中就有渍足法治疗一些急症的记载。隋唐以来特别是唐代方剂学的发展，为中医外治法中的中药足浴疗法的发展提供了契机。孙思邈就是在大量实践经验的基础上，加以归纳整理，编著了《千金要方》，全书计熏洗、足浴、灸法、热熨、按摩等 50 余种外治法。宋金元时期在骨伤科发展过程中就有熏洗足部疗疾的内容。到了明代，李时珍《本草纲目》的问世，使中药足疗、足浴法的发展步入鼎盛时期。刊行于 1805 年，由程鹏程编辑的《急救广生集》，又名《得生堂外治秘方》，是我国第一部外治法专著，该书大致汇总了清代嘉庆前千余年的外治经验和方法，其中熏洗疗法的内容颇多，例如："迎风流泪并眼目昏花，霜后桑叶煎水频洗，神效""脚汗，白矾、干葛煎汤洗""治痫仙方，茜草一握煎水，洗两足底即愈。"清代外治法祖师吴师机撰写的《理瀹骈文》，是清代成就最大、影响最深的一部外治专著，该书对熏洗疗法的理论基础、作用机制、辨证施治、药物选择、使用方法、主治功效、适应病症、注意事项等，都从理论上进行了较为深入系统的阐述。书中记载中药足浴疗疾方几十首，如治疗热毒下注、肛门肿痛的清肛汤；书中提出："临卧濯足，三阴皆起于足，指寒又从足心入，濯之所以温阴，而却寒也。"

（三）中药足浴治疗溃疡性结肠炎的作用机制

中药足浴疗法是以中医理论为基础，以整体观念和辨证论治为原则，运用中医原理集治疗与保健于一体的无创伤自然疗法，在浸泡过程中借助药力和水的热力作用，通过皮肤毛孔的吸收，经络传递，可使机体气血运行通畅，血脉通畅后，药物随热而行，乘热吸收，经脉循行，直达病所。中医认为，人体有六条正经始、终于足部，足三阴经（足太阴脾经，足少阴肾经，足厥阴肝经）始于足踝部以下；足三阳经（足太阳膀胱经，足少阳胆经，足阳明胃经）终于足踝部以下。在这些经脉上，双足共有 66 个穴位，占全身穴位的 1/10，这些穴位大都为五输穴井、荥、输、经、合，对刺激包括冷、热或药物离子等十分敏感。同时，人体各脏腑的生理、病理信息客观存在于足部反射区上，这些穴位、反射区又与全身脏腑密切相连，足浴时就如同艾灸这些穴位、反射区。这些穴位、反射区通过经络传导将中药浴中的药物离子输布到全身及疾患部位，从而达到调理气血，营卫阴阳，利活关节，透达筋骨，散风除湿，排出病理信息（气），疏通经脉的目的。其次，中医脏象学说认为，皮肤肌腠与五脏六腑通过经络相互连接，表里相属，当我们选配不同的药物进行足浴时，药物离子、药物气味、药物性能通过足部皮肤肌腠，由经脉循入脏腑，再通过脏腑的输布（升、降、浮、沉、聚、散）布散于全身，进而收到防治、保健的效果。

现代研究分析，其一，足掌有 300 多个穴位，67 个反射区，通过足浴，促使全身血液循环改善，调节各脏腑功能，改善内脏产生的病理变化，提高机体自我防御和免疫力。人体皮肤主要由表皮、真皮、皮下组织（包括皮肤黏膜、汗腺、毛囊、角质层、细胞及其间隙）组成，当足部药浴时，由于温热效应，能提高足部组织的温度，舒张其毛细血管，改善微循环，提高其代谢率，即通过温热效应，能增加水合作用和足部皮肤的通透性，从而使得真皮层及黏膜容易把药物离子等吸收入血液循环，活跃的血液循环可使药物运转速度加快，起到缓解大便脓血的作用。其二，足浴时所能起到的物理性刺激作用主要是指静水压作用、浮力作用、药物离子运动对足部的摩擦作用、温热作用等。静水压作用的功效是一定的中药煮液对双足一张一弛的压力作用；浮力作用指通过双足对水量多少产生的悬浮力所引起机体的内、外中枢性反射所起到的调节机体功能的作用；药物离子运动对足部的摩擦作用及温热作用的功效主要指：刺激足部丰富的神经末梢反射于大脑皮质，激发机体自身调节作用，促进机体某些抵抗动能的产生，同时促使足部皮肤温度升高，皮肤毛细血管扩张，促进药物离子通过吸收后，能增强机体的非特异性免疫功能和抑制、减少生物活性物质的释放，最后达到缓解溃疡性结肠炎的炎症反应。

第二节　韩捷使用椒朴丸用于中药足浴

（一）椒朴丸的来源与组成

椒朴丸来源于《苏沈良方》，功用为壮脾暖胃温肾，用于脾胃虚寒、寒积所致的五更溏泄等病。韩捷教授将其进行改良，临床用以足浴疗法治疗脾肾阳虚型溃疡性结肠炎。方由川椒、川厚朴、益智仁、陈皮、干姜、茴香组成，温脾暖肾，固摄大便以减少大便次数，减轻脓血便的症状。方中川椒补火温中以散冷，其入肺散寒，治咳嗽；入脾除湿，治风寒湿痹，水肿泻痢；入右肾补火，治阳衰溲数，足弱，久痢诸证。厚朴化湿除满以宽中。干姜暖胃止痛。陈皮理气健脾、燥全身之湿。小茴温经络化气。益智摄寒涩厚肠。全方共奏温补脾肾、止泻厚肠之功。

（二）椒朴丸组方的药理研究

川椒又称花椒、蜀椒，功效为温中止痛，杀虫止痒，具有抗氧化、抗菌、杀虫、抗炎、镇痛、抗肿瘤、麻醉、抗动脉粥样硬化、抗消化道溃疡、抗腹泻、抗疟疾、抗缺氧等作用。干姜散寒、通血脉、化饮，具有解热、镇痛抗炎、抗溃疡、抑菌、改善心血管功能、保肝利胆、降低胃黏膜损伤、止呕、抗晕动病、抗氧化、抗肿瘤、增强免疫功能等功效，此外还有调节血糖及降血脂等作用。川厚朴功效为行气燥湿、降逆平喘，具有抗氧化作用，能清除过氧和超氧自由基；还有抗菌、抗病毒、抗炎、镇痛、抗肿瘤、保护心肌、保护脑缺血、钙调素拮抗、保肝护肝、抗焦虑、抗抑郁、抗老年痴呆、抑制儿茶酚胺、抗凝血、抗溃疡作用。陈皮功效为理气健脾、燥湿化痰，具有对心血管系统的作用（升压作用、对兔离体主动脉平滑肌张力的作用、抗血小板聚集作用）、对消化系统的作用（对消化酶活性的促进作用和对胃肠平滑肌的影响）、杀虫及抑制微生物活性的作用、抗衰老及抗氧化作用。益智仁功效为温脾止泻摄唾涎，暖肾固精缩尿，具有强心、抑制回肠收缩、抑制前列腺素合成、抗癌、镇痛、抗溃疡、抗氧化的作用。茴香功效为散寒止痛，理气和胃，具有缓解疼痛、抑菌抗炎以及促进胃肠蠕动、排出气体、减轻胃肠膨胀的作用。六味中药均有抗炎、抗氧化、抗溃疡的功效，共同起到减轻溃疡性结肠炎的炎症反应症状的作用。

（三）临床使用中药足浴的相关问题

临床常使用木桶作为足浴盆，木桶的天然优势是材质天然，散热较慢，有利于保温，但不能明确知道水温，只能靠经验或者温度计，故临床使用时注意防止烫伤。泡脚的温度一般控制在 37 ～ 42℃不等，因人而异，且水的位置最好能没过小腿肚，泡脚水温过高的话，一方面易破坏足部皮肤表面的皮脂膜，造成足部皮肤干燥、瘙痒甚至皲裂；另一方面此时足部的血管容易过度扩张，血液更多地流动于下肢，易引起重要器官如心、脑、肾脏等供血不足；另外对于一些患有足部周围神经病变或者对温度感觉不那么灵敏的人群来说，过热的水泡脚还易烫伤皮肤。足浴的时间最好控制在 10 ～ 30 分钟，超过适宜的时间也不会起到增强疗效的作用。椒朴丸适宜脾肾阳虚之久泻、久痢等病症，不适宜溃疡性结肠炎湿热蕴结大肠的实证，故临床使用时注意对溃疡性结肠炎辨证论治。

足浴会加快全身血液循环，过饥时身体本身能量不足，泡脚会加速血液循环，影响血液的分布，加速代谢，易引发心慌、疲乏甚至头晕不适等情况；过饱或饭后半小时内泡脚，则会影响对消化系统血液的供给，日久会引起消化吸收问题甚至导致营养不良；足浴应避免在过饥、过饱或者进食状态下进行。

溃疡性结肠炎老年患者泡脚的时间不宜过长、温度不宜过高。由于老年人皮肤油脂减少、脚部皮肤变薄，对足部皮肤热觉和痛觉的敏感度降低，而过热的水或者长期单次泡脚时间超过30分钟不仅会加速脚部油脂的减少，还容易造成脚部皮肤干燥、龟裂等，且容易引起烫伤、短暂性脑缺血，出现头晕、眼花等症状。

溃疡性结肠炎儿童患者不宜长时间热水泡脚或者过热的水洗脚，因为儿童的脚骨还没有完全钙化定型，脚踝稚嫩娇弱，常用热水洗脚或泡脚，足底的韧带会遇热变得松弛，不利于足弓发育形成和维持。另外，婴幼儿皮肤娇嫩，温度承受能力低，容易烫伤皮肤。

对中青年妇女来说，经期过多的足浴会导致血管扩张，血燥妄行，造成经量过分增多，以致后期气血不足，甚至气虚不摄造成崩漏。

溃疡性结肠炎伴有心脏病、心功能不全者，或低血压、经常头晕的患者，都不宜用太热的水泡脚或泡澡。因为用热水泡脚或泡澡后，人体血管扩张，全身血液会由重要脏器流向下肢或体表，可能会导致心脏、大脑等重要器官缺血缺氧，体质虚弱者容易因脑部供血不足而感到头晕，严重者甚至会发生昏厥，增加心脏病、低血压人群的发病风险。故心脑血管疾病患者、老年人应格外注意，如果有胸闷、头晕的感觉，应暂时停止泡脚，马上躺在床上休息或及时就医。

溃疡性结肠炎患者伴糖尿病时，患者对痛觉、水温的感觉反馈机制失灵，太热的水泡脚易造成皮肤干燥瘙痒甚至破溃，糖尿病患者的皮肤破口很容易发生溃疡，而且一旦发生，易感染且不容易愈合，不适宜的泡脚，让糖尿病足患者面临截肢的风险。因此，在维持血糖平稳基础上，要温水泡脚且应注意保湿养护。溃疡性结肠炎伴下肢动静脉淤堵的患者要慎重，要在医师的专业指导下使用足浴疗法，因为有研究者认为热水泡脚会扩张血管，动脉扩张，有营养的动脉血流量就增加；静脉扩张，携带垃圾的静脉血就淤滞，对于本来回流不畅或阻塞的静脉疾病患者来讲，会加重血液淤积。如果静脉血栓患者正在服用抗凝药物，则出血情况会更严重。

参考文献

[1] 崔世超，柳越冬. 溃疡性结肠炎的中医治疗思路 [J]. 辽宁中医杂志，2017，44(7)：1381-1384.

[2] 解春静，庄彦华，栾雨茏 . 溃疡性结肠炎发病机制中免疫因素的研究进展 [J]. 细胞与分子免疫学杂志，2013，29(8)：889-892.

[3] 张猛 . 中药足浴养生护理发展展望 [J]. 求医问药（下半月），2012，10(12)：623-624.

[4] 金晶 . 探讨中药足浴对失眠患者的作用 [C]. 全国中医、中西医护理学术交流暨专题讲座会议论文汇编，2008：109.

[5] 钟仲义，卢荫昌，黄春祥，等 . 中药足浴保健疗法（一）[J]. 双足与保健，2002(1)：42-46，41.

[6] 吕淑华，陈一斌 . 足浴配合食疗治疗脾胃虚寒型胃痛临床观察 [C]. 中华中医药学会脾胃病分会第二十三次全国脾胃学术交流会论文汇编，2011：248.

[7] 朱雪，王亮 . 花椒药理作用研究进展 [J]. 社区医学杂志，2010，8(7)：43-45.

[8] 边甜甜，司昕蕾，曹瑞，等 . 花椒挥发油提取、成分分析及药理作用研究概述 [J]. 中国中医药信息杂志，2018，25(8)：129-132.

[9] 梁辉，赵镭，杨静，等 . 花椒化学成分及药理作用的研究进展 [J]. 华西药学杂志，2014，29(1)：91-94.

[10] 雷载权，张廷模 . 中华临床中药学（上、下卷）[M]. 北京：人民卫生出版社，1998.

[11] 亓雪，张颖颖 . 干姜的化学、药理研究进展 [J]. 山东化工，2018，47(14)：41-42.

[12] 王心文 . 干姜的化学、药理及临床应用特点分析 [J]. 中国临床研究，2016，8(6)：146-148.

[13] 张淑洁，钟凌云 . 厚朴化学成分及其现代药理研究进展 [J]. 中药材，2013，36(5)：838-843.

[14] 张志海，王彩云，杨天鸣，等 . 陈皮的化学成分及药理作用研究进展 [J]. 西北药学杂志，2005，20(1)：47-48.

[15] 彭璐，白梦娜，谭睿，等 . 益智的研究概况及进展 [J]. 中国药业，2015，23：12-15.

[16] 王婷，苗明三，苗艳艳 . 小茴香的化学、药理及临床应用 [J]. 中医学报，2015，30(6)：856-858.

[17] 何世桢 . 泡脚最好浸没小腿肚 [N]. 健康时报，2007-12-03(17).

[18] 季玉光 . 宝宝不宜长时间泡脚 [N]. 大众卫生报，2006-01-17(6).

[19] 张强 . 热水泡脚不养生，还可能加重病情 [J]. 家庭服务，2016(8)：59.

[20] 张艳霞 . 浅谈中医沐足养生的重要性 [J]. 双足与保健，2018，20：127-128.

第七章
精神心理疗法

中医心理学有着源远流长的历史，但在漫长的历史中，中医心理疗法未被作为单独的治疗手段，常融于日常诊疗过程中。如《大医精诚》中记载："凡大医治病，必当安神定志，无欲无求，先发大慈恻隐之心，誓愿普救含灵之苦。"在给患者治疗中，首先医生自身就要有"神"，给患者信心，这是对医生"神"的要求。其次在诊疗过程中通过"望、闻、问、切"，亲切的问候、肢体的接触给患者带来精神上的安慰，在与患者的对话中向患者解释疾病的由来、影响因素、注意事项等，让患者获得社会支持，最后再郑重嘱咐患者"调畅情志"，注意饮食，进一步加强患者的认同感，同时也给患者暗示诱导，加强其遵从医嘱的心理。故在中医诊疗中虽未曾做过多心理治疗的记录，但中医诊疗过程就是一个"神与神"交流的过程，我们的先辈们已将心理诊疗方法融于日常的诊疗中了。

第一节　古代医籍相关记载

情志因素有"喜""怒""忧""思""悲""恐""惊"七情。早在《黄帝内经》中就已指出情志因素可以导致泄泻的发生。《素问·举痛论》曰："怒则气逆，甚则呕血及飧泄，故气上矣。"后世医家相继对各种情志因素导致泄泻进行详细的分析，如宋代陈无择在《三因极一病证方论》提到喜、怒、忧、惊皆可致泄："喜则散，怒则激，忧则聚，惊则动，脏气隔绝，精神夺散，必致溏泄，皆内所因。"中医对情志相关性泄泻认识较为充分，认为气机失调为主要病机，气机失调产生七情变化，七情变化又影响气机，两者相互影响，互为因果；而气机失调导致脏腑功能失调，故发生泄泻。

1. 情志因素导致溃疡性结肠炎（泄泻、痢疾）

（1）因怒致泄：《素问·举痛论》曰："怒则气逆，甚则呕血及飧泄，故气上矣。"张景岳又在此基础上，详述了有关因怒致泄的病机及治法，"气泄者，凡遇怒气便作泄泻者，必先以怒时挟食，致伤脾胃。故但有所犯，即随触而发，此肝脾二脏之病也。盖以肝木克土，脾气受伤而然。使脾气本强，即见肝邪，未必能入，今即易伤，则脾气非强可知矣。故治此者，当补脾之虚而顺肝之气，此固大法也，但虚实有微甚，则治疗宜分轻重耳。"

（2）因惊致泄：元代朱丹溪《脉因证治》对"因惊致泄"有了深入的认识，曰："惊泄者，因心受惊，惊则气乱，心气不通，水入谷道而泄。"清代吴金寿则认为"因惊致泄"与气机升降失司有关，《三家医案合刻·卷一》曰："惊则动气，肝气上逆，忧则伤肺，肺气失降，升降失司，中焦不运，气聚成行，风扰鸣泄。"

（3）因恐致泄："恐则气下"，气机俱下，水谷亦随之而下，则成泄泻。又《续名医类案》中言："人惊恐则气下，大肠胀损所致。"惊恐气下于大肠，而前后二窍未开，气结肠中，使大肠损伤，发为泄泻。

（4）因悲致泄：悲则伤肺，肺与大肠相表里，肺失肃降，肠道传导失司，则可见便溏。肺为气之主，情志不调引起气机不畅。《柳洲医话》曰："肺主一身之表，肝主一身之里，五气之感，皆从肺入，七情之病，必于肝起，此余凤论如此。"

（5）因喜致泄：明代吴昆对"喜"致泄泻作了分析，《医方考·虚损劳瘵门》中记载："过劳其心，忽忽喜忘，大便难，或时溏利""心主血，血濡则大便润，血燥故大便难，或时溏利者，心火不足以生脾土也"。

（6）忧思致泄：清代的张璐、黄凯钧对"忧思"导致泄泻从不同方面进行分析，张璐认为忧思太过，则易伤脾，脾气不升则泄。《张氏医通·泄泻》谓："忧思太过，脾气结而不能升举，陷入下焦而成泄泻者。"黄凯钧《友渔斋医话》中记录了"忧思致泄"的具体表现，"伤劳倦忧思，则病四肢怠惰，肌肉萎黄，大便溏泄，饮食不化，或不时身热。"

2. 中医心理疗法治疗溃疡性结肠炎 古籍医案记载泄泻的发生、发展皆与情志变化有关，或怒，或忧，或思，或悲，或惊，或恐，其中记录的情志疗法有"顺情从欲""开导解惑""情志相胜""移精变气""暗示诱导""志意准绳"等。

（1）顺情从欲法：是指顺从患者的意念、情欲，满足患者的心理需要，以缓解患者心理病因的一种治疗方法。主要表现在患者由于泄泻，过于阻绝口腹之欲，不能顺情从欲，故久泻难愈。如《四朝闻见录》中记载王继先医生以西瓜治疗宋高宗的泄泻病。宋高宗患泄泻，让医官前来诊治。医官前来之后一番观察，竟请皇上赏赐西瓜以食，宋高宗见后觉嘴馋，问医官："朕可食瓜乎？"医官曰："臣索吃西瓜，其实是想让陛下也吃。"宋高宗欣快地吃了西瓜之后，泄泻也随之而止。西瓜性凉，我们一般认为泄泻时不宜吃瓜，脾胃本虚，恐寒凉刺激，但患者欲食瓜而不得，欲望得不到满足，气机不调，则泄泻久不愈。顺情从欲，即顺从患者的欲望，满足其心理需求，良好的心理状态作用于躯体，故泄泻渐止。

（2）开导解惑法：开导解惑是医生以语言为主要手段与患者交谈，通过开导、劝说等方法，使患者知晓病情，解除心中疑虑，提升治疗疾病的信心，促使患者积极主动配合治疗的一种心理治疗方法。《名医类案》中载，一夫人病飧泄弥年，前数医皆以苦坚辛燥之剂，收效甚微。后有一医者诊其脉，知晓其泄泻恐与"惊"相关，而后通过追问病史，得知果与"惊"有关，并告知患者疾病的由来，病因病机所在："夫人之病，盖病惊风，非饮食劳倦所致也。肝主惊，故虚风自甚，因乘脾而成泄，今金气正隆，尚尔，至明春，病将益加，法当平木太过，扶土之不及而泄自止。"患者心中疑惑得解，治愈的信心得以提高，能更好地配合治疗。情志相关性泄泻往往会导致久泻，患者病情常常反反复复，通常寻求过各种治疗手段，但不见疗效，或治愈一段时间后再次发病，故患者常会因此焦虑、恐惧，害怕得了不治之症，在这种不良情绪的影响下，泄泻更加严重。在本研究收集的医案中，医生常常追问患者病史，明确其泄泻的发病、病情的加重与减轻是否与情志有关，探索疾病过程中是否发生一些事件，加之劝慰、解释、开解，建立患者治愈的信心，遵从医嘱治疗，往往能收获特殊的疗效。

（3）移精变气法：移精变气是运用各种方法转移和分散患者精神意念活动的指向，通过排遣情思，改变心志，以缓解或消除由情志因素所引起的疾病的一种心理疗法。最广为流传的医案则为《儒门事亲》中记载的："张子和曰：昔闻山东杨先生，治府主洞泄不止。杨初至，对患者与众人谈日月星辰缠度，及风云雷雨之变，自辰至未，而病者听之忘其圊。杨尝曰：治洞泄不已之人，先问其所爱之事，好棋者与之棋，好乐者与之笙笛，勿辍。脾主信，又主思虑，投其所好以移之，则病自愈。"杨先生投其所好，分散了患者的注意力，从而达到治疗效果。情志相关性泄泻与情志有关，不良情志会作用于泄泻，人们通常会有焦虑感，潜意识中会注意到泄泻，通过排泄行为来释放压力。移精变气法通过患者的嗜好吸引其有意注意，减少无意注意。同时也可让患者做一些有意识的行为，使注意力主要集中在有意注意上，如做一些运动、练习放松训练等。

（4）暗示诱导法：暗示诱导是指医生采用含蓄、间接的方式，对患者的心理状态产生影响，以诱导患者"无形中"接受医生的治疗性意见，既可巧妙地通过语言，也可通过行为、情景等积极暗示，剖析本质、真情，以解除患者的疑惑，从而达到治疗由情志因素所引起的疾病的心理疗法。如医案中患者因泄泻久治不愈，会病急乱投医，产生疑病思维，此时嘱其宽心，并告知疾病无碍，非不治之症，使其建立信心，接受医生的治疗。

（5）志意准绳法：志意准绳指用一定的方法行为，改变现有的意志，使之从意志到行为恢复常态。主要包括习以平惊法、厌恶矫正法、正意顺念法、行为诱导法、行为满足法等。正意顺念法是指导患者采用静心内观、静坐调息、正心诚意等方法，将自己的注意力集中于当下的体验、意念和症状，通过志意系统的调节适应功能，帮助个体建立起身心之间的反馈调节机制，从而达到治疗心理疾病的目的。如《冷庐医话》中"海盐寺僧能疗一切劳伤虚损吐血干劳之症"，这个僧人虽然不明了医药知识，只是让患者按时起居，饮食规律地住在寺庙中，或三个月，或半年，十有八九的患者都会痊愈。"观此知保身却病之方，莫要于怡养性真，慎调饮食，不得仅乞灵于药饵也。"通过让患者规律其行为方式，精心调息，来改变其意志，从而达到止泻的目的。

（6）其他中医心理疗法

1）嘱患者调畅情志：中医心理疗法分散融于中医诊疗过程中，未被专门提出来研究，故虽只一句医嘱，实在医疗过程中已运用多种中医心理疗法。治疗结束，再次嘱其调畅情志，强调情志因素在情志相关性泄泻发生、发展、转归中的重要性，加深印象。

2）避免不良情绪的刺激：在诊疗过程中，医生通过病史了解到情志相关性泄泻发生、发展与某些不良情绪有关，或恼怒，或忧思，或焦虑，或紧张等；故在治疗过程中，会嘱咐患者避免不良情绪的刺激。如患者感受风邪，医生则告诫患者避免受风，同样医生了解到情志因素在疾病发生、发展中的重要作用，告诫患者避免不良情绪的刺激，是从疾病根源上切除影响，是一种釜底抽薪的方法。需要指出在中医临床实践中，医者与患者在"神"的方面已做沟通交流。医者已将中医心理疗法内化于日常的诊疗过程中，于无形之中影响着患者。

第二节　精神心理治疗的分类

（一）健康教育

向患者介绍溃疡性结肠炎的病因、临床表现、并发症以及预后等知识，讲授情绪、精神、环境、家庭因素等与疾病发生、发展的关系，强调心情开朗、情绪稳定对疾病康复的重要性，同时向患者介绍治疗成功的病例，鼓励其建立起战胜疾病的信心。平时多与患者沟通交流，了解其饮食、疼痛、睡眠、生理功能情况，对患者的病情有一个基本把握，并对其进行针对性护理。了解患者对慢性溃疡性结肠炎的认识程度，并根据患者的文化水平，用恰当的语言为其讲解本病的相关知识，提高他们对本病的认知水平，使其更加支持配合护理工作的开展。很多患者因为经济压力或者是担心治疗效果，而出现焦虑、抑郁的情况。此时，护理人员需要随时把控患者的心理状态，及时与患者沟通交流，告知患者现在的医疗优势，给其进行心理疏导，帮助其树立治疗信心。还要告知患者保持平和心情的重要性，因为情绪过度紧张、焦虑是慢性溃疡性结肠炎发病的重要诱因，过于焦虑、抑郁会致使该病反复发作。

（二）对患者实施自我管理教育模式

临床研究表明，良好的自我管理可有效增加患者对疾病的了解，增强患者对疾病预防的意识，避免疾病的反复发作，进而改善患者的生活质量，加快康复进程。对溃疡性结肠炎患者实施自我管理教育模式干预，步骤如下：①告知患者自我管理教育的过程，向其讲解疾病预防、注意事项等知识，增加患者对疾病的了解，并及时解答患者存在的疑虑，同时邀请临床上康复效果较为理想的患者分享其经验，增加患者信心；②讲解药物作用机制、剂量等知识，指导其正确用药，同时强调谨遵医嘱用药的重要性及必要性；③经常给予患者鼓励性的语言，并定期进行疾病健康知识讲解，使其意识到自我管理的意义；④根据患者康复情况，给予其适宜的康复训练指导，增强机体的抵抗能力；⑤指导患者合理膳食，避免辛辣刺激性食物的摄入，少食多餐，注意膳食均衡，多食新鲜蔬菜及水果；⑥加强与患者的交流沟通，并给予心理上的疏导，缓解其不良的负面情绪，同时邀请家属共同参与患者的康复过程，给予患者心灵上的慰藉，以促进心理状态的改善；⑦为患者制定短期可实现的目标，充分调动患者的积极性，提高患者治疗信心。

溃疡性结肠炎患者在接受常规护理基础上，实施自我管理教育模式，有利于患者更深层次地了解疾病，改善自我管理能力，提升生活质量，促进患者康复。究其原因在于大部分溃疡性结肠炎患者对疾病的了解程度较低，导致在日常生活中不重视自身的饮食、起居等方面，造成疾病频繁发作，甚至出现病情逐渐恶化的情况，对患者的身体健康造成严重的影响。自我管理教育模式是一种较为新颖的干预模式，根据患者具体情况，采用患者易于接受的方式定期讲解疾病的相关知识，加强患者对疾病的了解，促进患者紧张、不安等不良情绪改善，且提高患者的主动性及保健意识，强化其自我管理能力，树立正确的治疗观念；同时指导患者谨遵医嘱用药，并对其进行监督，避免患者出现私自增减药量的情况；此外，给予患者饮食方面的干预，纠正其不良的饮食习惯，养成良好的生活习惯，均衡膳食，促进患者康复进程加快。

1. 药物指导 患者病症有效缓解后的持续性治疗是预防疾病复发的重要途径。由于病程长用药疗程长，必须把药物性能、每日服用剂量、用法、药物不良反应向患者及其家属解释清楚。患者及其家属了解了以后，方能正确用药，避免出现敏感、焦虑等心理因素而增加心理压力。做好用药指导的同时也利于患者出院以后正确使用药物。例如，告诉患者使用水杨酸制剂后通常会有呕吐、恶心、头痛等基础不良症状，患者若在饭后服用会对胃肠道反应有所减轻，在服药期间应对血常规进行定期检查，禁忌肝、肾功能障碍患者使用；糖皮质激素易溶于水，有减轻中毒、消除炎症等作用，患者长期使用会有脚踝水肿、情绪不佳等不良反应。若患者病情得到有效控制时，即可降低药物的剂量直至停用，一定注意药物剂量变化速度不应过快，以防病情反跳。

2. 饮食指导 ①指导患者及其家属应食用质软、易消化、少纤维及富有营养的食物，如易于消化的纯瘦肉（猪肉、牛肉、鸡肉、鱼、虾）等，均可切成细丝或肉末等。蔬菜宜选用含纤维素较少的瓜、茄类。②避免食用刺激性食物、牛奶、乳制品及豆制品。③对急性发作期和暴发型患者应食无渣流食或半流饮食，禁食冷饮、水果及含纤维素多的蔬菜。病情严重者应禁食，并给予胃肠外营养，使消化道得以休息以利于减轻炎症而控制症状。④患者可选用富含蛋白质及铁质的食物以防止贫血。⑤如果患者确系由于对某种食物过敏引起的溃疡性结肠炎，应立即停用该种食物。⑥除由于配合治疗不宜进食的食物外，要照顾患者的饮食习惯与爱好，尽量满足他们的需要，使患者心情舒畅配合治疗。

3. 活动指导 急性发作期和重症患者需卧床休息，轻型患者可适当从事轻体力工作，注意劳逸结合及生活要有规律，以减轻心理压力，有利于疾病的康复。根据患者的病情，为患者制订合理的锻炼方案，以患者未感到劳累、未诱发穿孔与腹痛为准，注意患者餐后应休息片刻再进行运动锻炼，下床与上厕所时注意动作轻慢。患者避免过度劳累，劳逸结合。叮嘱患者夜间注意休息，保证充足睡眠，使其机体正常运行，有利于控制病情。

4. 心理疏导 由于此病病因未明，病程长，排便次数增多，患者大多较敏感，抑郁或焦虑。医护人员应多与患者沟通消除思想顾虑，增强患者战胜疾病的信心，促进患者自觉不懈地配合治疗。教育患者及其家属正确认识实际健康状况。从休息、饮食及合理用药等多方面采取措施控制病情的发展，使病情逐步得以缓解和康复。护理人员应将患者视为朋友，进行热情、周到的照顾，同时实施心理护理干预。注意举止优雅、语言得体，积极主动地与患者沟通，了解患者内心的忧虑，对患者进行针对性的心理疏导，打消患者内心的顾虑，提升护患关系。通过听音乐、看电视剧等方式转移患者注意力，为患者讲解治疗成功的案例，增强患者治疗的自信心。帮助患者稳定情绪，摆正心态，积极面对疾病，配合治疗。

在与患者沟通过程中通过主观判断将其分为容易怀疑、焦虑恐惧、抑郁悲伤3种类型，然后进行针对性心理疏导。①易怀疑型。护士需重视患者角色适应性问题，做好细致安抚、疏导工作，以轻柔的语气开导患者，帮助其正视病情并接受现状。②焦虑恐惧型。多数患者认为该病具有较强的传染性，担心病情反复发作影响工作与生活，因此对病情发展存在恐惧心理。对于此类患者，护士应耐心倾听患者诉说，然后根据其诉求开展针对性健康教育。③抑郁悲伤型。护士耐心向患者解释该病治疗是一种长期过程，治疗期间积极良好的心理状态对病情的控制具有重要作用，同时列举病情控制良好的案例，给予患者鼓励与支持。

5. 预防指导 溃疡性结肠炎虽然不是致命性疾病，但是长期病情反复、炎症活动，可以增加结直肠癌的发病率，因此，医护人员需要向溃疡性结肠炎患者说明病程特点，强调维持治疗的重要性，明确症状好转并不代表治愈。此外，吸烟、饮酒、劳累、进食海产品的生活习惯也可导致病情反复。医护人员应向溃疡性结肠炎患者指出可能加重病情或导致复发的各种危险因素，引导患者规避相关风险，从而降低复发率。大部分溃疡性结肠炎患者由于病情影响，存在焦虑或抑郁情绪，而这种不良情绪亦可导致病情反复。针对心理压力，医护人员应与患者沟通，引导患者正确认识病情，减轻焦虑抑郁情绪，树立信心配合治疗。

对于育龄期女性溃疡性结肠炎患者，其担忧的主要问题包括病情活动对妊娠不良结局的影响、药物治疗对胎儿发育的影响、溃疡性结肠炎的遗传性，这些担忧可能增加患者的焦虑情绪，甚至促使患者主动不育。医护人员应该指导患者正确认识溃疡性结肠炎病情与妊娠的关系。对于缓解期溃疡性结肠炎患者，其生育能力和妊娠结局与正常人群无明显差异。患者通过妊娠咨询，选择合适的妊娠时机、备孕前及妊娠期药物调整、严密的病情监测，完全可以达到与正常人相当的妊娠成功率，对于5-氨基水杨酸和糖皮质激素可达到控制病情的溃疡性结肠炎患者，可以正常哺乳。

此外，提高患者对溃疡性结肠炎合并症的认知、尽早发现溃疡性结肠炎合并症并及时就医对预防疾病进一步发展至关重要。应向患者及其家属进行宣教，对常见的并发症如中毒性结肠扩张、直肠出血、急性肠穿孔、肠梗阻、癌变等的症状进行适当的说明，使患者及其家属了解此病的诱发因素及常见并发症可出现的症状，如若出现症状应及时到医院就诊便于采取措施，以免延误病情。

（三）松弛疗法

溃疡性结肠炎病程漫长，治疗期间容易反复发作，长时间病痛折磨与药物副作用易导致患者出现严重负面心理，面对病情选择逃避或屈服等消极态度，影响临床诊疗工作，不利于控制病情。因此，临床在治疗溃疡性结肠炎患者过程中还需加强护理配合，以减少不良心理对病情控制的影响。常规护理多围绕疾病症状进行干预，缺乏对患者的心理疏导，诊疗期间容易忽视患者心理、情绪、精神方面的需求。随着现代生物－心理－社会医学模式的发展，临床逐渐重视心理护理干预。松弛疗法是符合现代医学模式的心灵知觉疗法，是一种生理、心理放松训练，按照一定训练程序，帮助患者学习有意识地控制或调节自我心理活动，以降低机体唤醒水平，改善因紧张刺激而紊乱的生理功能。支持性心理护理则是一种心理疏导手段，强调对患者的精神、心理支持，通过给予患者充分心理支持，缓解其精神、心理压力。

松弛疗法联合支持性心理干预可有效地减轻改善临床症状，提高生活质量。①播放轻快舒缓的音乐，指导患者采取舒适坐位，两腿分开，两肩放松，轻闭双眼。②呼吸放松法：当感受到坐位舒适时，进行吸气感受到气体吸入鼻腔内，慢慢呼气，感受到气体呼出，在过程中，感受到部位不适可以进行调整。训练时间持续30分钟左右。③结束训练先将意念转移至丹田，将右手掌心按压凸起，左手掌心放于右手手背，两手相叠顺时针绕肚脐转十圈，短暂停顿后逆时针绕肚脐转十圈，停顿片刻后双手放开，轻搓手，然后缓慢睁开双眼。患者需早晚各训练一次，每次时间为30分钟。

除此之外还可以进行冥想松弛疗法：①放松身体。指导患者舒适睡卧，挺拔上身、放松胸部，然后缓慢呼吸，并将自我注意力逐渐转移至腹部，感受腹部肌肉运动，使其保持相同节奏呼吸，坚持20～30分钟。②有意识注意力训练。协助患者选择舒适坐位，保持上身挺拔，将注意力转移至脑部，然后逐渐转移至前额、脸、下巴等处；患者闭上双眼，从内心深处感受全身各关节位置，顺序依次为头部、颈部、肩部等位置（从头至足）。③高度觉知。告知患者感知自我呼吸，然后逐渐感知身体各部位，最后感知周围环境。感知期间控制自我不对事物进行分析与评判，享受高度轻松觉知状态。

对焦虑烦躁的溃疡性结肠炎患者除定期进行心理咨询外，可应用各种松弛疗法，如练习书法、栽培花草、听轻音乐、练气功和太极拳以及其他有规律的适度的运动使其情绪得到缓解，思想得到放松；对悲观抑郁的患者，可以诱导其说出内心的痛苦，使其得以宣泄，求得心理的平衡。

（四）认知行为疗法

认知行为疗法主要包括情绪上的转变、认识上的改变等，其通过指导式想象，指导患者通过深呼吸、冥想、音乐疗法或回忆一些有趣的往事来转移对疼痛的注意力，达到一种特定的正向效果。认知行为治疗主要是改变患者的思维方式，纠正患者的不良认知，使其保持积极乐观的心态，从而提高患者对疾病的应对能力。研究发现，认知行为疗法配合药物治疗溃疡性结肠炎疗效明显，尤其是女性患者。溃疡性结肠炎患者对自身的管理和认知非常重要，认知的改变提高了患者的遵医行为，这对治疗和控制慢性病病情十分重要。认知疗法有效提高了患者对疾病的认识，减少了患者的不良生活习惯。

（五）催眠疗法

催眠疗法是指催眠师运用心理学手段在受术者头脑中唤起的一种特殊意境，这种意境能使人的心理对生理的控制力量发挥到最高水平。催眠是个体对来自催眠师的暗示做出回应的过程。催眠疗法作为治疗强迫症、抑郁症等心理障碍疾病的常用方法，可将治疗对象引入一种特殊的意识状态，将催眠师的言语或叙述的动作等整合至治疗对象的思维、情感，推动其潜在的能力，以达到治疗的目的。作为一种非药物疗法，催眠疗法已逐渐被应用于临床。催眠术疗法可以减轻心理压力，矫正不良习惯，缓解焦虑、抑郁等情绪状态，提高患者的总体心理健康水平，在药物治疗的同时应用催眠治疗，有利于溃疡性结肠炎患者病情的缓解。具体方法：选择安静的环境，去掉或松开紧束身体的物件（如发卡、领扣、腰带、护膝、鞋带等），以最舒适的姿势平躺或静坐，闭目养神，深呼吸，按自己的意念完全地放松身体的每块肌肉。

虽然催眠疗法在西方国家已经较多应用于临床，越来越多的报道支持将催眠作为一种基于证据的行为医学干预，然而，医护人员经常缺乏正式的催眠培训，催眠过程中可能会出现引导失误（如音调、用语等）。因此，未来需要进一步规范化培训医护人员在实践中使用催眠疗法，使得此技能成为物理医学和康复环境中标准护理的一部分。在每次催眠结束时，催眠师均详细介绍了催眠的方法，以便患者可以自我催眠。不少患者也认为基础催眠技巧简单易学，可以在家自行操作。在国外也有赠送患者催眠录音带的报道，以便患者开展自我催眠，更好地发挥催眠效果。

（六）家庭、社会支持的康复治疗

社会支持是指个体受到的来自社会、家庭等各方面精神、物质上的支持或帮助，是影响心理应激和健康关系的重要因素，反映个体与社会联系程度和质量。疾病在给患者带来躯体痛苦的同时，也在影响着患者的社会生活。对疾病不良预后的担忧、家庭的经济压力、疾病对工作社交的影响等因素对患者社会支持体系产生着负面影响。有研究表明溃疡性结肠炎患者社会支持量表评分显著低于正常对照组，提示患者得到的社会支持低于正常人群。同时社会支持评分越高，焦虑抑郁评分越低，这表明溃疡性结肠炎患者社会支持的水平越高，患者相关消极情绪越少，提示溃疡性结肠炎患者在疾病诊疗过程中，如获取更多社会支持，能有助于改善焦虑、抑郁等不良情绪影响。为此，医护人员除在日常工作中为患者提供社会支持外，还应协助患者优化社会支持网络，加强患者亲人、朋友、单位或其他组织所给予的社会支持，并鼓励患者在获得社会支持时，积极主动地利用支持，提高支持利用度。其具体措施如建立健康学校，定期对患者及其亲朋好友进行健康教育，提高患者家人对疾病及相关知识的认识，使患者亲朋好友共同参与到疾病诊疗过程中，共同面对疾病；建立患者俱乐部，以取得良好治疗效果或具有乐观心态的患者为核心，建立互助小组，互相交流，互相帮助，共同树立战胜疾病的信心。

许多溃疡性结肠炎患者性格内向、自卑、悲观、对人际关系敏感，内心渴望被关怀和同情。因此患者亲属及朋友的参与对该病的治疗十分重要。医生可以根据情况制订患者亲属情感关怀和支持的计划，让患者亲属协助患者建立良好的生活制度和饮食习惯，协助参与认知、情绪、行为干预治疗过程和治疗监控，为患者康复营造良好的情感环境。较长的治疗周期，致使患者减少了与外界的联系，患者内心的孤独感越发强烈，易导致抑郁。所以，要鼓励患者与家人朋友保持联系，或者是增加与其他病友间的交流，加强与他人的联系与交往，建立良好的人际交往，倾听他人正确的意见，纠正认知行为偏差，促进生活功能恢复。通过病友间的经验心得分享，还可以提升患者治疗的信心。

（七）抗焦虑抑郁药物的应用

随着"生物－心理－社会"医学模式的转变，人们已经认识到，医学的目的与健康的概念不但要延长生命时间，更要提高生活质量，即促使个体在躯体、生理、社会等诸多方面的完好状态。因此，在关注溃疡性结肠炎患者健康的同时更要对因慢性疾病带来的精神心理困扰进行干预，来提高患者的生活质量。药物治疗主要包括 5- 羟色胺再摄取抑制药及 5- 羟色胺去甲肾上腺素再摄取抑制药，其可作为一线推荐药物。同时，三环类抗抑郁药、5- 羟色胺能抗抑郁药、多巴胺 D2 受体拮抗药、5-HT1 受体激动药等也可用于心理治疗。此外，中成药乌灵胶囊和舒肝解郁胶囊也有一定的疗效。其中使用较多的抗焦虑抑郁药物如帕罗西汀、氟哌噻吨美利曲辛等。如段淑芬用黛力新与美沙拉嗪联合治疗溃疡性结肠炎，明显缓解了临床症状，同时能够缓解焦虑抑郁症状，降低精神压力，提高生活质量。张炜等以常规治疗加用黛力新治疗伴焦虑抑郁症状的溃疡性结肠炎患者取得良好治疗效果。沈皓等以帕罗西汀联合美沙拉嗪治疗伴有焦虑抑郁障碍的溃疡性结肠炎患者，能够明显改善肠腔症状和精神情绪障碍，且疗效显著，安全性也比较高。除此之外，中医药在改善患者情志方面具有显著的疗效，具体如下：

1. 配伍补虚药 情志与泄泻相互为因，消极的情绪会诱发或加重泄泻的病情，而较长时间、不明原因的泄泻不愈反过来又会引发患者不良情绪波动。五脏精气是情志活动产生和保持正常的物质基础，情志相关性泄泻多迁延不愈，久泻必虚，久病多脱，五脏六腑得不到水谷精微润养，故需配伍补益药。补虚药能够补益五脏精气血津液之不足，精气血津液充足则神气完备，进而恢复各脏器之功能。

2. 配伍理气药 《素问·举痛论》曰："百病生于气也，怒则气上，喜则气缓，悲则气消，恐则气下，……惊则气乱，……思则气结。"《三因极一病证方论》曰："喜则散，怒则激，忧则聚，惊则动，脏气隔绝，精神夺散，必致溏泄，皆内所因。"《素问·阴阳应象大论》谓："清气在下，则生飧泄；浊气在上，则生䐜胀。"气机升降失调亦容易引发泄泻的发生。理气药主归脾、胃、肝经，具有理气健脾、疏肝解郁之功。情志不畅常致气机失调，气机的调节与肝的疏泄功能密切相关，肝郁乘土则亦可成泄泻。疏肝解郁有助于肝木条达，肝的疏泄功能正常，有助于情志的调节，情志畅，肝脾和，则泄止。

3. 配伍活血药 情志相关性泄泻，情志不调致气机不利，气为血之帅，气能行血，血的运行需要气的推动，气郁则血不行，气机的郁滞会导致血行的不畅，从而致瘀。使用活血化瘀药以郁金、延胡索、川芎为主，皆有活血行气之功，气行血运，血随气动，气血运行不滞。情志相关的泄泻多与气滞血瘀相关，故配以活血化瘀之品。

4. 配伍化湿药 水湿阻滞，易致气行不畅，加重情志失调，而情志失调，肝气郁滞，气不行津，易加重水湿阻滞，肝郁乘脾而致脾虚，脾虚不能运化水液，水液停聚亦能成湿。故情志相关性泄泻，气滞与湿停常相互影响，形成恶性循环。通过配伍祛湿药，有助于气机调畅，气机调畅则泄止。

5. 配伍安神药 安神药有利于安定患者的不良情绪。情志相关性泄泻通常由不良情绪引发，随着疾病的发展，患者情志亦会随其变化波动，不良的情志波动能使病情更加严重。以安神药安定患者情志，使其有一个安定平和的情绪状态，有利于患者病情治愈。安神药亦有助眠之效。《素问·逆调论》谓"胃不和，则卧不安"，情志相关性泄泻病位主脏在脾，故患者常伴有睡卧不得安眠的症状。配伍以安神药，能够帮助患者获得更好的睡眠，眠安则神气足，对于患者的情志有很好的调节作用。

第三节　精神心理疗法治疗溃疡性结肠炎的作用机制

（一）心理因素与溃疡性结肠炎的双向关系

以往认为心理因素通过影响运动、感觉、黏膜屏障、胃肠道生理功能，从而改变溃疡性结肠炎肠易激综合征等功能性胃肠疾病患者的体验和行为，最终影响治疗的选择和临床转归。近年来研究不断揭示心理因素通过肠－脑轴（gut–brain axis，GBA）的作用，在溃疡性结肠炎的病程中扮演着重要角色。既往研究表明肠道炎性反应可对患者心理产生负面影响，而心理因素亦可加重肠道炎性反应并导致疾病复发；心理健康问题并不总是溃疡性结肠炎的结果，也可以是溃疡性结肠炎病情加重的原因。心理因素与溃疡性结肠炎之间存在双向关系，这种双向通路是肠道微环境与中枢神经系统之间通过调节心理－神经－内分泌－免疫等因素进行相互作用的，又称为GBA。

GBA是大脑和肠道之间的双向神经体液交通系统，包括中枢神经系统、自主神经系统（交感神经及副交感神经）、内分泌系统［下丘脑－垂体－肾上腺轴（hypothalamic pituitary adrenal axis，HPA）、消化道内分泌系统］、免疫系统与肠道微环境（肠道屏障、肠道菌群、肠道免疫应答等）。这种脑与肠道之间的连接作为一个复合体整合环路中的交通信号，从脑部的情感中枢到认知中枢，经由神经递质传导至周围器官和肠道，影响肠道感觉、运动、内分泌、自主神经和免疫功能。目前认为 GBA 与溃疡性结肠炎的发病密切相关。

（二）GBA 双向通路在溃疡性结肠炎的作用机制推测

GBA 是心理因素与肠道炎性反应相互作用的桥梁。心理因素通过 GBA 介导增加患者肠道通透性、改变肠道菌群、增强免疫反应从而加重溃疡性结肠炎病情，此为 GBA 介导的自上而下的通路：①肠道通透性增加。溃疡性结肠炎患者中枢神经系统受到焦虑和抑郁刺激后可引起体内各种炎性因子如 TNF-α、短链脂肪酸和微生物代谢产物发生改变，上述改变通过自主神经系统、HPA 轴介导增加肠道通透性。其中交感神经通过释放儿茶酚胺作用于肥大细胞的肾上腺素受体，促使其活化脱颗粒，释放组胺、TNF-α、白细胞介素 -10 等细胞因子，进而提高肠道通透性、增强黏膜免疫。而 HPA 轴通过分泌糖皮质激素和肾上腺素作用，改变患者肠道动力、分泌功能以及增强肠道通透性。肠道通透性增加后进一步造成肠道菌群移位、外周血细菌毒素增加，从而激活 T 细胞，导致全身炎性反应加重。②肠道微生态失衡。焦虑和抑郁可直接导致患者肠道微生态失衡，从而增强肠道黏膜免疫反应，导致内脏高敏感，加重病情。动物研究发现对结肠炎小鼠施加情绪压力刺激，可造成小鼠肠道微生态失衡并加重结肠炎病情；而给予小鼠益生菌治疗后则可预防情绪压力对结肠炎病情造成的影响。临床研究同样显示抑郁患者存在肠道微生态失衡现象，其中拟杆菌、变形菌、放线菌、肠杆菌和异丁酸含量增加，而双歧杆菌、乳杆菌、5-羟色胺、短链脂肪酸、去甲肾上腺素水平下降。肠道微生态失衡后可进一步加重溃疡性结肠炎患者肠道的炎性反应。

除上述由 GBA 介导的自上而下的通路外，溃疡性结肠炎与心理疾病之间还可能存在自下而上的通路，即肠道炎性反应引起心理疾病。有研究发现当小鼠感染空肠弯曲菌或枸橼酸杆菌后易表现出焦虑样行为，推测肠道菌群失衡后可导致中枢神经系统中相关神经递质激活。近年来的动物研究发现结肠炎小鼠的肠道炎性反应可造成血清 C 反应蛋白和皮质醇水平升高，通过 HPA 轴向上传导引起大脑边缘系统中以环氧合酶 -2 水平升高为代表的炎性反应加剧及脑源性神经营养因子减少，而脑源性神经营养因子减少被认为与焦虑等心理疾病直接相关。

小剂量抗抑郁药物不仅可直接改善溃疡性结肠炎患者焦虑抑郁的评分，而且可通过促使副交感神经释放神经递质，减少机体释放炎性因子，从而使患者获益。多项研究报道使用抗抑郁药物可改善患者躯体症状和肠道炎性反应。认知行为疗法（cognitive-behavioral therapy，CBT）是一种心理治疗方法，其理论基础强调学习过程的行为理论，强调错误认知或思考过程的认知理论。CBT 聚焦于教导患者如何控制当前的困难及其维持因素，修正患者的思维方式可从情感上和生理上改变他们的感受和行为。CBT 已被证实能有效改善溃疡性结肠炎患者的焦虑和抑郁，从而由 GBA 介导进一步改善溃疡性结肠炎症状和病情。综上所述，心理治疗可能通过 GBA 介导从而改善溃疡性结肠炎的病情。

（三）韩捷运用五行分类划分不同性格的方法

以五行学说为指导的中医保健具有悠久的历史，五行学说运用于医学，主要是以五行的特性分析归纳人体脏腑、经络、形体、官窍等组织器官和精神情志等各种功能活动，又将自然界的方位、五气、五色、五味等与人体的五脏联系起来，建立天人一体的五脏系统。

1. 木形人　依据五行学说，肝属木，在窍为目，在志为怒，与春气相通，同自然界之角音、酸味、青色相对应。《尚书·洪范》曰："木曰曲直。""曲直"，是指树木的生长形态。"直"，向上向外周舒展。因而引申为具有生长、升发、条达舒畅等作用或性质的事物。"曲"，弯曲、卷缩。即不能无休止地生长、伸展，如果生长、伸展太过了就要回缩。《灵枢·阴阳二十五人》曰："木形之人，比于上角，似于苍帝。其为人苍色，小头，长面，大肩背，直身，小手足，好有才，劳心，少力，多忧劳于事。能春夏不能秋冬，感而病生。"木形人的体质特征为：体形较瘦，肤色苍白或青黑，身高较高，手足灵活，并且多青筋，油性皮肤，喜欢安静，性格偏于内向，容易生气，性情抑郁。木形人体质偏于肝郁气滞，易心情抑郁，要注意静养生及慢养生，以调整心态，防止风动。应多参加舒缓的运动，可以流通气血，运动更适宜太极、瑜伽等。

2. 火形人　心属火，在窍为舌，其华在面，在志为喜，与夏气相通，同自然界之徵音、苦味、赤色相对应。"火曰炎上"。"炎上"，是指火具有温热、上升的特性。因而引申为具有温热、升腾的性质。"火形之人，比于上徵，似于赤帝。其为人赤色，广𦙪，锐面小头，好肩背髀腹，小手足，行安地，疾心，行摇，肩背肉满，有气轻财，少信，多虑，见事明，好颜，急心，不寿暴死。能春夏不能秋冬，秋冬感而病生。"火形人的体质特征为：体形比较瘦小，脸形瘦尖，肌肤薄弱，皮肤赤色，面色红润，目光明亮，眉稀少，唇色红，精气神十足，充满活力，步履稳重，性情急躁。火形人之人体质偏于阴虚火旺，其人患病火扰神明，导致性情比较急躁，常常心烦易怒。治以滋阴潜阳。

3.**土形人** 脾属土，在窍为口，其华在唇，在志为思，与长夏或四时之气相通，同自然界之宫音、甘味、黄色相对应。"土爰稼穑"。"稼"，种植之意；"穑"，收成之意。"土爰稼穑"是指土有种植和收获农作物的作用。引申为具有承载、受纳、生化作用的事物。《灵枢·阴阳二十五人》曰："土形之人，比于上宫，似于上古黄帝。其为人黄色，圆面，大头，美肩背，大腹，美股胫，小手足，多肉，上下相称，行安地，举足浮，安心，好利人，不喜权势，善附人也。能秋冬不能春夏，春夏感而病生。"土形人的体质特征为：体格比较健壮，身材匀称，肌肉丰满，腹大，腿部壮实，肩背丰厚，肌肤光滑，肤色偏黄。性格宽厚，朴实，保守，性情平和，善于与人和睦相处。脾在五行中属土，土性喜润而恶燥。土行人患者体质偏于脾胃虚弱，进食不宜过饥或过饱。

4.**金形人** 肺属金，在窍为鼻，其华在毛，在志为悲，与秋气相通，同自然界之商音、辛味、白色相对应。"金曰从革"。"从"，依从，跟随之意；"革，兽皮治去其毛"。"从革"，是指就像加工过的兽皮，是清洁、挺展的，给人以庄重、肃敛的感觉，因此引申为清洁、肃降的事物。《灵枢·阴阳二十五人》曰："金形之人，比于上商，似于白帝。其为人方面，白色，小头，小肩背，小腹，小手足，如骨发踵外，骨轻。身清廉，急心，静悍，善为吏。能秋冬不能春夏，春夏感而病生。"金形人的体质特征为：眉清目秀，体形偏瘦小，但肩背较宽，方形脸，鼻直口阔，皮肤白净，四肢较瘦，动作敏捷，易出汗。金形体质人秉天之燥金之气，故性刚健坚正，行事干练。

5.**水形人** 肾属水，在窍为耳和二阴，其华在发，在志为恐，与冬气相通，同自然界之羽音、咸味、黑色相对应。"水曰润下"。"润"，即滋润，濡润；"下"即向下，下行。润下，是指水具有滋润、下行的特性。引申为凡具有滋润，下行，寒凉，闭藏等性质或作用的事物。《灵枢·阴阳二十五人》曰："水形之人，比于上羽，似于黑帝。其为人黑色，面不平，大头，廉颐，小肩，大腹，动手足，发行摇身，下尻长，背延延然，不敬畏，善欺绐人，戮死。能秋冬不能春夏，春夏感而病生。"水形人的体质特征为：体形比较胖，偏矮，肤色偏黑，腮部较宽，腹部较大，腰臀稍大，手指长，怕寒喜暖。水形人体质偏于肾阳虚，肾阳不足的水形人，常表现出情绪不佳，冷淡缓慢，胆小怕事。

溃疡性结肠炎主要病机为肝木乘脾土，脾胃受损，运化失司，清浊相乱，混杂而下，迫于大肠，传导失司，凝滞气血，肠络受伤，内溃成疡而致。与五脏相对应的饮食、音乐、运动疗法可以与药物协同起到抑木扶土、疏肝健脾、养心补肾的作用。以五行的相生相克互制规律为指导，运用特色中医健康教育干预后，可以使溃疡性结肠炎患者的症状更快地得到控制，甚至消除。系统、整体的宣教让患者以最短的时间掌握与疾病相关的知识，包括如何实施家庭自我灌肠及饮食调理、在音乐及活动锻炼中使身心得以放松，脾土得健，有助于腹泻、腹痛等症状的缓解，并转移疾病本身带来的不良情绪，提高生活质量。

参考文献

[1] 李伟.情志相关性泄泻的方药及中医心理治疗文献研究 [D].昆明：云南中医药大学，2020.

[2] 苏小英.胃肠神经官能症的心理分析与护理 [J].当代护士（下旬刊），2012(5)：132-133.

[3] 陈诗言，杨巍，陈万萌，等.抗抑郁药与心理行为治疗在功能性胃肠疾病中的作用 [J].大家健康（学术版），2013，7(6)：51.

[4] 李志庸.张景岳医学全书·本草正 [M].北京：中国中医药出版社，2015.

[5] 黄帝内经·灵枢 [M].北京：中国医药科技出版社，2018.

[6] 黄帝内经·素问 [M].北京：人民卫生出版社，2005.

[7] 魏之琇.续名医类案 [M].北京：中国中医药出版社，1997.

[8] 陈言.三因极一病证方论 [M].北京：人民卫生出版社，1983.

[9] 潘华信，朱伟常.叶天士医案大全 [M].上海：上海中医药大学出版社，1994.

[10] 庄田畋，王玉花.中医心理学 [M].北京：人民卫生出版社，2018.

[11] 清·严西亭，施澹宁，洪缉庵.得配备草 [M].上海：上海科学技术出版社，1959.

[12] 清·黄宫绣.本草求真 [M].北京：中国中医药出版社，2008.

[13] 邹澍.本经疏证 [M].海口：海南出版社，2009：38.

[14] 苗新普，欧阳钦，李慧艳，等.溃疡性结肠炎患者的心理治疗策略 [J].医学与哲

学（临床决策论坛版），2007(9)：29-30，33.

[15] 杨静华，彭永芳，陈娴，等.溃疡性结肠炎病人实施自我管理教育的效果[J].全科护理，2017，15(3)：264-267.

[16] 邵红艳，吕艳华，徐永霞.自我管理教育对于溃疡性结肠炎患者健康认知及自我管理能力的影响[J].现代医用影像学，2019，28(2)：457-458.

[17] 但鑫，侯若楠，许素环，等.溃疡性结肠炎患者疾病知识现状及影响因素分析[J].中国实用护理杂志，2017，33(29)：2259-2263.

[18] 刘瑞娜，杨春玉，仝甲钊.健康教育在溃疡性结肠炎患者护理干预中的作用研究[J].现代医药卫生，2020，36(9)：1389-1391.

[19] 赵文利，张和平.溃疡性结肠炎患者的健康教育[J].现代医药卫生，2002(7)：612.

[20] 刘中苹，唐丽娟，张景路.冥想松弛疗法联合支持性心理干预在慢性乙型肝炎患者中的应用[J].保健医学研究与实践，2022，19(3)：111-114.

[21] 张亚峰，王海燕，连晋梅，等.从护理角度预防炎症性肠病的复发研究[J].循证护理，2021，7(18)：2481-2483.

[22] Armuzzi A, Bortoli A, Castiglione F, et, al. Female reproductive health and inflammatory bowel disease: A practice-based review.[J]. Digestive and Liver Disease, 2021, 54(1): 19-29.

[23] 中华医学会消化病学分会炎症性肠病学组.炎症性肠病妊娠期管理的专家共识意见[J].中华消化杂志，2019(9)：599-609.

[24] 宋炎炎，张茜，王翠娜，等.心理护理联合松弛疗法对高龄产妇产后抑郁的影响[J].黑龙江中医药，2021，50(5)：351-352.

[25] 刘中苹，唐丽娟，张景路.冥想松弛疗法联合支持性心理干预在慢性乙型肝炎患者中的应用[J].保健医学研究与实践，2022，19(3)：111-114.

[26] 刘锦，杨玉莹，邢培科.催眠疗法对高龄剖宫产初产妇焦虑情绪的影响[J].河南医学研究，2022，31(7)：1254-1256.

[27] Shetty A, Kalantzis C, Polymeros D, et al. Hypnotherapy for inflammatory bowel disease: a randomised placebo-controlled trial [J]. Gut, 2004, 53 (suppl Ⅵ): A226.

[28] 彭慧，郭秋云，戴宇翙，等.催眠治疗改善癌症患者疼痛的临床研究和问卷调查[J].中国肿瘤临床，2022，49(9)：455-459.

[29] 刘蔚，王进，吕帅，等.应激和社会支持对溃疡性结肠炎患者生命质量的影响[J].中华消化杂志，2018，38(9)：613-617.

[30] 王松柳.溃疡性结肠炎患者社会支持状况及护理对策[J].中国卫生产业，2017，14(10)：175-177.

[31] 李强，鞠应东，王倩，等.抗抑郁药及心理疗法在溃疡性结肠炎治疗中的作用[J].山东医药，2005，45（18）：56.

[32] 李楠.抗焦虑抑郁治疗对老年溃疡性结肠炎的影响[D].郑州：郑州大学，2015.

[33] 段淑芬.黛力新联合美沙拉嗪治疗溃疡性结肠炎疗效探讨[J].中外医学研究，2014，12(25)：56-57.

[34] 张炜，窦玉勤，朱丽群，等.氟哌噻吨美利曲辛治疗溃疡性结肠炎伴焦虑抑郁的疗效分析[J].临床医学工程，2013，20(11)：1355-1356.

[35] 沈皓，康杰，苏文涛，等.帕罗西汀联合美沙拉嗪治疗老年溃疡性结肠炎伴焦虑、抑郁的临床研究[J].宁夏医科大学学报，2018，40(11)：1306-1308.

[36] 吴强强，钟捷，顾于蓓.炎症性肠病的脑肠互动研究进展[J].国际消化病杂志，2019，39(4)：243-246.

[37] Sgambato D, Miranda A, Ranaldo R, et al. The Role of Stress in Inflammatory Bowel Diseases. [J]. Current Pharmaceutical Design, 2017, 23(27).

[38] David J Gracie, P John Hamlin, Alexander C Ford. The influence of the brain-gut axis in inflammatory bowel disease and possible implications for treatment [J]. The Lancet Gastroenterology & Hepatology, 2019, 4(8).

[39] Moulton C D, Pavlidis P, Norton C, et al. Depressive symptoms in inflammatory bowel disease: an extraintestinal manifestation of inflammation?[J]. Clinical and Experimental Immunology, 2019, 197(3).

[40] Do Jongho, Woo Jungmin. From gut to brain: alteration in inflammation markers in the brain of dextran sodium sulfate-induced colitis model mice. [J]. Clinical Psychopharmacology and Neuroscience, 2018, 16(4).

[41] David PJ, Hamlin, A C Ford. The influence of the brain-gut axis in inflammatory bowel disease and possible implications for treatment[J]. The Lancet Gastroenterology & Hepatology, 2019, 4(8).

[42] 吴长汶，陈淑娇，杨小婷，等.五行人的形态特征与体质分类的临床意义[J].中华中医药杂志，2016，31(7)：2725-2727.

[43] 许珊珊，黎军.五行学说指导下的中医健康教育在溃疡性结肠炎患者护理中的应用[J].护理实践与研究，2016，13(4)：133-135.

第八章
音乐疗法

第一节　古代医籍相关记载

在我国溃疡性结肠炎的发病率逐年升高。由于溃疡性结肠炎病因和病变机制尚未阐明，病变范围广泛，病情反复发作，治疗效果欠佳，病情迁延不愈，癌变可能性大，已被世界卫生组织确定为现代难治疾病。随着生物－心理－社会医学模式的发展，心理因素在发病中的作用受到关注。溃疡性结肠炎与精神心理因素的关系，特别是和抑郁、焦虑发生密切相关，运用五音疗法对患者进行的心理干预，取得了一定的疗效。人类利用音乐来治疗病痛，早在原始社会就已应用是毋庸置疑的，因为无论是四大文明古国的古印度和中国，还是西方文明的代表古希腊，都有很多相关的论述与记载。翻开我国的古书典籍，随处可见有关音乐治疗的记载。例如《黄帝内经》中写道："天有五音，人有五脏。"

中医与中国传统音乐文化均是在中国传统文化的土壤中孕育而成，二者基于共同的哲学基础。古代音乐五音调系统在五行学说的指导下应用广泛，通过用不同音阶音色来影响情志，从而作用于五脏，改善健康，是为"中医五音疗法"。"五音"原称"五声"，有狭义和广义之分。狭义"五音"就是指我国古代在阐述声音理论过程中所确立的角、征（徵）、宫、商、羽五种不同的音阶。"声者，宫、商、角、徵、羽也。所以作乐者……五声和，八音谐，而乐成。"(《汉书·律历志》)。在《尔雅·释乐》当中,五音还有一个别名,即"宫谓之重,商谓之敏,角谓之经,徵谓之迭,羽谓之柳"。广义"五音"是指天地间的一切声音(其中包括各种噪声)。所谓"感于物而动,故形于声;声相应"(《史记·乐书》)。五音名称的来由充满神秘色彩:"天文说""畜禽说""图腾说"或"君臣说",均有据可查,这给五音涂上了一层或神秘或朴素或带有封建主义伦理观念,或玄幻的色彩,表达了中国先民不同的音乐观念和丰富的想象力。这大概也就是历代医家很少论及的主要原因。

五音首先是音乐方面的知识,它是中国音乐的摇篮。中国现存最早的医学典籍《黄帝内经》,首先把五音引入医学领域,赋予了五音新的含义,具体见表1。

表1　音乐、音韵、中医中的五音

音乐学	五声音阶上的五个高音,相当于现行简谱上的1,2,3,5,6(4为变徵、7为变宫)。春秋时称宫(1)、商(2)、角(3)、徵(5)、羽(6);唐代以后亦称合(1)、四(2)、乙(3)、尺(5)、工(6)
音韵学	根据字母的发音部位不同,把声母分为喉音、牙音、舌音、齿音、唇音五类,为音韵学的五音。最早见于南朝梁顾野王的《玉篇·五音声论》
中医学	中医学中把音乐学的角、徵、宫、商、羽分别与五行(木、火、土、金、水)和人体的五脏:肝(角)、心(徵)、脾(宫)、肺(商)、肾(羽)相对应,用于疾病的诊断与治疗

五音首先是诊断方法,其次才是治疗方法。"音乐疗法"的引进及盛行,促进了传统五音疗法的长足发展,容易使人将五音仅看作治疗疾病的手段,忽略五音同时也是一种诊断方法。其实五音从一开始就是属于诊断学范畴。由于"有诸内者,必形诸外",故"闻其声,而知其形"。声音的变化是疾病发生的重要信息之一。最早关于五音的论述见于《周礼·天官冢宰》,其论及医师职责时提到听声辨病的内容:"以五味五谷五药养其病,以五气五声五色视其死生。"随着医学实践的进步,五音又逐渐发展成为一种治疗疾病的方法。有记载的最早采用音乐治疗疾病的医生是战国时期名医医和,《左传·昭公元年》言:"天有六气,降生五味。发为五色,徵为五声,淫生六疾。"他还指出听音乐、演奏音乐都必须有选择、有节制,才有益于身心,这可以看成是对音乐治疗原则的探讨。《素问·五脏生成》云:"夫脉之大、小、滑、涩、浮、沉,可

以指别；五脏之象，可以类推；五脏相音，可以意识；五色微诊，可以目察。能合脉色，可以万全。"《素问·阴阳应象大论》云："善诊者，察色按脉，先别阴阳；审清浊，而知部分；视喘息，听音声，而知所苦；观权衡规矩，而知病所主；按尺寸，观浮沉滑涩，而知病所生。"由上可见，五脏相音与脉诊、脏象、视诊同为传统中医的主要检测手段。在另一部经典《难经》中更加明确了五音诊病的理论，《难经·六十一难》载："……闻而知之谓之圣……闻而知之者，闻其五音，以别其病。"这里明确提出闻诊的核心是辨别五音，并且把闻诊推居第二位，仅次于望诊，比问诊和切诊更加受到重视。统编第五版《中医诊断学·听声音》也明确指出五音是角、徵、宫、商、羽，五声是呼、笑、歌、哭、呻，并分别与肝、心、脾、肺、肾相对应，在病理情况下，则分别反映了五脏的病变。后代医家特别是现代医家往往只重视其治疗作用，忽视了其在诊断学上的意义，不利于五音理论的系统化研究与推广应用。

中医五音疗法的历史最早可以追溯到距今约 7000 年的仰韶文化时期，《吕氏春秋·古乐》中关于"昔陶唐之始……民气郁于而滞着，筋骨瑟缩不达，故作舞以宣导之"的记载可以视作中国音乐疗法的初现。到春秋战国时期，随着以《礼记·乐记》和《黄帝内经》为代表的关于音乐治疗的成熟理论出现，早期中医五音疗法开始形成基本完备的体系。《乐记》系统地整理和归纳了旧有的音乐理论，确定了角、徵、宫、商、羽五音，同时深入探讨了音乐与个人、社会和国家的关系。其中"乐者乐也，琴瑟乐心；感物后动，审乐修德；乐以治心，血气以平"等提法，更是明确了中国古代音乐体系的医学价值。《灵枢·五音五味》《灵枢·阴阳二十五人》和《素问·阴阳应象大论》《素问·金匮真言论》四篇则将五音与世界、个人、五脏以至五时、五色、五谷、五畜、五果、五味的联系作了辩证论述和分析。秦汉以来直到近代的 2000 年间，中医五音疗法在方法论上始终未能取得系统的、突破性的进展，但不乏大量的实践，依然积累了宝贵的经验。近年来，随着探寻中华民族伟大复兴梦的步伐日益加快，中医界和音乐界都掀起了传承和弘扬中华优秀传统文化的风潮。中医五音疗法再一次受到了不同背景学者的积极关注和深入研究。

中国传统医学很早就认识到，人是一个有机统一的整体，五脏六腑与自然世界存在着某种客观的对应关系。《灵枢·邪客》有"天有五音……此人与天地相应者也"的说法，并首先把五音引入医学领域，将五音对应五行，与五脏、五志相关联。《素问》首次提出了"五音应五脏"五脏相音的观点，认为

"五音"与人体五脏存在密切的联系。如《素问·阴阳应象大论》记载"肝主目，……在音为角……心主舌，……在音为徵……脾主口，……在音为宫……肺主鼻，……在音为商……肾主耳，……在音为羽"，即角（肝）、徵（心）、宫（脾）、商（肺）、羽（肾）。将宫、徵、角、商、羽五音通过五行属性与喜、忧、怒、悲、怯五种人类情绪联系在一起。《类经·四时阴阳外内之应》中还记载："东方生风……在音为角……南方生热，……在音为徵……中央生湿，……在音为宫……西方生燥，……在音为商……北方生寒，……在音为羽。"认为通过五行与五方、五色、五味及相应的自然变化相联系形成了音乐与自然界的统一。《灵枢·邪客》载："天有五音，人有五脏；天有六律，人有六腑……此人与天地相应也"。在治疗上，《黄帝内经》将五音和脏腑的配属关系用于临床，五音归属于五行，内应于五志，五脏可以影响五音，反之亦可通过五音调节五脏功能，即通过与五脏同样情调的音乐达到情感的宣泄和平衡，显然《黄帝内经》关于"五音应五脏"的论述成为我国古代音乐治疗最早的理论基础。《灵枢·邪客》指出："肝属木，在音为角，在志为怒；心属火，在音为徵，在志为喜；脾属土，在音为宫，在志为思；肺属金，在音为商，在志为忧；肾属水，在音为羽，在志为恐。"角、徵、宫、商、羽五音也由此被称为"天五行"。五脏的血充盈、气机调畅是发出各种声音的先决条件，即"五脏外发五音"。司马迁在《史记·乐书》中写道："音乐者，所以动荡血脉，通流精神而和正心。"音乐感受于心，心主神明，聆听音乐，通过产生的精神意识活动来调节各个脏器的功能，即"五音内动五脏"。

中医五音疗法认为，五音对五脏，五脏系五行，将三者相融，通过闻五音，从而调适五脏。《管子·地员》中写道："凡听徵，如负豕觉而骇；凡听羽，如马鸣在野；凡听宫，如牛鸣窌中；凡听商，如离群羊；凡听角，如雉登木以鸣。"形象地描绘出了五音的意象，体现了其专有的特色。以徵音（5-So）为主的徵调式乐曲，躁急热烈如火，节奏欢快，宜用笛奏，舒心。以羽音（6-La）为主的羽调式乐曲，苍凉淡荡如水，风格清纯，与琴音调，补肾。以宫音（1-Do）为主的宫调式乐曲，浑和厚重如土，旋律悠扬，应当吹笙，健脾。以商音（2-Re）为主的商调式乐曲，悲壮铿锵如金，曲风高亢，适弹古筝，润肺。以角音（3-Mi）为主的角调式乐曲，圆长清脆如木，曲调亲切，可伴箫声，养肝。在五行学说指导下，根据五脏的生理节律，以五音调为基础，可配合选择不同乐器所施不同调式的乐曲以调节自己的身心。如有学者指出，"宫为脾之音，……可用宫音之亢奋使之愤怒，以治过思；商为肺之音，……可用商音之欢快使之高兴，以治过忧……"音乐引起人的身体器官的共振，通过音乐的频率、节奏和有规律的声波振动，可引起内心变化，将情感激发，适度的感情变化，又能相应地调节对应的脏腑功能。

溃疡性结肠炎是一种累及结直肠的慢性非特异性炎症性疾病，是炎症性肠病的主要类型，患者大多伴有抑郁、焦虑等心理问题。焦虑、抑郁等心理疾病，会对免疫功能、内分泌及神经系统产生影响，在一定程度上加重肠道炎症的损伤及溃疡的形成。可见，溃疡性结肠炎患者存在的抑郁等心理问题不容忽视，临床应进行积极的干预与治疗。古代医籍虽未有明确记载有音乐治疗治愈此类疾病的案例，但是通过音乐治疗疏导情志，调节相应脏腑的积极作用在溃疡性结肠炎的治疗中确实值得借鉴。我国历史上以音乐治疗的典范事例之一是宋代孙道滋以"宫声数引"治疗欧阳修的"幽忧之疾"。欧阳修为此作《送杨寘序》向他的朋友杨寘推荐用音乐"平心""养疾"。他在文章中说："予尝有幽忧之疾，退而闲居，不能治也。既而学琴于友人孙道滋，受宫声数引，久而乐之，不知其疾之在其体也。……"在这个事例中，我们可以看到学琴是一种有效的治疗形式，现代各国在音乐治疗的形式中，采取让患者参与的主动式音乐治疗，在1500多年前已经被我们的祖先采用了。值得一提的是，音乐不但治疗了他的幽忧之疾，并且使他的手指拘挛得到治疗。他在《琴枕说》中说："昨因患两手中指拘挛，医者言唯数运动以导其气之滞者，谓唯弹琴为可。"这可以说是现代音乐治疗中普遍应用的以弹琴、拉琴治疗指痉病的古代事例了。被后人称为金元四大家的张子和，深知音乐的治疗作用，他在《儒门事亲》中记述了音乐治疗的具体事例，他在治疗心痛病时，不忘应用音乐"便杂舞，忽笛鼓应之，以治人之忧而心痛者"，这是音乐治疗的病例之一。另载："项关令之妻，病怒，不欲食，常好呼叫怒骂，欲杀左右，恶言不辍。众医皆处药，几半载尚尔。其夫命戴人视之，戴人曰：此难以药治。乃使二娼，各涂丹粉，作伶人状，其妇大笑。次日又作角抵，又大笑。其旁常以两个能食之妇，夸其食美，其妇亦索其食，而为一尝。不数日，怒减食增，不药而瘥。"明代医家徐迪，在他的医案中记载："一女伤于怒，内卧不得转。迪诊之，因索花作妇人状，且歌且笑，患者闻之，不觉回顾，大笑而愈。"医家万全在《幼科发挥·慢惊有三因》中记载："汪元津幼子，……喜睡，二目不能开。"令其家中平日相与嬉戏者，在床前，取其小鼓小钹之物，在床前唱舞以娱之，未半日，目开而平复也。清代张潮《虞初新志》载："某患齿疾，予受以吹箫而愈，所治者非一人矣。"在中医史籍上，这样的具体病例似乎不多，但从一些医籍的文章中可以看出，医家对音乐的治疗作用是早已肯定了的。

我国的思想家、教育家孔子，也是一位音乐家。"哀而不伤"，他提倡以尽善尽美的音乐，通过礼、乐，以达到"正心""修身""齐家""治国""平天下"的目的，认为音乐也与身心健康相关。而且指出"移风易俗，莫过于乐"，说明音乐有利于创造美好、和谐的社会环境，和谐的环境是一个人身心健康的前提。荀子也提倡礼乐治人、治国，而音乐则应该是适中的、平和的、严肃的、庄重的。他指出："乐中平则民和而不流，乐肃庄则民齐而不乱。"音乐的治疗作用早已被先人发现，并主动应用到人们的生活中以解决一些医学问题，并不是到了现代才被人发现并利用，因此也形成了一些简单的理论基础。音乐治疗并不是直接针对疾病病灶，而是通过多种途径作用于人体，进而影响人的心理和生理状态，以达到治疗疾病的目的，这一点和中医的整体观念十分接近。中医药的魅力很大程度上取决于它的临床疗效，加之古人已经认识到了音乐治疗的作用，许多典型事例也已经证明了音乐治疗的有效性，所以将音乐治疗正确运用于溃疡性结肠炎中，一定会对临床疗效起到促进作用。

第二节　音乐疗法治疗溃疡性结肠炎的作用机制

溃疡性结肠炎是临床常见的消化系统疾病，发病原因目前尚不明晰，其好发于直肠和乙状结肠，大肠黏膜及黏膜下层是主要发病部位，是一种慢性非特异性肠道炎性疾病。溃疡性结肠炎属中医学"泄泻""痢疾"范畴，认为该病主要由饮食不洁、情志内伤等因素所致。溃疡性结肠炎可发生于任何年龄段，我国发病人群以青壮年为主，早期可引起患者血性腹泻，活动期可伴有黏液血便、里急后重、体质量减轻等症状，病程漫长且容易反复，给患者的心理、生理造成不良影响。有研究显示，溃疡性结肠炎患者抑郁发生率为32.6%。常表现兴趣减退、疲劳感、活力减退或丧失、食欲减退、睡眠障碍等，甚至出现一些躯体症状，应引起重视。中医五音疗法是在中医理论指导下，以中国传统民族音乐活动为媒介，以五行学说为核心，将宫、商、角、徵、羽五音分别与五行、五脏、五志相对应，增进个体身心健康的一种心理治疗方法。五音疗法对改善溃疡性结肠炎患者抑郁状态有很好的疗效。

中医学认为溃疡性结肠炎属于"泄泻""痢疾"病症范畴，与"大肠泻""痛泄"关系最为密切，与"郁证"也有一定联系。该病因七情、饮食、劳倦等多种因素致五脏失常、阴阳失衡、肝郁脾虚、脾胃失调为溃疡性结肠炎主要病机，疏肝解郁、健脾和胃为其主要治疗原则，病位在肠，肝郁和脾虚先后发生并互为影响，二者共存，肝气横逆则腹痛，脾气虚则泄泻。因脏器在不同的季节有不同的生理状况，而音乐起源于对自然意境的模仿与再现，在脏器与乐音之间存在着一定的相生相克关系。中医五音疗法以五行学说相生相克关系为指导，具体运用五音配五脏，各脏如有病变，则其发声常出现与之相应的音阶，各音阶又会侧重影响与之相应的脏腑，即角通肝、徵通心、宫通脾、商通肺、羽通肾。根据不同证型溃疡性结肠炎采用不同调式音乐，肝郁气滞型选择角调式、商调式乐曲；肝脾不调型选择角调式、宫调式乐曲；脾胃虚弱型选择宫调式、羽调式乐曲；肠腑燥热型选择商调式、徵调式乐曲，取得良好效果。分析原因可能为：一方面，依据中医五行相生关系，五音配五脏，本研究中运用"顺其脏腑施乐法"，即怒伤肝，用角调式音乐补之，如《鹧鸪飞》《春风得意》《江南好》等；喜伤心，用徵调式音乐补之，如《梁祝》《百鸟朝凤》《喜相逢》等；思伤脾，用宫调式音乐补之，如《步步高》《喜洋洋》《彩云追月》；忧伤肺，用商调式音乐补之，如《第三交响曲》《嘎达梅林》《悲怆》等；恐伤肾所致失眠，用羽调式音乐补之，如《江河水》《塞上曲》等。如肠腑湿热型溃疡性结肠炎患者负面情绪过多，容易伤神，日久则伤心亦伤身，对此先用欢愉的徵调式音乐来营造宽松的氛围，再用商调式音乐以健脾和胃，调和胃的受纳和通降，促进人的气机的内收，取得良好效果。另一方面，依据中医五行相克关系，《素问·阴阳应象大论》提出"怒伤肝，悲胜怒""喜伤心，恐胜喜""思伤脾，怒胜思""忧伤肺，喜胜忧""恐伤肾，思胜恐"，即五志相胜原理。肝属木，在志为怒，过怒伤肝，选悲切之商调式音乐；心属火，在志为喜，暴喜会伤心，选恐惧之羽调式音乐调节；脾属土，在志为思，思虑太过则气结于脾，用舒畅激昂之角调式音乐；肺属金，在志为忧，忧悲过度则伤肺，应用欢快之徵调式音乐；肾属水，在志为恐，恐惧过则伤肾，用庄重之宫调式音乐等。如肝郁气滞型溃疡性结肠炎除用角调式音乐（木音）补之外，也用商调式音乐（金音）克之，取得良好效果。这进一步说明音乐内容源于人心，其形式源于自然存在，天地阴阳之和与人体阴阳之和是相应的，人体外在和谐有助于促进内在和谐，故音乐能怡神定志、宣调气血。

溃疡性结肠炎的靶器官虽在大肠，但作为一种全身免疫系统疾病，实则上、中、下三焦皆可波及，故上焦心肺、食管，中焦脾胃，下焦肝肾膀胱，均可出现相应病证，故善治溃疡性结肠炎者，不在肠道局部，而关乎全身整体，因此在治疗中也可根据患者自身情况，五音入五脏，偏重不同，则选择的五音治疗的方法亦不同。

《灵枢·本输》最早提出肺与大肠的表里关系："肺合大肠，大肠者，传导之腑。"王师认为，溃疡性结肠炎的基本病机是湿困大肠，气滞络瘀，郁久化毒。故调肺通肠是基础，祛痰瘀毒是目的。调肺通肠法包括补肺通肠、降肺通肠、宣肺通肠。五音疗法中属于肺的音阶：商音，五线谱中为"Re"。商调式乐曲曲调高亢、雄伟，具有"金"的特性。古筝的声音如山泉流畅般清脆悦耳。曲调高昂、悲壮铿锵如金的《阳春白雪》属商调式乐曲，能恰到好处地平衡肺气、助长肺气。听该曲不仅有润肺功效，还可缓解鼻塞、气喘、咳嗽等咽喉不适。最佳赏乐时间：15：00—19：00，太阳西下，金气在此时段最重，体内的肺气也最为旺盛。伴随着曲子的旋律，肺在一呼一吸之间则可达到事半功倍的效果。

溃疡性结肠炎病变部位虽在肠道，但是病本不在于肠，而在脾胃，久痢患者，湿、热、痰、瘀等浊毒客结胃络，阻滞胃肠气血运行，久则血败肉腐，化腐为脓，损伤胃肠黏膜，进而导致溃疡性结肠炎的发生。属于脾的音阶：宫音，五线谱中为"Do"。宫调式乐曲风格沉静悠扬，犹如"土"般宽厚结实。笙的声音低调醇厚，声音柔和深远，适合演奏该类较为传统乐曲。《十面埋伏》《春江花月夜》《月儿高》等都属于此类乐曲。如《十面埋伏》，这首曲子运用了较为频繁的宫音，能够刺激脾胃，有节奏地对食物进行消化与吸收。最佳赏乐时间：在进餐期间或餐后1小时内，欣赏该类型乐曲，可减轻因快节奏生活中的暴饮暴食导致过重的脾胃负担。

肝与春气相通应，体阴而用阳，喜条达而恶抑郁，肝木条达，疏泄有度，则脾胃枢纽升降正常，人体康健。若情志不遂，肝失疏泄，脾失运化，痰湿内蕴，下客大肠亦会导致溃疡性结肠炎的发生或加重。属于肝的音阶：角音，五线谱中为"Mi"。角调式乐曲曲调爽朗动听，旋律生机盎然。肝顺需要木气练达，以紫竹而成的箫，声音婉转舒缓，让人感到平静。汉族名曲《胡笳十八拍》中有较重的属金的商音，对体内过多的木气有抑制作用，同时此曲又婉转地配上了属于水的羽音，水可以很好地滋养木气，使滞郁的肝气柔软、顺畅，从而达到解郁养肝的功效。最佳赏乐时间：19：00—23：00。这是一天中阴气最重的时段，欣赏该曲一方面可以克制肝气旺盛，另一方面可用阴气滋养肝脏从而达到体内肝气平衡。

《景岳全书·泄泻》中曰："泄泻之本，无不由于脾胃。""肾为胃关，开窍于二阴，所以二便之开闭，皆肾脏之所主，今肾中阳气不足，则命门火衰，……阴气极盛之时，则令人洞泄不止也。"所以治疗老年型溃疡性结肠炎，关键在于温补脾肾，固肠止泻。属于肾的音阶：羽音，五线谱中为"La"。羽调式乐曲曲调哀怨凄凉，具有"水"的特性。音色轻逸超脱的古琴演奏的《梅花三弄》，如行云流水般的羽调式乐曲，风格清纯。五音搭配舒缓，源源不断地将体内产生的能量送到肾中，使人感到神清气爽。最佳赏乐时间：7：00—11：00，这段时间气温持续走高，人与自然相互影响，体内肾气也在感受到外界的召唤，此时听属于水性质的乐曲可促使肾的精气隆盛。

此外，五音不仅可以调五脏，更可以改善人的精神情感，《晋书·乐志》中就指出："是以闻其宫声，使人温良而宽大；闻其商声，使人方廉而好义；闻其角声，使人倾隐而仁爱；闻其徵声，使人乐养而好使；闻其羽声，使人恭俭而好礼。"《乐记·乐本》中写道："凡音之起，由人心生也。人心之动，物使之然也。感于物而动，故形于声；声相应，故生变；变成方，谓之音；比音而乐之，及干戚羽旄，谓之乐。乐者，音之所由生也，其本在人心之感于物也。"可见，音乐的产生源于人们的内心，外界事物时常会影响人的内心活动。通过音乐，人们可以调节自身情绪，保持心理平衡。不同风格的音乐可以让人们体会到高兴、愤怒、悲伤等情绪。好的音乐可以改善人们的异常情感，使人的心情平和，患病的概率也相对降低。而具有疯狂节奏的音乐、高强分贝的音乐，常听则会让人情绪急躁、精神紧张，导致听力减退、血压不稳、心律不齐等症状。

音乐疗法作为一种常见医疗手段在现代医学中开始探索和应用始于20世纪40年代。现代医学、物理学、生物学、心理学和社会学的迅猛发展，为音乐疗法的科学化和普及化提供了依据、指明了方向。美国率先组织成立了音乐治疗学会，并在学校开设音乐疗法专科。此后欧洲发达国家相继效仿，在20世纪50年代后形成了不小的"音乐疗法热"。与此同时，音乐疗法在生理和心理上的双重积极功效得到了社会的广泛认可。适用于医疗、康复、保健、预防和教育领域，对不同年龄段、不同职业背景和不同性格气质的人都能产生作用。

中医五音疗法在临床可用于治疗心理、精神类疾病。临床运用五音可调节情志、调整脏腑、治病愈疾和养生防病。五音疗法联合中药、针刺、西药等能更好地改善患者精神症状、睡眠障碍等问题。梁嘉文发现，中药联合五音疗法在广泛性焦虑症患者的治疗过程中能够起到更优的治疗效果。于继文等发现，针刺配合五音疗法对抑郁症患者能够产生良好的疗效，且不良反应较少。谢鹏等发现，活动期溃疡性结肠炎患者应用以五音疗法为基础的腧穴按摩干预，能够有效缓解临床症状，改善营养状况，提高睡眠质量，改善不良情绪状态，值得临床应用。黎军等发现五音疗法与穴位按摩的联合运用，调整了与焦虑、肠道疾病关系最为密切的肝、心、脾、肾和脑的功能，脾得以健、肝得以疏、情绪得以舒缓，身体各部分功能更加协调平衡。音乐与按摩的配合运用，音乐还可以转移患者穴位按摩时的疼痛体验，让整个操作过程更有节奏感，同时患者在美妙音乐中体验穴位按摩带来的身心放松及舒适感受后，会身体力行，出院后效仿坚持。

结合现代科学，医界和学界对中医五音疗法多有创新和实践，总的来讲主要有结合物理疗法、结合导引疗法和结合心理疗法三类尝试。中医五音疗法和物理疗法相结合，既能够保证物理疗法对经穴气血的作用，又能发挥音乐在治疗过程中对生理和心理的双重积极性。中医五音疗法和导引疗法相结合，是目前接受程度最高的治疗形式，主要分为结合音声导引和结合运动导引两种。中医五音疗法和心理疗法相结合，是目前中医领域和心理学领域的热门课题，也是中医心理学领域的重要研究内容。音乐是公认的调节情绪和心理的有力手段。然而要把音乐用于治疗心理和生理疾病，还需要从心理角度进行更加精细的考量设计。例如《景岳全书》曰："思虑不解而致病者，非得情舒愿遂，多难取效。"《素问·上古天真论》曰"恬淡虚无，真气从之，精神内守，病安从来。"分别从"遂欲"和"寡欲"两个角度阐述了疾病机制，那么针对不同的疾病也应当选择完全不同的音乐疗法进行治疗。

第九章
运 动 疗 法

第一节　古代医籍相关记载

溃疡性结肠炎治疗时间长，容易反复发作，难以治愈。患者因为长时间营养流失导致消瘦、运动能力降低，严重时将发展为肠癌，影响患者身体健康。有研究提出，规律性运动可以有效治疗溃疡性结肠炎。中医学具有悠久的历史，众多古籍记载了古代医家对运动疗法的理解与应用，证实了运动在疾病防治和健康促进中的重要作用。尽管运动疗法在中医学中应用广泛，古籍中却没有确切的"中医运动处方"术语的提出，然而，在古籍记载的很多内容中能发现类似于现代"运动处方"的影子。

基于整体观、恒动观、辩证观的认识，中医将人与自然界以及人体内环境本身有机结合，看作统一整体，通过望、闻、问、切四诊合参，以精气及阴阳五行学说对其相互间的联系和规律进行解释和推演，将表现于外的症状、体征等，与内在的脏腑、经络等功能相联系，辩证分析，进行诊断和治疗。在治疗上，根据确立的治则，选取相应的治法，其具体表现形式如药物、针灸、运动、推拿等。因此，中医运动处方作为中医运动疗法的具体表现形式，与其他疗法同根同源，皆是在中医理论的指导下进行的，同样受到阴阳五行、精气学说的影响，仍具有整体的、恒动的、辩证的特点，基于辨证论治而实施。

中医治疗讲求"理法方药"的层次，中医运动处方应用的"理"，即为中医学的基础理论及其对运动的认知；"法"则为通过运动疗法达到行气、活血、补虚等作用；"方"即为制定的中医运动处方；"药"即为选择的具体功法的动作，也存在类似于药物的功法动作组合、练习频率、练习量等具体要求。因此，中医运动处方是医家应用运动疗法的具体表现形式。

中医运动处方萌芽于原始社会。将运动作为治疗手段的最早记载见于《吕氏春秋·古乐》："昔陶唐氏之始，阴多滞伏而湛积，水道壅塞，不行其原，民气郁于而滞着，筋骨瑟缩不达，故作为舞以宣导之。"这段记载描述了唐尧时期（尧帝，约公元前2377—公元前2259年），水湿泛滥，人们久居湿地，筋骨不舒，因而编创舞蹈以宣导气机、通利关节。类似的记载还见于《帝王统录》及《路史·前纪·第九卷》，后者给这种舞蹈命名为"大舞"。参照中医运动处方的三要素可以看出，这种"大舞"是以治疗筋骨不舒为目的的，以舞蹈为运动方式，其原理是通过运动促进气血运行，从而治疗因气郁而导致的病证，符合三要素的界定，虽没有对舞蹈做具体描述，但也属于中医运动处方的范畴，可认为是中医运动处方的萌芽。

春秋战国的诸子百家争鸣，给中医运动处方的初步形成带来了契机。这段时期，临床上应用运动疗法逐渐增多，中医运动处方逐步形成，虽没有明确提出强度、频率等条目，但具备相应的内容，同时，对运动处方应用的原理也有一定的分析。在"治未病"的基础上，有"动以养生"理念的萌芽。作为中医运动处方的主要运动形式——"导引"也有较为详细的描述。《黄帝内经》为我国现存最早的医学典籍之一，构建了中医学理论体系，并始终指导着中医临床实践。书中运动相关的内容记载虽较为零散，但对运动的原则、治疗原理与应用却有提纲挈领的作用，为中医运动处方体系的形成打下了基础。2010年，美国运动医学年会的大会报告也曾提出，中国的《黄帝内经》是"运动是良医"的起源之一，也是它的一种早期表现形式。其中阐述了运动的原则，其一，法于阴阳。《素问·上古天真论》曰："上古之人，其知道者，法于阴阳，和于术数……不妄作劳，故能形与神俱。"指出人要顺应四时阴阳，以保养阳气，运动亦然。《素问·四气调神大论》曰："春三月，……夜卧早起，广步于庭……养生之道也。"春季为自然界中阳气升发的季节，人们应在庭院中散步，以养人的生气。"治病必求于本"，本于阴阳，通过各种途径调和阴阳以达到"阴平阳秘，精神乃治"的状态，是中医诊治的基础。其二，精气神与形体统一。中医学重视精气神，《素问·上古天真论》曰："真人者……呼吸精气，独立守神，肌肉若一，故能寿敝天地，无有终时，此其道生。"呼吸精气即为调息，独立守神则为调整精神意念的调心，肌肉若一则为调整身体姿态的调身，通过精神调整，结合呼吸和运动，有利于延长寿命。书中还多次提及"治未病"，防病于未然的思想萌芽。其三，骨正筋柔。《素问·生气通天论》曰："谨和五味，骨正筋柔，气血以流，腠理以密，如是则骨气以精。"骨正筋柔，强调了身体姿势要端正，要柔韧灵活。除了调和饮食，在运动过程中，练习的动作准确，能有效调节相应的肌肉筋骨，使在其间的气血能顺利运行，起到内濡外固的作用。其四，形劳而不倦。《黄帝内经》中提到养生要点之一为"形劳而不倦"，以保养精气神，过劳则易伤。《素问·宣明五气》和《灵枢·九针论》均提到了五劳所伤："久视伤血，久卧伤气，久坐伤肉，久立伤骨，久行伤筋。"为"五久劳所病"。参照现代医学可理解为，久卧、久坐等静坐少动行为，长时间用眼，长时间站立、行走等过多运动，均有害健康。另外，《黄帝内经》中还有关于临床应用的记载。首先，治疗痿厥寒热。《素问·异法方宜论》曰："中央者，其地平以湿，天地所以生万物也众。其民食杂而不劳，故其病多痿厥寒热，其治宜导引按跷。故导引按跷者，亦从中央出也。"此段阐明导引按跷疗法使用的原因。将导引按跷用于疾病治疗在书中被多次提及，但大多没有给出具体动作过程的描述。其次，治疗气虚。《素问·阴阳应象大论》曰："血实宜决之，气虚宜掣引之。"掣引，给出了治疗的原则。《宋太医局诸科程文格·卷五》解释为"或象之于熊经，或效之以鸟伸，此所谓之掣引也"，即通过导引的方法达到补气的目的，如健身气功八段锦中的"五劳七伤往后瞧"，可用此原理解释。再次，与多种治疗方法结合使用。《灵枢·病传》：曰"或有导引、行气、乔摩、灸熨、刺、焫、饮药之一者……"在疾病治疗上，可选方法很多，但应用时，各种疗法应相互结合，"非一人之所尽行也"。《素问·血气形志》曰："形苦志乐，病生于筋，治之以熨引。"《素问·奇病论》中治疗息积："不妨于食，不可灸刺，积为导引服药，药不能独治也。"均体现了运动在临床中的应用。《黄帝内经》中不仅记载了诸多运动疗法的应用，作为运动疗法的实施手段，中医运动处方也有具体体现。《素问·刺法论》记载了治疗肾病的运动处方："肾有久病者，可以寅时面向南，净神不乱思，闭气不息七遍，以引颈咽气顺之，如咽甚硬物，如此七遍后，饵舌下津令无数。"该处方涉及主治病证、运动方式、次数、时间、时辰和方位选择等方面，与现代运动处方FITT-VP（运动方式、强度、时间、频率、总量、进程）的原则对照来看，缺少对疗程进度的描述，运动强度和总量以重复次数体现，但还有时辰、方位选择等特色内容，已是相当完善了。虽然全书中具体处方仅此一处记载，但根据其详细程度可以推测，此时期的中医运动处方已具雏形。"动以养生"的提出为预防性中医运动处方奠定了基础。通过春秋战国时期诸子百家的著作可以看出，具有"预防性"目的特点的"动以养生"理念在此时期萌发。约成书于公元前239年的《吕氏春秋》指出，养生就是"能养天之所生而勿撄之"，首次提出了"动以养生"的观念："流水不腐，户枢不蠹，动也。形气亦然，形不动则精不流，精不流则气郁。"认为流水不腐的原因是其流动，人的形体和气血亦然，如果缺乏运动，则人体精气流通不畅，气机郁滞，容易变生他病。《荀子》的《天论》篇中提到"养备而动时，则天不能病……寒暑不能使之疾""养略而动罕，则天不能使之全"，指出在保养身体的基础上，运动对延年防病有重要作用。《劝学》篇曰："怠慢忘身，祸灾乃作。"指出不注重身体锻炼易导致灾祸的发生。在锻炼时也强调要适力而为，使身体健康，进而"形具而神生"，形神共养。从《素问·上古天真论》中"恬淡虚无，真气从之，精神内守，病安从来"强调以静为主的养生思想，到"动以养生"思想的萌芽，中国传统运动"动静相宜"的特点初具雏形。人们认识到，神为形之主，形为神之宅，动以养形，静以养神，动静结合，形神共养的重要性，为后世以养生长命为目的的功法创编、演练，以及以预防为目的的中医运动处方的制定，奠定了基础。

出土文物《行气玉佩铭》，据郭沫若考证成于公元前380年左右，他在《奴隶制时代》中将45字铭文译为："行气，深则蓄，蓄则伸，伸则下，下则定，定则固，固则萌，萌则长，长则退，退则天。天几春在上；地几春在下。顺则生；逆则死。"并将其解释为深呼吸的一个回合。该铭文阐释了行气的原则，尤其重视气机顺逆，常被认为是气功的最早记载，后世常用于阐释运动与呼吸结合的原理，在功法演练中调整气机的运行，广泛用于各种运动处方中。

秦汉时期，周易、医家、方仙道兴起，中医运动处方得到了初步发展。运动疗法多为医家所用，不仅作为治疗手段，也广泛用于健身防病。所开具的中医运动处方多用阴阳五行、经络、行气等理论进行阐释，仍缺少运动进度相关的内容，而动作的组合体现了强度差异，制定处方的"理法方药（具体动作）"的模式开始成形。此时期形成了导引专著，在应用上，运动的动作与呼吸的结合更加紧密。步引，指以立式与走式姿势为主的一类导引方法，见于

《汉书·艺文志》中《黄帝杂子步引十二卷》，另有《黄帝岐伯·按摩十卷》，可能为秦汉最早的导引专著，但现已散失。现存的两部重要著作为《导引图》和《引书》。这两部著作丰富了中医运动处方的内容，扩大了适用范围。1972年马王堆汉墓出土的《导引图》是迄今世界上现存最早的导引图，有44种导引动作，相对独立。图中所绘动作，有引体、导气、自我按摩，有模仿鸟兽者，也有器械运动，结合可辨识的文字，这些动作主要用于健身与治疗。有学者（王震等，2005）将其动作与后世健身功法对比研究认为，《导引图》中涵盖了防病治病、健身保健、行气理气、活血化瘀、强身壮力五大类作用，并概括认为理气、调神、活肢、整脊是传统导引功法的本质特征。

张家山汉墓出土的《引书》成书于公元前186年，被认为是我国最早的导引专著，是对当时医疗导引术的总结。根据113枚竹简整理所得，书中将运动作用于人体的原理进行了解释："流水不腐，户枢不蠹。"指出运动可使气血运行更加通畅，不至于气滞瘀阻。"治身欲与天地相求，犹橐籥也，虚而不屈，动而愈出"，指出人的身体类似风箱，和天地间气机相通，运动则利于气机的通行。从病名上可以看出，《引书》中记载的疾病可以分为内科病、外科病、骨伤科病、五官科病、精神科病，另有一种难以释读的病症。内科病种包括：引内瘅、引瘅病等发热疾病；引肠澼、引腹痛、苦腹胀等消化系统疾病；病肠、引癃等泌尿系统疾病；引心痛、引诎筋、夜日卧瘚、引膺痛等心血管系统疾病；引呼及咳、□□上□（□表示简文缺一字）等呼吸系统疾病；引辟等神经系统疾病；引蹷、引瘚、病瘳癉、益阴气、引阴等不能具体分科的内科疾病共19种。溃疡性结肠炎在中医上属"痢疾""肠澼"，而《引书》中明确提出了引肠澼等消化系统的疾病。《引书》导引法与后世相比，在疾病治疗的过程中有其自身的特点，主要表现在以下几个方面。第一，《引书》中吐字发音的方法均是泻法，如"喜则阳气多，怒则阴气多，是以道者喜则急呴、怒则剧吹以和之"，通过"呴""吹"泻出喜怒等情志产生的过多阴阳之气；"燥则数呼数卧，湿则数吹毋卧实阴，暑则精数呴"，采用"呼""吹""呴"泻出燥、湿、暑等邪气。后世"六字诀"吐字发音法也是泻法，如《养性延命录》曰："纳气有一，吐气有六，纳气一者，谓吸也。吐气有六者，谓吹、呼、唏、呵、嘘、呬，皆出气也。……时寒可吹，时温可呼，委曲治病，吹以去风，呼以去热，唏以去烦，呵以下气，嘘以散滞，呬以解极"，即用"吹""呼""唏""呵""嘘""呬"六字发音吐气法去除寒、温、风、热、烦、上气、郁滞等实性的病症。第二，《引书》中的吐纳方法已经开始有脏腑对应的趋势，如"病肠之始也，必前胀，当胀之时，属意少腹而精吹之，百而已"。"病肠"为小便时少腹或尿道胀满，在脏属肾，说明"吹"可以去除肾阳不足引起的寒湿之气。《诸病源候论》曰："腹中苦胀，有寒，以口呼出气，三十过止。"《引书》中呴与春相应，呼与夏相应，吹与冬相应，这个顺序与后世的"六字诀"也是对应的，即春 – 嘘 – 肝，夏 – 呼 – 脾，冬 – 吹 – 肾。第三，《引书》导引法治疗疾病针对性强，一法一病，没有一法治疗多病现象。如"引膝痛，右膝痛，左手据权，内挥右足，千而已；左膝痛，右手据权，而内挥左足，千而已。左手勾左足指后引之，十而已；又以左手据权，右手引右足指，十而已。"这一套导引方法仅是针对膝痛这一种疾病。马王堆《导引图》也有这个特点，均为一图一法一病。而后世一种导引方法普遍可以运用于多种疾病，如《诸病源候论》所载导引法："双足互跪，安稳，始抽一足向前，极势，头面过前两足指，上下来去三七。左右换足亦然。去臂、腰、背、髀、膝内疼闷不和，五脏六腑气津调适。"除了治疗膝痛之外，还可以治疗"臂、腰、背、髀疼闷不和"等多种疾病，并且可以促进"五脏六腑气津调适"。从导引的特点来看，《引书》所涉及的呼吸吐纳、肢体动作、辅助工具等临床治疗方法，不仅具有奠基性的指导意义，为后世医家所传承，而且其理论内涵一直沿用至今，对当今临床具有深远的影响和启示。

　　东汉医圣张仲景的《伤寒杂病论》中记载："四肢才觉重滞，即导引、吐纳、针灸、膏摩，勿令九穷闭塞。"将伤寒杂病的方药与导引、吐纳等结合应用，有助于祛邪外出和体内气血的调和。东汉末年，华佗在《淮南子》中提到的6种仿生动作的基础上，结合临床实践，将既往动作进行整合，创编了以健身为目的的五禽戏，并教导弟子们演练和应用，能使"身体轻便，腹中思食"，其记载最早可追溯到西晋陈寿的《三国志》。五禽戏选取了虎、鹿、熊、猿、鹤5种动物，代吉星等（2014）认为，与这5种鸟兽在传统意义上象征着健康、吉祥、长寿有关。虽原功法已失传，但南北朝陶弘景的《养性延命录》中记载的"五禽戏诀"，因时间较为接近，被很多学者认为类似原版的华佗五禽戏，是现今能见到的华佗五禽戏的最早版本。因为创编的目的是健身，而非针对特定疾病，因此选择了能锻炼全身的一系列动作，对阴阳、脏腑、经络等的刺激相对均衡，这是运动功法从单一动作到套路的开端，也是以健身为目的制定中医运动处方的开端。五禽戏发展至今，经历了《仙传四十九方》《赤凤髓》《万寿仙书》等版本的演化，国家体育总局进行改编，形成了现在的健身气功五禽戏。沈寿等（1982 年）学者将其对应于五行五脏，鹿、虎、熊、猿、鹤分别对应肝、心、脾、肺、肾与木、火、土、金、水相应，有调整相应脏腑功能的作用，但基于动作本身，其功用不限于此，医生和广大群众仍常成套练习。

公元 610 年成书的《诸病源候论》在中医运动处方史上具有重要意义。该书 50 卷，是中医史上第一部论述疾病病因病机、诸候分类、诊断治疗的专著。书中讨论了不同疾病的 110 个证候群，在分析各证候病因、病机后，针对性地给出了 289 条导引治疗方法，记录在《养生方·导引法》部分，有肢体运动，也配合了自我按摩和呼吸。《诸病源候论》导引法的重要特色之一就是重视扶助阳气的扶阳导引。如风偏枯候、风痹候、疽候、风冷候、风湿痹候、腹痛候、病冷候、积聚候、宿食不消候等病候所附的导引法，均有扶助阳气的含义在里面。以风偏枯候为例，本病由素体气血虚弱，又感风湿邪气所致，所附导引法为"正倚壁，不息行气，从头至足止，愈疽、疝、大风、偏枯、诸风痹"，同时本条导引法还附于风痹候、疽候之后；倚靠墙壁，全身放松，加强吸气操作，吸气可助阳。此处虽未明确提及溃疡性结肠炎，但是脾虚气滞兼湿热的证型与此病机吻合，可予以借鉴。

《诸病源候论》中的助阳益阳导引法强调吸气，配合振腹操作。该书论述的病机多从"风冷"着眼，由此可以得知其思想为"重阳"，所以书中具有助阳益阳功效的导引法有很多，占总数的近 1/3。经过归纳总结可以发现，助阳益阳的导引法都强调吸气，吸气助阳；吸气的操作中有一半需要配合"振腹"，在气功理论中，小腹部是人体元气所在，所以配合"振腹"操作含有补阳的意味。因此在应用导引处方的时候，可以秉承这种扶阳思想，强调吸气操作，配合振腹，即可固护阳气、助阳益阳，达到预防和治疗疾病的目的。

《诸病源候论》一书中风邪候、腹胀候所附导引法相同，风邪候为风冷邪气束表，本条导引的前半段就意在解表，以去风冷邪气，"脾主土，土暖如人肉，始得发汗，去风冷邪气"；后半段意在温里，健脾温阳，以运中气，可理气消胀，气滞证、血瘀证属实证。若为气滞证，可以选用调畅气机类导引法，如晨起不息吐纳法、侧卧伸臂等，可以调畅、疏利气机，疏肝行气，开其郁结。若为血瘀证，可以选用利气血运行类导引法，如扩胸振臂、单掌上托等，扩胸振臂可以行气活血，单掌上托可以活血化瘀，此二法一起练习会对血瘀证有益处。同时，还可以配合调畅气机类导引法，协同活血祛瘀，疏利通络。虚证如气虚证，可以选用补虚类导引法培补元气，补气健脾，如摩腹、蛇行气法等。摩腹可达到调和脾气的目的，蛇行气法配合少食、吞津、顺应四时，可培补丹田之气。

而在实际临床中，单纯的表证、里证、虚证、实证等情况并不常见，更多的情况是几种同时出现，如虚寒证、阴虚证、实热证等。若为虚寒证，可以选用助阳益阳类导引法，如握固多吸一呼法、右足压左足法等，握固多吸一呼法可助阳；右足压左足法可以牵拉右侧腰背部肌肉，能够更好地调动右肾中的阳气，配以鼻吸口呼，可以达到更好的助阳效果。若为阴虚证，可以选用滋阴生津类导引法，如吞津法，可以养肾精、滋阴生津。若为实热证，可以选用除热类导引法，如踞坐后仰，具有除热的效果，可以清泄伏火。《诸病源候论》开创了辨证导引的先河，是一部在导引方面极具意义的著作，集隋以前诸家导引法之大成，该书将导引法系统地用作医疗手段，具有临床应用价值。书中所载导引法的一大特色就是"扶阳导引"，秉承扶阳思想，固护阳气、助阳益阳，以达到预防和治疗疾病的目的。很多疾病存在本虚标实的病机特点，在治疗疾病的时候关注机体的阳气盛衰，在药物治疗的基础上，适时地运用导引术辅助正气，提升阳气，再兼顾三因制宜的思想，就可以充分利用导引术的优势，扶正以祛邪。

中医运动处方起步很早，内容丰富，应用广泛，随科技、医学、文化等的进步而逐步发展。它已基本涵盖了现代运动处方的内容，并有运动季节、时辰、方位、主治病证等更细化的内容，这也是中医"天人相应"和"辨证施治"的具体体现，是中医运动处方的独特之处。通过运动处方对溃疡性结肠炎患者进行健康教育指导与治疗，则能够获得对溃疡性结肠炎治疗和研究的突破性进展。

第二节　运动疗法治疗溃疡性结肠炎的作用机制

溃疡性结肠炎治疗时间长，容易反复发作，难以治愈。患者因为长时间营养流失导致消瘦、运动能力降低，严重时将发展为肠癌，影响患者身体健康。有研究提出，规律性运动可以有效治疗溃疡性结肠炎，治疗效果与药物治疗相当。以下将从运动疗法对于溃疡性结肠炎的作用机制方面进行论述。

韩捷通过充分汲取传统中医传统基础理论，对心身一元论的形气神整体观、精气神理论、经络气血理论和传统运动疗法理论等进行总结归纳，以"形–气–神"三位一体的核心理念论述。中医人体观是天人合一和形神合一的整体，中医证候具有明显的心身医学特征，生理和心理活动相互协调、统一。重视整体把握生命的内在精气神状态，心理影响生理调节整体状态，促进疾病的疗愈和功能康复。狭义之形专指人的形体，形神一体观所言之形，一般多指狭义之形，由五脏六腑、四肢百骸、皮肉筋骨、经络等组成的有机整体。态者，心之能。《黄帝内经》称"心者，君主之官，神明出焉""五脏六腑之大主"，这是中医理论心的学说中最为基本的观点。"形–气–神"三位一体主要内容则是通过自主锻炼和配合外在辅助治疗手段即导引法，达到意识的提炼以养心神，以意领气；自主呼吸的调整以练气，使气推动血运并周流全身；通过气机的引导促进周身形体经脉畅通，营养整个机体，以气导形，从而激发患者趋于康复的"状态"，帮助患者身体恢复到先前的状态。《灵枢·九针十二原》云："粗守形，上守神。"强调整体、神机的关注，形与神俱的整体恒动性，形神同治，心身整体状态调节。传统运动疗法通过调畅气机、调控神志对溃疡性结肠炎起治疗作用，而调气、调神是建立在调整身形的基础之上，调气则需要形和神的参与，调神又要以形和气为基础。

（一）调气论治溃疡性结肠炎

气是构成人体和维持人体生命活动的最基本物质，其基本运动形式是升降出入，气的升降出入运动，是人体生命活动的根本。《素问·六微旨大论》曰："死生之机，升降而已。"一旦止息，生命活动即终止而死亡。气机正常，则生命活动正常，气机升降一旦失常，则影响脏腑的功能活动。正如《景岳全书·论调气》中说道："凡病之为虚为实，为热为寒，至其病变，莫可名状。欲求其本，则止一气足以尽之。盖气有不调之处，即病本所在之处也。"指出一切疾病都与气机不畅密切相关，在治疗疾病时更是要以调畅气机作为基础。李东垣在《脾胃论》中说道："若不达升降沉浮之理，而一概施治，其愈者幸也。"与《素问·至真要大论》"疏气令调，则其道也"的治疗原则相符。可见，气机失常是疾病产生的基础，调畅气机对恢复健康有重要意义。气的运动是通过脏腑之气的运动体现出来的，脏腑气机升降出入异常，例如肝气，肝与春气相通应，体阴而用阳，喜条达而恶抑郁，肝木条达，疏泄有度，则脾胃枢纽升降正常，人体康健。当春季肝气升发太过化火，会出现肝火上炎，肝阳上亢，肝木横逆犯脾土，会形成脾虚；当春季肝气升发不及，则会导致气机郁滞，肝疏泄功能失常，亦会造成脾气郁结。阻滞脾胃的气机，影响脾胃运化体内的水湿。此时溃疡性结肠炎的病机为情志不遂，肝失疏泄，脾失运化，痰湿内蕴。

因此可采用以下治疗方法。①补气健脾：气虚是导致溃疡性结肠炎发生的主要原因之一，究其脏腑归结于心、脾和肾。在选取传统运动疗法时，宜选择补气为主的功法，如太极拳、太极剑、八段锦等。太极拳根据人体气血运行的规律，在套路安排上注重动作缓慢与舒展，肌肉收缩与舒张，协调用力，通过形体锻炼，有效提升心肺功能，加强心主血脉的作用；八段锦的特点是柔和缓慢，松紧有度，动静结合，特别是练习第三式"调理脾胃须单举"，通过上下肢的相对抻拉，健运脾气，增强脾运化湿浊的能力。缓解大便次数增多，粪质稀溏的症状。②行气解郁：气滞主要是指肝气郁滞或腑气不通，气滞则上下不通，是溃疡性结肠炎产生的另一个原因。此类患者宜进行强度大、负荷大、以行气为主的功法，如五禽戏、六字诀等。五禽戏是通过模仿虎、鹿、熊、猿、鹤5种动物的动作，达到治病养生、强壮身体的目的，如虎举与虎扑的动作，要求身体舒展，两臂向上拔伸，身体两侧的肝胆经得到抻拉，郁结的肝气得以舒展，升降有序，气血调和；六字诀是一种吐纳法，通过嘘、呵、呼、呬、吹、嘻6个不同发音，配合意念活动和肢体导引，牵动脏腑经络气机，如嘘字对应肝脏，发嘘音时以音引气，疏解肝气，并配合意念，沿足厥阴肝经循行运气，可缓解心情抑郁的症状。

（二）调神论治溃疡性结肠炎

神有广义、狭义之分，广义的神指整个人体生命活动的外在表现，狭义的神指人的精神思维活动。神是人体生命的主宰，在人体生命活动中起着至关重要的作用，如《灵枢·天年》云："何者为神？岐伯曰：血气已和，营卫已通，五脏已成，神气舍心，魂魄毕具，乃成为人。"而神明被扰又是疾病产生的重要原因，《灵枢·本神》道："是故怵惕思虑者则伤神，神伤则恐惧流淫而不止。"《灵枢·口问》曰："悲哀愁忧则心动，心动则五脏六腑皆摇。"此外，情志失调可导致气机异常，进而影响机体功能活动，甚至危及生命，如《素问·举痛论》道："怒则气上，喜则气缓，悲则气消，恐则气下，……惊则气乱，……思则气结。"如《素问·生气通天论》中记载："大怒则形气绝而血菀于上，使人薄厥。"可见，神乱则血气不和，营卫不循常道，五脏逆乱，疾病乃生。溃疡性结肠炎与精神心理因素的关系，特别是和抑郁、焦虑发生密切相关，《灵枢·口问》云："大惊卒恐，则血气分离，阴阳破败，经络厥绝，脉道不通……忧思则心系急，心系急则气道约，约则不利。"可见情绪异常会直接影响气血的运行。

此外，大量流行病学调查结果也显示，强烈的紧张、焦虑、愤怒和情绪的过度压抑等心理和社会因素是导致溃疡性结肠炎发病的主要诱因，因此在溃疡性结肠炎的防治中可采用调神法辅助治疗。①宁神：为在练功中要求做到虚静无为，这就要在精神上达到虚静、无念、无为的特殊精神状态，达到《素问·上古天真论》"恬淡虚无，真气从之，精神内守，病安从来"的境界；其二，通过专一意守，将注意力集中于某一点上，排除杂念，稳定心神，如站桩功，通过意守丹田使气机下沉，培补元气，心肾相交，神明得安。②松静：紧张、焦虑状态是溃疡性结肠炎患者的共性，而传统运动疗法可以使机体达到松静的状态，例如太极拳，强调内外放松，形体动作、神经系统皆要放松，思绪全部集中在动作本身，排除其他思虑，以一念代万念，在此过程中大脑皮质持续发放低频和放松的指令，减少了外来紧张、焦虑等不良情绪的影响。

易筋经、八段锦、太极拳等均属于中医传统运动疗法，其产生于古代导引养生术，可以促进人体血液循环，具有调节情志的作用。李程秀等对20例抑郁大学生进行为期1年的八段锦锻炼干预，结果观察发现他们的脑神经递质（5-HT、DA、NE）激活水平明显升高（$P < 0.05$）。谢小婷对64例抑郁大学生进行太极拳运动干预，12周后观察发现太极拳有调节HPA轴活动的作用，从而改善其抑郁症状。可见，中医传统运动疗法不仅能强身健体还能对大学生抑郁症的防治产生积极作用。刘亚辉研究表明，体力活动缺乏是造成溃疡性结肠炎的重要发病原因，进行规律运动可以有效防治溃疡性结肠炎。长时间过度剧烈运动会对胃肠道造成损伤，而长期低强度有氧运动可以改善胃肠道功能，因此，通过运动疗法可以一定程度上治疗缓解期溃疡性结肠炎。同时持续有氧运动和高强度间歇运动对溃疡性结肠炎均有治疗效果，但高强度间歇运动的治疗效果更好，患者生存质量得到明显改善。高强度间歇运动是通过较短时间的高强度运动，配合规定的间歇休息达到运动效果，有效减少运动不适，患者的耐受性较高。在研究中，进行高强度间歇运动的治疗效果更好，长期坚持可以

减轻症状，促进炎症的消退，提高患者的生存质量。综上所述，持续有氧运动与高强度间歇运动均可以治疗缓解期溃疡性结肠炎，而高强度间歇运动的治疗效果优于持续有氧运动，患者的生存质量明显得到改善，安全性高，值得推广普及。

　　中国传统运动疗法对人的身心有良性调节作用，不仅可治疗疾病，对预防疾病也有积极作用，其科学价值已逐步被现代方法展现出来。如何充分发挥运动疗法在溃疡性结肠炎治疗中的价值，是今后的一个重要课题。

参考文献

[1] 步斌，侯乐荣，周学兰，等.运动处方研究进展［J］.中国循证医学杂志，2010，10（12）：1359-1366.

［2］褚立希.运动医学［M］.北京：人民卫生出版社，2012.

［3］刘朴.汉代竹简《引书》中徒手治疗导引法的复原及特征研究［J］.体育科学，2010，30（9）：18-29，43.

［4］巢元方.诸病源候论［M］.北京：中国医药科技出版社，2011.

［5］沈静，林先刚，张雷，等.华佗五禽戏古代传播史料考［J］.湖南中医杂志，2015（12）：153-154.

［6］刘峰，刘天君.《诸病源候论》导引法还原［M］.北京：人民军医出版社，2012.

［7］王薛，滕晶.基于"形神统一"理论的中医五神探讨［J］.中医研究，2011（4）：1-3.

［8］代金刚.《诸病源候论》导引法研究［D］.北京：中国中医科学院，2014.

第十章
中医药膳疗法

中医药膳是在中医辨证配膳理论指导下，由药物、食物和调料三者精制而成的一种既有药物功效，又有食品美味，用以防病治病，强身益寿的特殊食品。

中医药膳源远流长，古有"神农尝百草"的传说，反映了早在远古时代中华民族就开始探索食物和药物的功用，故有"医食同源"之说。公元前一千多年的周朝，宫廷医生分为四科，其中的"食医"，即通过调配膳食为帝王的养生保健服务。约成书于先秦至西汉间的中医经典著作《黄帝内经》，载药膳方数则。约成书于秦汉时期，我国现存较早的药物学专著《神农本草经》，记载了许多既是药物又是食物的品种，如大枣、芝麻、山药、葡萄、核桃、百合、生姜、薏苡仁等。《圣济总录·食治》中云："人资食以为养，故凡有疾，当先以食疗之，盖食能排邪而保冲气也。食疗不已，然后命药者，其不得已而用之欤。"《千金食治》记载"仲景曰：人体平和，惟须好将养，勿妄服药。药势偏有所助，令人脏气不平，易受外患。夫含气之类，未有不资食以存生，而不知食之有成败；百姓日用而不知，水火至近而难识。余慨其如此，聊因笔墨之暇，撰五味损益食治篇，以启童稚，庶勤而行之，有如影响耳。河东卫汛记曰：扁鹊云人之所依者形也，乱于和气者病也，理于烦毒者药也，济命扶危者医也。安身之本，必资于食；救疾之速，必凭于药。不知食宜者，不足以存生也；不明药忌者，不能以除病也。斯之二事，有灵之所要也，若忽而不学，诚可悲夫！是故食能排邪而安脏腑，悦神爽志，以资血气。若能用食平疴，释情遣疾者，可谓良工。长年饵老之奇法，极养生之术也。夫为医者当须先洞晓病

149

源，知其所犯，以食治之；食疗不愈，然后命药。药性刚烈，犹若御兵；兵之猛暴，岂容妄发。发用乖宜，损伤处众；药之投疾，殃滥亦然。"亦说明了药膳在防病治病中的重要性。

中医药膳具有以下特点：①注重整体，辨证施食；②防治兼宜，效果显著；③良药可口，服食方便。药膳的应用除掌握、运用"注重整体""辨证施食"外，尚需适量有恒，处理好药疗与食疗的关系，两者配合应用，相辅相成，有可能取得更好的效果。

第一节　古代医籍相关记载

中医药膳是中医药的重要组成部分，在日常疾病预防、慢性疾病治疗方面具有较高的应用价值。溃疡性结肠炎是现代医学病名，中医古籍中并无记载，其主要临床表现为反复发作的腹泻、腹痛、黏液脓血便、里急后重感及不同程度的全身症状，其病程一般较长，且易复发。根据该病临床表现，可与中医"泄泻""痢疾""肠澼""肠风""便血""休息痢"等病名对应。《溃疡性结肠炎中医诊疗专家共识意见（2017）》将该病归于"久痢"范畴。祖国医学虽无溃疡性结肠炎之病名，但历代医籍对本病论述甚详，名称亦颇多，对其腹痛、腹泻、里急后重、黏液脓血便等类似症状的论述散见于"肠澼""便血""赤沃""飧泻""泄泻""大肠泄""小肠泄""大瘕泄""下利""滞下""痢""休息痢""久痢""痢疾""脏毒"等十余种疾病中。

多年来，饮食一直被认为是溃疡性结肠炎发生的可能危险因素。随着我国居民生活水平的提高，蛋类、肉类摄入增多，本病的发生率亦逐年增加，这充分说明了饮食作为溃疡性结肠炎诱发因素的重要性。而国内外学者在进行广泛的研究中则发现了相互矛盾的结果：不同的饮食成分在溃疡性结肠炎的致病与治疗中均可发挥作用。但目前溃疡性结肠炎在临床上仍存在重研究轻临床，重临床轻教育，重治疗轻预防，重缓解轻复发等问题。重药物轻饮食的现状，不利于溃疡性结肠炎的治疗，尤其对饮食在溃疡性结肠炎发病中的作用的低估将会造成严重后果。

（一）发病关乎饮食

传统医学对溃疡性结肠炎的论述中亦强调了饮食致病与防病的重要性，《内经》将溃疡性结肠炎称为"肠澼""赤沃"。《素问·太阴阳明论》云："食饮不节，起居不时者，阴受之……阴受之则入五脏……下为飧泄，久为肠澼。"指出了溃疡性结肠炎发生与饮食生活习惯有着密切关系。《寿世保元·卷三·痢疾》曰："痢者，古之滞下是也。多由感受风寒暑湿之气，及饮食不节，有伤脾胃，宿积郁结而成也。"宋代严用和《严氏济生方·痢疾论治》云："今之所谓痢疾者，即古方所谓滞下是也……夫人饮食起居失其宜，运动劳役过其度，则脾胃不充，大肠虚弱，而风冷暑湿之邪，得以乘间而入，故为痢疾也。"《太平惠民和剂局方》载："皆因饮食失调，动伤脾胃，水谷相拌，运化失宜，留而不利，冷热相搏，遂成痢疾。"《证治汇补·痢疾》亦有记载曰："饮食过多，脾胃不运，生冷失调，湿热乃成，痢下黄色，或如鱼脑，腹痛胀满，不嗜饮食。"由此可见，饮食不节、过食生冷是本病发生的重要因素。

（二）服药宜忌，慎乎饮食

《素问·奇病论》指出："肥者令人内热，甘者令人中满。"多食肥甘厚腻之物易滋腻碍胃，阻滞气机，饮食宜"谨和五味，食宜清淡"，合理的饮食强调合理的饮食结构及饮食方式，要求"五谷为养，五果为助，五畜为益，五菜为充，气味和而服之，以补精益气"。食物种类上如生冷寒凉、油炸烧烤、腌或泡制，烟熏、辛辣刺激性食品也应忌食或少食，注重饮食卫生，以免刺激胃肠道黏膜。《儒门事亲·卷四·下利脓血十七》曰："大忌油腻、一切热物则愈矣。"《景岳全书》曰："痢疾之病……不在暑热，病在人事，不在天时，从可知矣。"张氏认为本病前期多由于饮食伤于脾胃所致，痢因人事食寒，并非天时暑热。指出溃疡性结肠炎服药期间，宜慎乎饮食，慎服油腻、刺激、生冷等食物。

（三）愈后防复，调乎饮食

《素问·痹论》言："饮食自倍，肠胃乃伤。"说明饮食不节、暴饮暴食伤及脾胃，水湿不化而湿热内生，流于肠道，可发为泄痢之证，因此溃疡性结肠炎的防治均当兼顾饮食的量和种类，进行对因防治。溃疡性结肠炎属中医泄痢之证，郭军雄等认为泄痢皆本于脾虚，肝亢犯脾，则脾愈虚；伤于外风或情志，肠络受损，清浊不分，脓血俱下。由此，饮食等因素在溃疡性结肠炎的发病中起着重要作用，法以"补先天、壮后天"，使"正气存内，邪不可干"。在发病期辨因论治，及时祛除致病邪气可奏釜底抽薪之效；在未病之时，饮食有节可彰显未病先防之功，从而达到治标护本、防病治病的双重目的。

（四）"夺食治泻"，理论提出

基于饮食因素在溃疡性结肠炎发展及治疗过程中越来越重要的地位，重视饮食调理是治疗溃疡性结肠炎目前亟待解决的课题。早在明代王肯堂在其著作中即提出"夺食治泻"理论，对目前治疗溃疡性结肠炎具有重要的借鉴意义。王肯堂认为，脾胃虚弱，不能运化饮食，若食则泄泻作矣，不食则无泄，故提出"夺食治泻"之法。王肯堂在其著作《证治准绳·杂病·第六册·大小腑门》云："初病夺食，或绝不食一二日，使胃气日胜，泄不作也。"阐明饮食指导对治疗溃疡性结肠炎的重要性，也符合脾胃病证"三分治疗七分调养"的重要理念。故饮食因素在溃疡性结肠炎的发病和治疗中发挥着重要作用，强化饮食指导，避免可诱发或加重溃疡性结肠炎食物的摄入，养成良好且适合溃疡性结肠炎患者的饮食习惯可改善溃疡性结肠炎患者的临床症状及预后。需要注意的是，不存在适合所有溃疡性结肠炎患者的单一饮食或进食计划，应该根据患者的病程、病变部位和病情程度等而做调整，督促其养成长期科学、合理的饮食习惯，这对于提高溃疡性结肠炎临床疗效具有重要意义。

韩捷教授在长期临床实践中，对溃疡性结肠炎提出"五宜（即食用米汤、稀面条、软米饭、馒头、适量蔬菜等容易消化的饮食）""五禁（禁油腻、辛辣、牛奶、蔬菜、酒等易引起腹痛、腹泻的食物）""五忌（忌海鲜、咖啡、甘薯、干果、冰箱中未加热食物。减少对胃肠道的刺激）""五加（蔬菜、鱼肉、鸡肉、瘦肉、鸡蛋等，逐渐摄入上述饮食以增加营养）"的饮食原则，让饮食在溃疡性结肠炎患者的治疗、转归、预后中发挥积极的作用，具有非常重要的意义。

第二节 中医药膳治疗溃疡性结肠炎的作用机制

中医药膳治疗在秦汉时期就已存在，食疗已成为中医学中重要的分支，通过中医理论指导将中药同食物相结合发挥防病治病、养生保健的作用，在多种慢性疾病的治疗与保健中具有重要意义。在中医药膳的发展中，中医药膳与药物治疗的作用原理基本是类似的，主要体现在扶正与祛邪两个方面。中医药膳在防病治病中的地位逐渐得到重视，但在实际应用中，还应明确药膳是寓药于食，它与药品有着很大的区别，药品重在治疗疾病，剂量相对偏大，见效较快。而中医药膳以食为主，药量相对较小，其作用也较缓，副作用较少，以便人们长期食用，重在保健、养生、康复方面。唐代医药学家孙思邈在《千金要方》中说："为医者当先洞晓病源，知其所犯，以食治之，食疗不愈，然后命药。"即食疗可单独应用于药疗之前，也有将食疗单独应用于患者的康复阶段。

现代中医认为溃疡性结肠炎病机演变过程主要有 3 个典型时期：湿热蕴积大肠（湿热证）→慢性间歇发作期为脾虚湿热并存（虚实夹杂）→慢性持续严重期为脾肾气血俱亏（虚证）。以脾虚湿热型和脾肾亏虚型较为常见，而脾虚湿热型最为重要。韩捷教授在脾虚湿热型轻中度溃疡性结肠炎患者治疗过程中强调要日常服用药膳粥：红枣 5 枚，黄芪 40g，白扁豆 40g，小米 100g，大米 100g，煮粥食用，方小而精，食用方便，取得了很好的效果。该药膳粥主要以健脾益气，祛湿止泻为主，其中红枣，甘温，归脾、胃、心经，有补中益气，养血安神之功效。能补脾益气，适用于脾气虚弱，消瘦、倦怠乏力、便溏等症。《神农本草经》曰其"安中养脾"。《名医别录》谓其"补中益气，强力，除烦闷"。现代研究表明，本品化学成分主要为有机酸、三萜苷类、生物碱类、黄酮类、糖类、维生素类、氨基酸、挥发油、微量元素等。药理作用：能增加胃肠黏液，纠正胃肠病损，保护肝脏；有增加白细胞内 cAMP 含量，抗变态反应作用；有镇静催眠作用；还有抑制癌细胞增殖、抗突变、镇痛及镇咳、祛痰等作用。黄芪，甘，微温，归脾、肺经。有补气健脾，升阳举陷，益卫固表，利尿消肿，托毒生肌的功效。本品善入脾胃，为补中益气要药。因其能升阳举陷，故长于治疗脾虚中气下陷之久泻、久痢。现代研究表明，黄芪主要化学成分有苷类、多糖、黄酮、氨基酸、微量元素等。其药理作用是能促进机体代谢、抗疲劳、促进血清和肝脏蛋白质的更新；能增强和调节机体免疫功能，对干扰素系统有促进作用，可提高机体的抗病力；对流感病毒等多种病毒所致细胞病变有轻度抑制作用，对流感病毒感染小鼠有保护作用；有较广泛的抗菌作用；黄芪在细胞培养中，可使细胞数明显增多，细胞生长旺盛，寿命延长。白扁豆，甘，微温，归脾、胃经。有补脾和中，化湿之功效。能补气以健脾，兼能化湿，药性温和，补而不滞，适用于脾虚湿滞，食少、便溏或泄泻。唯其"味轻气薄，单用无功，必须同补气之药共用为佳"，如参苓白术散（《太平惠民和剂局方》，以本品作为人参、白术等药物的辅助。现代研究表明本品所含化学成分有碳水化合物、蛋白质、脂肪、维生素、微量元素、泛酸、酪氨酸酶、胰蛋白酶抑制剂、淀粉酶抑制剂，以及血细胞凝集素 A、B 等。药理作用：白扁豆水煎剂对痢疾杆菌有抑制作用；其水提物有抗病毒作用。小米，春种秋收得天地之气最全，得土气最厚，为脾之果，最养脾胃，味甘，性微寒，有健脾和胃安神的功效。《本草纲目》记载："粟米治反胃热痢，煮粥食，益丹田，补虚损，开肠胃。"粟米脂肪中的维生素 E 含量较高，有益于促进人体内分泌活动；粟米中含有的谷氨酸有健脑作用。大米，味甘，性平，具有补中益气，健脾养胃，益精强志，和五脏，通血脉，聪耳明目止烦，止渴，止泻的功效，被誉为"五谷之首"。《本草纲目》中就提到"粳米甘凉，得天地中和之气，和胃补中"。上五味相须为用，共奏健脾益气，祛湿止泻之功。

第三节　韩捷运用五行分类制定中医药膳

五行是中国传统哲学的核心，中医学便是以五行学说作为其理论体系的基本构架。从五行到五脏，从五行相胜、相生到脏腑辨证，中医学在应用五行学说时一直不断地对其进行调整，通过临床实践又进一步丰富和发展了五行学说，中医理论从五行开始走过了一段逐渐成熟完善的演进过程，体现了天人合一的整体观念和人与自然界的统一性。

《养老奉亲书》云：昔圣人诠置药石，疗诸疾病者，以其五脏本于五行，五行有相生胜之理也。荣卫本于阴阳，阴阳有逆顺之理也。故万物皆禀阴阳五行而生，有五色焉，有五味焉，有寒热焉，有良毒焉。圣人取其色味冷热良毒之性，归之五行，处以为药，以治诸疾。顺五行之气者，以相生之物为药以养之；逆五行之气者，以相胜之物为药以攻之。或泻母以利子。或泻子以补母。此用药之奇法也。《经》曰：天地，万物之盗；人，万物之盗。人，所以盗万物为资养之法。其水陆之物为饮食者，不啻千品，其五色、五味、冷热、补泻之性，亦皆禀于阴阳五行，与药无殊。大体用药之法，以冷治热，以热治冷。实则泻之，虚则补之，此用药之大要也。人若能知其食性，调而用之，则倍胜于药也。缘老人之性，皆厌于药而喜于食，以食治疾，胜于用药。况是老人之疾，慎于吐痢，尤宜用食以治之。凡老人有患，宜先食治；食治未愈，然后命药，此养老人之大法也。是以善治病者，不如善慎疾；善治药者，不如善治食。夫含气之类，未有不资食以存生，而不知食之有成败；百姓日用而不知，水火至近而难识。余慨其如此，聊因笔墨之暇，撰五味损益食治篇，以启童稚，庶勤而行之，有如影响耳。孙思邈认为：人体平和，惟须好将养，勿妄服药。药势偏有所助，令人脏气不平，易受外患。即使在平和之时，也只需饮食将养，不要乱服药物，因为任何一种药物，总会对人体造成一定的影响，使脏腑气机偏颇，甚至造成抵抗力下降，而易受到病邪侵犯。即使患病，作为一名高明的医生，也还是要在弄清楚病情病因时充分运用食物调理的方法。如果药膳无效，就要运用药物，有针对性地治疗。即便如此，仍然可以将药物和食物调理结合起来，或者直接把药物加入食物内，抑或在药方内配以食物组成药膳方。

　　人有五脏六腑，自然界中有五味杂陈，而人是自然的一部分。中医的五行学说讲，五味与五脏有一定的联系。《黄帝内经》中对五行、五脏、五味、五方之间的关系亦有论述："五味所入，酸入肝，辛入肺，苦入心，咸入肾，甘入脾。"因此，常食五味，可调和五脏的健康。酸入肝，辛入肺，苦入心，甘入脾，咸入肾，养五脏，方为健康。①酸入肝：酸性的食物具有收敛的功效，对肝脏有收敛的作用，尤其是肝火过旺，可以吃一些酸性的食物平肝火，补肝阴虚的作用。并且酸味的食物有促进消化，增加身体代谢的作用，保护肝脏。酸性的食物：山楂、酸橙、酸梅，甚至是老陈醋，等等。酸多则伤脾，酸味食用过多，会导致肝气太旺，反而抑制脾胃的功能，中医五行理论相生相克，木肝克土脾。②辛入肺：辛既是我们常说的辣，而辛辣的食物都有理气、通气的作用，而五脏中主气的器官就是肺脏，并且辛有发汗、发热的作用，所以可祛除风寒，防治感冒。辛味的食物：姜、蒜、葱、辣椒等。辛多则伤肝，辛辣的食物吃得过多，导致肺气过多，从而克制肝气的疏通，伤及肝脏，金肺克木肝。③苦入心：苦味可降火，泻火，能泄能燥，有固阴的作用，苦味能祛心烦，降心火过旺，平时心气不通时，可以吃些苦味的食物，降降火，通通气。苦味的食物：苦瓜、百合、苦杏仁等。苦多则伤肺，苦味吃得多，反而导致心气不疏，心火过旺，容易伤害肺脏，而五行理论中，火心克金肺。④甘入脾：甘就是甜味，也包括淡味。甘味的食物有润燥，补气血养血，健脾，主运化，调节脾脏的代谢，排毒等作用，适当的食用可养脾胃。甘味的食物：糖、蜂蜜、桂圆、西瓜、红枣等。甘多则伤肾，甘味过多，导致脾脏功能过旺，从而抑制肾气，导致肾脏的疾病，土脾克水肾。⑤咸入肾：咸是五味之冠，也是我们最喜欢、最不讨厌的味道。咸是至阴之味，可与肾脏相通，并且咸味散结，滋补阴血，可调节血细胞渗透，增加身体的代谢。咸味的食物：盐、紫菜、海带等。

韩捷教授根据长期临床实践经验，依据五行及体质学说，制定了"五行质人药膳""溃疡性结肠炎分型药膳""体质分类药膳"等，临床上颇受欢迎，疗效显著。

（一）五行质人药膳

1. 木形　木形之人，比于上角，似于苍帝。其为人苍色，小头，长面，大肩背，直身，小手足，好有才，劳心，少力，多忧劳于事。能春夏不能秋冬，感而病生。

（1）体质特征：身体比较瘦，肤色苍白或青黑，个子较高，手足灵活，并且多青筋，油性皮肤，喜欢安静，性格偏于内向，容易生气，性情抑郁。

（2）养生要点：

1）肝属木，肝之性喜条达而恶抑郁。木形人体质偏于肝郁气滞，易心情抑郁，要注意静养生及慢养生，以调整心态，防止风动。

2）应多参加舒缓的运动，可以流通气血，运动更适宜太极、瑜伽等养生。

3）五行中肝与绿色食物对应，饮食上以绿色蔬菜为主。如菠菜、芹菜、油菜等。木形体质的人阳气偏盛，容易着急上火，应该吃一些偏寒凉的阴性食物。

（3）药膳：

1）木形虚：阴虚内热，见口干，目蒙，或阳虚则手足不温。

桂圆红枣粥：桂圆20g，红枣20g，粳米100g。

2）木形实：气郁而化火生风，叹息，烦躁易怒。

菊槐决明饮：白菊花、槐花、决明子、绿茶各6g。

2. 火形 火形之人，比于上徵，似于赤帝。其为人赤色，广䏖，锐面小头，好肩背髀腹，小手足，行安地，疾心，行摇，肩背肉满，有气轻财，少信，多虑，见事明，好颜，急心，不寿暴死。能春夏不能秋冬，秋冬感而病生。

（1）体质特征：体形比较瘦小，脸形瘦尖，肌肤薄弱，皮肤赤色，面色红润，目光明亮，眉稀少，唇色红，精气神十足，充满活力，步履稳重，性情急躁。

（2）养生要点：

1）心在五行中属火，主血脉、主神志。火形人体质偏于阴虚火旺，其人患病火扰神明，导致性情比较急躁，常常心烦易怒。

2）火形人身体内阳气比较旺盛，养生的关键在于滋阴抑阳，调养心肾，以水济火。

3）五行中火与心相对应，火形人需格外养心，养心最好多吃些红色食物。平时宜多吃清淡、养阴生津之品，如鸭肉、银耳、西瓜等。夏天多吃苦味食物，因为苦入心，可养阴、清热、除烦，如苦瓜等。燥烈辛辣之品应少吃。

（3）药膳：

1）火形虚：温运不足，或心气亏虚，或心阳不足，或心神失养。

薤白粥：薤白30g，粳米100g。

当归生姜羊肉汤：当归20g，生姜30g，清水浸软后，切片，加羊肉500g，大火煮沸去浮沫，转小火炖至羊肉熟烂。

2）火形实：心火亢盛，或耗伤心阴，或心火扰神。

莲栀饮：莲子30g，栀子15g，冰糖适量。

3. 土形 土形之人，比于上宫，似于上古黄帝。其为人黄色，圆面，大头，美肩背，大腹，美股胫，小手足，多肉，上下相称，行安地，举足浮，安心，好利人，不喜权势，善附人也。能秋冬不能春夏，春夏感而病生。

（1）体质特征：体格比较健壮，身材匀称，肌肉丰满，腹大，腿部壮实，肩背丰厚，肌肤光滑，肤色偏黄。性格宽厚，朴实，保守，性情平和，善于与人和睦相处。

（2）养生要点：

1）脾在五行中属土，土性喜润而恶燥。土形人体质偏于脾胃虚弱，进食不宜过饥或过饱。

2）养生重点是阴阳并重，形神兼养，脾胃调理好了，气血才会旺盛。土形人要多吃健脾祛湿的食物，大寒、油腻、黏滞之品易伤脾胃阳气，应尽量少吃。

3）土形人阳气大多偏虚，适合选择吃一些稍偏温热性食物。特别夏季应选择性味平和、容易消化、补而不腻的食品，如莲藕、胡萝卜、苹果、牛奶、豆浆、山药、小米等，以利健脾养胃，补气生津。

（3）药膳：

1）土形虚：脾胃受纳失职，食滞胃脘。

益脾饮：黄芪10g，怀山药10g，白术10g，龙眼肉10g，红枣10g，鸡内金2g。

2）土形实：受纳太过，消谷善饥，或胃津伤，或脾升太过生痰。

薏仁绿豆粥：薏苡仁50g，绿豆20g，白扁豆20g，大米50g。

4. 金形 金形之人，比于上商，似于白帝。其为人方面，白色，小头，小肩背，小腹，小手足，如骨发踵外，骨轻，身清廉，急心，静悍，善为吏。能秋冬不能春夏，春夏感而病生。

（1）体质特征：眉清目秀，体型偏瘦小，但肩背较宽，方形脸，鼻直口阔，皮肤白净，四肢较瘦，动作敏捷，易出汗。

（2）养生要点：

1）肺在五行中属金，主呼吸，为娇脏。金形人大都皮肤干燥、面色苍白、大便干结，容易出现肺燥咳嗽，故平时多饮水，以保持皮肤及体内水分充足。

2）五行中肺与白色相对应，饮食应以清肺润肺、生津增液之白色食物为主，可多吃疏肝清热、益肺补肾之品，如枇杷、茉莉花、薏苡仁、冬瓜仁、蜂蜜、桑葚、芝麻、花生等。

3）金形人多数肺阴亏虚，和火形人在饮食方面基本类似，应多吃些偏寒凉的滋阴食物，如白色食物（豆浆等）、鱼类、海鲜等。

（3）药膳：

1）金形虚：宣肃不及，卫外失调，出现呼吸不利，胸闷咳痰，内生痰饮或小便不利，易患感冒。

蜂蜜蒸百合：百合 120g，蜂蜜 30g，拌和均匀，蒸至熟软。

2）金形实：宣发太过会出现呼多吸少，发为喘证，或者汗出过多；肃降太过会出现吸多呼少，气结胸中，日久发为肺胀，或导致肠鸣、泄泻。

贝梨汤：川贝 10g，梨 100g，冰糖适量。

沙麦茶：沙参 10g，麦冬 10g，胖大海 1 枚。

5. 水形 水形之人，比于上羽，似于黑帝。其为人黑色，面不平，大头，廉颐，小肩，大腹，动手足，发行摇身，下尻长，背延延然，不敬畏，善欺绐人，戮死。能秋冬不能春夏，春夏感而病生。

（1）体质特征：体型比较胖，偏矮，肤色偏黑，腮部较宽，腹部较大，腰臀稍大，手指长，怕寒喜暖。

（2）养生要点：

1）肾在五行中属水，主藏精纳气。水形人体质偏于肾阳虚，肾阳不足的水形人，常表现出情绪不佳，易惊恐或悲伤。

2）水形人养生的关键在于温阳益气。忌黏硬、生冷之品。

3）五行中肾水与黑色相对应，应多吃黑色食物，如黑豆、黑芝麻、黑枣等。生活中应预防寒湿入侵，避免久居湿地，应多吃健脾祛湿之品，以调补肝肾之品为主，如山药、土豆、扁豆、鲫鱼、猪肉、茯苓等。

4）鱼类大多属寒凉食物，不适合水形体质的人食用。

（3）药膳：

水形不及：肾无所藏，可有肾精亏损的病证，或肾气不足，或肾阴 / 阳亏虚。

生地山药粥：生地 20g，山药 200g，粳米 200g。

双耳益肾粥：银耳 10g，木耳 10g，香菇 15g，首乌 20g，鹌鹑蛋 5 个，大米 200g。将银耳、木耳、香菇切丝与首乌、鹌鹑蛋、大米加水适量同煮成粥。

杞萸茶：枸杞 15g，山茱萸 15g，地骨皮 10g。

（二）溃疡性结肠炎分型药膳

1. 大肠湿热型

（1）主症：腹泻黏液、脓血便，腹痛里急后重。次症：肛门灼热身热不扬，口干口苦小便短赤，舌质红，苔黄腻，脉滑数。

（2）药膳：

主膳：马齿苋公英粥。组成：马齿苋 15g，蒲公英 15g，粳米 100g。

次膳：薏仁三豆粥。组成：薏苡仁 50g，白扁豆 50g，绿豆 50g，赤小豆 50g，糯米 100g。

2. 脾虚湿阻型

（1）主症：大便稀溏，有少量黏液或脓血，腹部隐痛，食少纳差。次症：腹胀肠鸣肢体倦怠，神疲懒言，面色萎黄，舌质淡胖或边有齿痕，苔白腻，脉细弱或濡缓。

（2）药膳：

主膳：山药莲肉粥。组成：山药 250g，莲子 30g，大米 30g。

次膳：山药薏苡粥。组成：粳米 350g，山药、薏苡仁各 50g，莲子 25g，红枣 30g。

3. 肝郁脾虚型

（1）主症：腹痛则泻，泻后痛减，大便稀溏，或有少许黏液便，情绪紧张或抑郁恼怒等诱因可致上述症状加重。次症：胸闷喜叹息，嗳气频频，胸胁胀痛，舌质淡红，苔薄白，脉弦细。

（2）药膳：

主膳：山药陈皮粥。组成：山药 50g，薏苡仁 50g，陈皮 50g，花生 50g，小米 100g。

4. 脾肾阳虚型

（1）主症：久病不愈，大便清稀或伴有完谷不化，腹痛绵绵，喜温喜按，腰膝酸软，形寒肢冷。次症：五更泻或黎明前泻，食少纳差，少气懒言；面色白，舌质淡胖或边有齿痕，苔白润，脉沉细或尺脉弱。

（2）药膳：

主膳：金樱枳壳粥。组成：金樱子 30g，枳壳 30g，黄芪 50g，干姜 10g，粳米 100g。

次膳：黄芪粥。组成：使用黄芪 100g 熬粥，并将肉桂、干姜等少量作为辅料食用。

5. 瘀阻肠络型

（1）主症：腹痛拒按，痛有定处，泻下不爽，下利脓血、血色暗红或夹有血块。次症：面色晦暗，腹部有痞块，胸胁胀痛，肌肤甲错，舌质暗红，有瘀点瘀斑，脉涩或弦。

（2）药膳：

主膳：蘑菇鲫鱼汤。组成：陈皮 50g，蘑菇 50g，鲫鱼 1 条。

次膳：山楂红豆糯米汤。组成：山楂 50g，赤小豆 50g，糯米 100g。

（三）体质分类药膳

1. 气虚质　气力不足，功能低下。患者多呈现消瘦面容、四肢乏力、慵懒疲劳、排便无力等。疾病诊断方面多见于营养不良，无力性便秘、脏器下垂等。

调养原则：气虚质调养以"健脾益气"为原则。

黄芪大枣茶：黄芪 10g，大枣 5 枚。将黄芪、大枣洗净，加水浸泡 30 分钟，将大枣捏开，一起倒入砂锅内大火烧开转小火 20 分钟，关火闷 10 分钟，过滤取汤饮用。

2. 阴虚质　烦热躁动，口燥咽干。患者多表现为皮肤干燥、眼睛干涩、尿少便干。疾病诊断方面多见于干燥综合征、便秘、甲亢等。

调养原则：阴虚质调养以"滋补肾阴，滋阴潜阳"为原则。

杏仁炖雪梨：杏仁 10g，雪梨 1 个，冰糖 30g。共放炖盅内，加水半碗，隔水炖 1 小时。食梨，饮汤。

3. 阳虚质　阳气不足，畏寒怕冷。患者多呈现畏寒怕冷，手足不温，大便溏薄，小便清长。疾病诊断方面多见于雷诺综合征、特发性甲状腺功能低下等。

调养原则：阳虚质调养以"温肾阳，暖脾阳"为原则。

姜糖苏叶饮：生姜 6g，紫苏叶 3g，红糖适量。生姜切丝，紫苏叶捻碎和红糖同放入瓷杯中，以沸水冲泡温浸片刻，趁热频饮。

4. 痰湿质　形体肥胖，腹部肥满。患者主要表现为肥胖、腹部肥满松软、容易困倦、身体沉重、面部多油。疾病诊断方面多见于中风、眩晕、高血压、糖尿病、不孕症、月经不调等。

调养原则：痰湿质调养以"健脾化湿，宣肺益肾，通利三焦"为原则。

山楂降脂饮：鲜山楂 30g，生槐花 5g，嫩荷叶 15g，草决明 10g。以上四味同放锅内煎煮，待山楂将烂时，捣碎，再煮 10 分钟，去渣取汁，调入白糖。

5. 湿热质 湿热相兼，排泄不畅。患者主要表现为面垢油光、易生痤疮、口干口臭、皮肤油腻、眼睛红赤、大便黏滞不畅或燥结。疾病诊断多见于疮疖，黄疸等。

调养原则：湿热质调养以"清热利湿"为原则。

荷叶冬瓜汤：鲜荷叶 1 张，鲜冬瓜 500g，油、盐各适量。荷叶洗净剪碎，冬瓜连皮切块，一起放煲内，加清水适量煲汤，汤成加油盐调味。喝汤，食冬瓜。

6. 血瘀质 面色晦暗，疼痛长斑。患者主要表现为肤色晦暗，色素沉着，易长雀斑、蝴蝶斑、老年斑等。疾病诊断多见于经血不畅所致痛经及闭经、皮肤色素沉着等。

调养原则：血瘀质调养以"活血化瘀，配合理气"为原则。

灵芝三七山楂饮：灵芝 30g，三七粉 4g，山楂汁 200mL。先将灵芝洗净，放入砂锅中，注入适量清水，微火煎熬 1 小时。去渣取汁，兑入三七粉和山楂汁即成。早晚分两次食用，服前摇匀。

7. 气郁质 气机不畅，情绪抑郁。患者主要表现为神情抑郁、情感脆弱、敏感多疑、烦闷不乐，睡眠较差。疾病诊断多见于抑郁症、焦虑症，肌瘤，结节等。

调养原则：气郁质调养以"理气解郁，调理脾胃"为原则。

双花西米露：西米 50g，玫瑰花、茉莉花各 20g。玫瑰花、茉莉花以开水冲泡，备用；西米投入沸水中，以中小火煮至半透明（5 ~ 6 分钟），中间还有一点白即可，滤去煮西米的热水，将半透明的西米倒入备好的玫瑰花、茉莉花水中，略加烧开，调入白糖适量即可。

（四）常见治疗类食物、药物

1. 肥人（改善瘦人体质，强身壮体）类食物 小麦、粳米、酸枣、葡萄、藕、山药、黑芝麻、牛肉。

2. 安神（使精神安静、利睡眠等）类食物 莲子、酸枣、百合、梅子、荔枝、龙眼、山药、鹌鹑、牡蛎肉、黄花鱼等。

3. **增神（增强精神，减少疲倦）类食物** 茶、荞麦、核桃等。

4. **清热凉血（用于血热病症）类食物** 藕、茄子、黑木耳、蕹菜、葵花籽、食盐、芹菜、丝瓜等。

5. **清热解毒（用于热毒病症）类食物** 绿豆、赤小豆、豌豆、苦瓜、马齿苋、荠菜、南瓜等。

6. **健脾和胃（用于脾胃不和病症）类食物** 南瓜、包心菜、芋头、猪肚、牛奶、芒果、柚子、木瓜、栗子、大枣、粳米、糯米、扁豆、玉米、无花果、胡萝卜、山药、白鸭肉、醋、芫荽等。

7. **健脾化湿（用于湿阻脾胃病症）类食物** 薏苡仁、蚕豆、香椿、大头菜等。

8. **收涩（用于滑脱不固病症）类食物** 石榴、乌梅、芡实、高粱、苹果、莲子、黄鱼、鲇鱼等。

9. **补气（用于气虚病症）类食物** 粳米、糯米、小米、黄米、大麦、山药、荞麦、籼米、马铃薯、大枣、胡萝卜、香菇、豆腐、鸡肉、鹅肉、鹌鹑、牛肉、青鱼、鲢鱼等。

10. **补血（用于血虚病症）类食物** 桑葚、荔枝、松子、黑木耳、菠菜、胡萝卜、猪肉、羊肉、牛肝、羊肝、甲鱼、海参、草鱼等。

11. **助阳（用于阳虚病症）类食物** 枸杞菜、枸杞子、核桃仁、豇豆、韭菜、丁香、刀豆、羊乳、羊肉、狗肉、鹿肉、鸽蛋、雀肉、鳝鱼、海虾、淡菜。

12. **滋阴（用于阴虚病症）类食物** 银耳、黑木耳、大白菜、梨、葡萄、桑葚、牛奶、鸡蛋黄、甲鱼、乌贼、猪皮。

第四节　韩捷根据不同体质制定的药茶处方

体质，是指在人体生命过程中，在先天禀赋和后天获得的基础上所形成的形态结构稳定的固有特质。体质辨识即以人的体质为认知对象，从体质状态及不同体质分类的特性，把握其健康与疾病的整体要素与个体差异，制定防治原则，选择相应的治疗、预防、养生方法，从而进行"因人制宜"的干预措施。根据 2009 年 4 月中华中医药学会的《中医体质分类判定标准》，常见的

163

中医体质类型可分为平和质、气虚质、阳虚质、阴虚质、痰湿质、湿热质、血瘀质、气郁质、特禀质九种。合理的饮食不仅可以强身健体，还能有效地改善体质的偏颇，起到调整体质、防病治病的作用。

（一）药茶的起源

中医药是中华民族的一座宝库，食疗是这座宝库中的一项皇冠，而茶疗恰恰是这顶皇冠上那颗最耀眼的明珠。茶疗将药物与茶完美结合，能防疾病，能品茶趣，常饮能祛顽疾、强体魄、安心神、润喉肠、降脂减肥、益寿延年。

药茶是我国传统医学宝库中一个重要组成部分，是中华民族的宝贵遗产，它是我国劳动人民在长期的生活生产实践中，反复提炼而成的智慧结晶。《中国茶经》中提出的茶的传统医疗功效有24项之多。近代科学研究又增加了茶的许多医疗保健功效，例如，排毒、减肥、安眠、养颜、降血脂、降血糖、降血压、降尿酸、防止动脉硬化（包括抗血栓形成）、抗衰老、抗癌、抗辐射等。

"药茶"概念形成主要与唐代茶文化兴起及食疗文化的发展有关。我国是茶文化的发源地，多元化的茶文化存在形式使我国茶文化呈现出博大精深的特征。药茶，是我国茶文化中重要的存在形式之一，同时也是我国中医文化中不可或缺的组成部分。药茶是由食物和药物经过冲泡、煮等不同方法制作而成的茶及代茶饮用品，是中国传统医学宝库的重要组成部分。

（二）药茶的取材

药茶取材方便，例如，葱、生姜、百合、银耳、木耳、莲子、红糖、冰糖、蜂蜜等药茶，都来自家庭食材，可以很方便地在就近的商场或中药店买到。

（三）药茶服用和携带

药茶的服用不受时间和地点的限制，避免了中药煎煮和储藏的麻烦。一方面患者可以根据病情需要随时泡服所需要的药茶，省去了煎煮的时间。另一方面，茶方用药，方精药简，质量较小，携带方便，尤其是成品袋泡茶、块茶，更为优越。

（四）药茶更适合长期服用

首先，药茶一般由茶或食物和一些性味甘淡的药物组成，较中药汤剂刺激性小。其次，药茶一般由一些药性平和的药物组成，适合长期服用，且不良反应较小。另一方面，治疗性的药茶虽有一定的偏性，对症长期服用还是比较安全的。

（五）饮药茶需忌口

饮药茶需要像吃中药那样有一般的忌口：①一般在服药茶期间要忌生、冷、油腻、辛辣刺激性食物。因为生、冷类食物刺激胃肠，影响胃肠对药物的吸收，油腻食物不易消化和吸收，而且油腻食物与药物混合，阻碍胃肠对药物有效成分的吸收，从而降低疗效。另外，辛辣刺激性食物亦影响药效的发挥。②患有疮疡肿毒、痛风、皮肤病者忌食鱼、虾、蟹及羊肉、牛肉等食物。水肿患者忌食食盐。③服药期间忌浓茶和绿豆汤。

（六）分类药茶配方及煎服法

1. 清热类药茶

（1）黄连竹茹茶：

主症：急躁易怒，头昏目眩，口干口苦，舌红、苔黄厚腻，脉弦滑数。

治则：泻火逐痰。

用药：黄连 3g，竹茹 15g，茵陈 15g，茯神 30g，甘草 3g。

制法及服法：将茯神切成碎片，与黄连、竹茹、茵陈、甘草一起置入茶杯内，倒入刚煮沸的水，盖严杯盖，时隔 15 ~ 30 分钟后即可服用。

（2）导赤茶：

主症：情绪不宁，心烦不安，兼口舌生疮、渴欲饮冷，舌苔薄黄，脉弦。

治则：清心泻火。

用药：生地 30g，竹叶 10g，甘草梢 3g，黄连 10g。

制法及服法：将生地切成碎片，与黄连、竹叶、甘草梢一起置入茶杯内，倒入刚煮沸的水，盖严杯盖，时隔 15 ~ 30 分钟后即可服用。

（3）茵陈栀芩茶：

主症：烦躁易怒，胸胁苦满，多梦，耳中轰鸣，头晕，头胀，腹胀，口苦，咽有异物感，恶心，小便短赤，舌质红，舌苔黄腻，脉弦数或滑数。

治则：清利肝胆湿热。

用药：茵陈 20g，栀子 10g，黄芩 10g。

制法及服法：以上三味加水煎汤，去渣取汁，日服 1 剂。

（4）黄连石膏茶：

主症：多食易饥，口渴口臭，形体消瘦，大便干结，苔黄，脉滑实有力。

治则：清胃泻火，养阴增液。

用药：黄连 6g，石膏 10g，石斛 10g，麦芽 10g。

制法及服法：将黄连、石膏、石斛、麦芽一起置入茶杯内，倒入沸水，盖严杯盖，时隔 15 ~ 30 分钟后即可服用。徐徐饮用，可以边饮边加水，日服 1 剂。

2. 减肥类药茶

（1）藿香莱天茶：

主症：头重如裹，胸闷作恶，呕吐痰涎，脘腹痞满，舌体胖大，边有齿痕，苔白腻。多见于肥胖体质的高血压患者。

治则：行气降气，醒脾和胃。

用药：藿香 10g，莱菔子 10g，天麻 10g。

制法及服法：先将天麻切碎，与其余诸药一并放入茶杯，再加入沸水，盖严杯盖，约 20 分钟后代茶服用。

（2）瓜蒌枳壳茶：

主症：形体肥胖，头昏头胀，胸脘满闷，恶心呕吐或腹胀便溏，肢体麻重，舌苔白腻，脉弦滑。

治则：行滞涤痰。

用药：全瓜蒌 15g，枳壳 15g，茯苓 15g。

制法及服法：将全瓜蒌切碎，将其他诸药纳入茶杯，再加入沸水，盖严杯盖，约 20 分钟后即可服用。

（3）竹叶竹茹茶：

主症：心烦不寐，胸闷脘痞，泛恶嗳气，伴口苦，头重，目眩，舌偏红，苔黄腻。

治则：清热化痰，和中安胃。

用药：黄连 10g，淡竹叶 15g，竹茹 15g，车前子 10g，茯神 30g。

制法及服法：将茯神切碎，与黄连、竹茹、淡竹叶、车前子一起置入杯内，倒入刚煮沸的水，盖严杯盖，时隔 20 分钟后即可服用。徐徐饮用，可边饮边加开水。

3. **嗜酒类药茶** 茵陈车前茶。

主症：形体壮实，面红目赤，心烦易怒，素嗜烟酒与肥甘，口干，尿黄，大便干，舌质红，苔黄腻，脉弦或弦滑。

治则：清肝利湿。

用药：茵陈 10g，车前子 15g。

制法及服法：将以上两味药纳入茶杯，再加入沸水，盖严杯盖，约 20 分钟后服用。

4. **活血类药茶** 郁青玫瑰茶。

主症：精神抑郁，性情急躁，头痛，失眠，健忘，胸胁刺痛，或身体有发冷或发热感，妇女月事不行。舌质紫暗，或有瘀斑，脉弦细。

治则：活血化瘀，疏肝理气。

用药：郁金 10g，青皮 10g，玫瑰花 20g。

制法及服法：以上三味药纳入茶杯，再加入沸水，盖严杯盖，约 20 分钟即可服用，日服 1 剂。

5. **益气安神类药茶**

（1）安神定惊茶：

主症：坐卧不宁，紧张不安，伴气短，面色苍白，脉弱，素日遇事胆怯。

治则：益气，定惊安神。

用药：党参 10g，石菖蒲 10g，龙齿 30g，茯神 30g，白术 10g。

制法及服法：先将龙齿捣碎，再将茯神、白术、党参切成碎片，与石菖蒲一起置入茶杯内，倒入刚煮沸的水后盖严杯盖，时隔 15 ～ 30 分钟后即可服用。徐徐饮用。

（2）养心安神茶：

主症：思虑过重，心悸，失眠，多梦，纳呆，面色萎黄，手足麻木，头晕、气短、乏力，自汗，腹胀，便溏，月经不调，舌质淡嫩，舌苔白，脉细弱。

治则：养血安神，补气健脾。

用药：当归 10g，茯神 10g，酸枣仁 10g，龙眼肉 10g，白术 10g。

制法及服法：先将茯神切碎，再将其余诸药纳入茶杯内，倒入沸水，盖严杯盖，约隔 20 分钟即可服用，日服 1 剂。

（3）枣仁党参茶：

主症：入睡困难、多梦易醒，面色少华，身体倦怠，气短懒言，心悸健忘、纳呆，舌淡，苔薄，脉细而弱。

治则：健脾益肾，补气养血。

用药：酸枣仁 10g，党参 15g，白术 10g，茯神 30g。

制法及服法：先将酸枣仁捣碎，再将茯神、白术切成碎片，与党参一起置茶杯内，倒入刚煮沸的水，盖严杯盖，时隔 30 分钟后即可服用。

6. 疏肝理气类药茶

（1）香芍茶：

主症：郁郁寡欢，胸胁苦满，善太息，纳呆，面色萎黄，脘腹胀满，腹痛肠鸣，便溏，咽中不适，如有异物梗阻，舌质淡，舌苔白，脉弦细或弦滑。

治则：疏肝理气，补气健脾。

用药：香附 10g，白芍 10g，白术 10g，陈皮 10g，当归 10g。

制法及服法：将香附、陈皮捣碎，再将其余诸药纳入茶杯，再加入沸水，盖严杯盖，约 20 分钟后即可服用。

（2）栀子茶：

主症：睡卧不宁，多梦易醒，烦躁易怒，胸胁胀满，善太息，口苦目赤，小便短赤，舌红苔黄，脉细数。

治则：清热泻火安神。

用药：栀子 15g，生地 10g，车前子 10g，当归 5g。

制法及服法：将栀子捣成碎片，再将生地切碎，与其余诸药一起置入茶杯内，倒入刚煮沸的水，盖严杯盖，时隔 25 分钟后即可服用。

7. 滋补类药茶

（1）芪归茶：

主症：头晕，眼花，心悸，失眠多梦，面色无华，少气懒言，自汗，舌淡，脉细弱。

治则：补气养血。

用药：黄芪 10g，当归 10g，白术 10g。

制法及服法：将以上三味药纳入茶杯，再加入沸水，盖严杯盖，约 20 分钟后代茶服用。

（2）熟地五味茶：

主症：体倦乏力，腰膝酸软，头昏耳鸣或遗精盗汗，心烦，少寐，舌红少苔，脉细数。

治则：滋补肝肾。

用药：熟地 20g，怀牛膝 12g，五味子 10g，知母 10g。

制法及服法：将熟地切碎，与其余诸药一起纳入茶杯，再加入沸水，盖严杯盖，约 20 分钟后代茶服用，日服 1 剂。

参考文献

[1] 张声生，沈洪.溃疡性结肠炎中医诊疗专家共识意见(2017)[J].中华中医药杂志，2017，32(8)：3585-3589.

[2] 甄建华，黄光瑞.溃疡性结肠炎中医病名、病因、病机的古今比较和回顾[J].环球中医药，2019，12（8）：1286-1289.

[3] 王少鑫，高歌.饮食对溃疡性结肠炎的致病及治疗作用[J].国外医学·消化系统疾病分册，2003，23（1）：21-23.

[4] 李胜志，王大敏，李冀.中医对溃疡性结肠炎（UC）认识探源[J].中医药学刊，2003，21(9)：1450-1451.

[5] 龚廷贤.寿世保元[M].上海：上海科学技术出版社，1959.

[6] 王高峰.中医典籍中对溃疡性结肠炎的认识[J].甘肃中医，2011，24（2）：1-3.

[7] 管淑媛，董筠.基于《内经》"治未病"理论探讨溃疡性结肠炎防治[J].辽宁中医药大学学报，2020，22（8）：32-35.

[8] 李俊德.中医"治未病"的科学内涵和精髓[J].世界中西医结合杂志，2007（3）：125-126.

[9] 张介宾.景岳全书[M].北京：中国医药科技出版社，2016.

[10] 隋楠，田振国.通灌结合治疗慢性非特异性溃疡性结肠炎经验[J].辽宁中医杂志，2014，41(8)：1595-1597.

[11] 郭军雄，汪斌，刘雨娟.疏肝健脾法在溃疡性结肠炎中的运用体会[J].中医研究，2016，29(5)：53-55.

[12] 王肯堂.证治准绳（一）·杂病证治准绳[M].北京：人民卫生出版社，2014.

第十一章
刮痧疗法

第一节　刮痧疗法概述

　　刮痧疗法是祖国医学的宝贵遗产之一，是一种古老的传统非药物自然医疗保健方法，它是借助特制器具，在中医经络腧穴理论的指导下，采用相应的手法在体表进行刮拭，以出现皮肤潮红，或红色粟粒状，或紫红色，或暗红色的血斑、血疱等，通过刺激体表络脉，从而活血化瘀、祛邪排毒以防治疾病的一种外治法。相比于药物治疗，其不良反应较少，降低了肝、肾损害的风险。它具有历史悠久、方法独特、简便安全、适用广泛、疗效可靠等特点，千百年来广泛流传于我国民间，深受广大群众的欢迎。

　　中医认为溃疡性结肠炎的发病是由于毒邪聚集于胃肠道，影响消化道功能，阻碍气机传导，产生腹痛、腹胀、腹泻、便血等症状，祖国医学中无其明确病名，根据其发病特点、临床表现，将溃疡性结肠炎归于"休息痢""肠澼""绞肠痧"等范畴，各种致病因素导致脏腑功能失调，脾胃虚弱，致脾失运化，内生湿热，与气血相搏结导致瘀阻肠络，日久湿热、瘀血化生毒邪，损伤肠络，导致血败肉腐等肠道局部病理变化。毒邪留恋，正气虚弱，各种易感因素交替影响导致疾病反复发作。治疗上以解毒补虚为原则。刮痧疗法有祛除毒邪，消除痧气、舒筋活络、扶正祛邪等功能，刮治特定穴位后可改善人体气血流通状态，使脏腑秽浊之气通达于外，促使周身气血流畅，逐邪外出，从而调整脏腑功能，使机体达到阴阳平衡，从而调整人体全身机能，使体内废物、毒素从皮肤排出体外使气血得以平衡，能使胃肠道功能恢复正常，促进脏腑经络气机调达，达到防治疾病的目的。

（一）刮痧疗法的演变

刮痧是从推拿、针灸、拔罐、放血等疗法演变而来，是我国劳动人民在与疾病的抗争中发明的一种自然疗法。人类最初的医疗保健手段，包括砭石、按摩、热敷、刮痧等。刮痧疗法起源甚早，一般认为刮痧疗法起源于旧石器时代，迄今为止，最早可考证的古书《五十二病方》中记载治疗疾病施以掊法，"候之，有血如蝇羽者"。其中的"血如蝇羽"与后世的刮痧法使皮肤出现的出血点相似。《黄帝内经》中记载了五种临床措施，包括砭石、毒药、灸焫、九针、导引按跷。其中砭石、九针等均与刮痧疗法的源流有着紧密的联系。《灵枢·九针十二原》有关九针的使用论述中，关于圆针的记载有"长一寸六分""针如卵形，揩摩分间，不得伤肌肉者，以泻分气"，故"病在分肉间，取以员针于病所"。说明古代圆针主要用于皮肤表面的按压，与现代刮痧的按法相似。唐朝时期人们就已运用苎麻来刮治痧病。元明时期的中医书籍里已有更多的刮痧记载。元代汪汝懋《山居四要》记载治疗绞肠痧"以香油汤拍两小臂及脚心，苎绳刮起红紫泡"。其治疗痧症也是对局部的皮肤采用绳擦法。但该法将香油作为润滑剂，并刮到"起红紫泡"为止。此方法是能造成皮肤痧点或痧斑的外治法，奠定了此后刮痧法的基础。之后刮痧疗法作为治疗感受山岚瘴气、中暑、霍乱的方法而散见于《肘后方》《景岳全书》等医籍中。如张景岳详细记载了用刮背法治疗"绞肠痧"的过程："择一光滑细口瓷碗，别用热汤一钟，入香油一二匙，却将碗口蘸油汤内，令其暖而且滑，乃两手覆托其碗，于病者背心轻轻向下刮之，以渐加重，碗干而寒，则再浸再刮。良久，觉胸中胀滞渐有下行之意，稍见宽舒，始能出声。"发展至清代有关刮痧的描述更为详细。例如，郭志邃在《痧胀玉衡》中曰："刮痧法，背脊、颈骨上下及胸前胁肋、两背肩臂痧，用铜钱蘸香油刮之，或用刮舌抿子脚蘸香油刮之；头额、腿上痧，用棉纱线或麻线蘸香油刮之。"并对刮痧的具体应用及作用进一步论述道："痧在肌肤者，刮之而愈；痧在血肉者，放之而愈。""凡气分有痧，宜用刮；血分有痧，宜用放。""肌肤痧用油盐刮之，则痧毒不内攻；血内痧有青紫筋，刺之则痧毒有所泄。"此外，刮痧疗法还见于《松峰说疫》《串雅外编》《七十二种痧症救治法》等医籍中。清代刮痧疗法已经不单单局限于肢体大部位的刮拭，逐渐开始进行穴位刮痧，这在刮痧治疗上确实是一大进步。由此可见，远在古代，刮痧疗法已应用很广，并在民间流传不衰。

由于历史的原因，刮痧等许多实用技术常常被看作是医道小技，难登大雅之堂，刮痧疗法长期流于民间，疏于整理，专论匮乏，没有受到足够的重视。近年来刮痧疗法在实践过程中不断发展和完善。相信刮痧疗法一定会和针灸、推拿、按摩等疗法一样，会被越来越多的人所认识和接受。

（二）"痧"的概念

"痧"是民间的一种形象叫法，又称"痧胀""痧气"，北方称"青筋"，福建、广东一带又叫作"瘴气"等。它包含两方面的含义，从广义来讲，一方面是指"痧"疹征象，即痧象；另一方面是指痧疹的形态外貌，即皮肤出现红点如粟。清代邵新甫在《临证指南医案》按语中说："痧者，疹之通称，有头粒如粟。"它是许多疾病在发展变化过程中，反映在体表皮肤的一种共性表现，它不是一种独立的病，许多疾病都可以出现痧象，痧是许多疾病的共同证候，统称之为"痧症"，故有"百病皆可发痧"之说。

痧症范围很广，现存中医古籍中有关痧症的记载涉及内、外、妇、儿等多种疾患。《痧惊合璧》一书就介绍了40多种痧症，连附属的共计100多种。根据其所描述的症状分析："角弓反张痧"类似现代医学的破伤风；"坠肠痧"类似腹股沟斜疝；"产后痧"似指产后发热；"膨胀痧"类似腹水；"盘肠痧"类似肠梗阻；"头风痧"类似偏头痛；"缩脚痈痧"类似急性阑尾炎等。此外民间还有所谓寒痧、热痧、暑痧、风痧、暗痧、闷痧、白毛痧、冲脑痧、吊脚痧、青筋痧等，名目繁多。

从狭义来讲，痧症是特指一种疾病。古人认为，痧症主要是由风、湿、火之气相搏而为病。天有八风之邪，地有湿热之气，人有饥饱劳逸。夏秋之际，风、湿、热三气盛，人若劳逸失度则外邪侵袭肌肤、阳气不得宣通透泄，而常发痧症。一年四季都有发生痧症的可能，但以夏秋季为多见。痧症的主要特征有二：一是痧点；二是酸胀感。现代医学认为，痧是皮肤或皮下毛细血管破裂，是一种自体溶血现象，易出现在经络不通畅，血液循环较差的部位。它不同于外伤瘀血、肿胀，相反，刮痧可使经络通畅，瘀血、肿胀吸收加快，疼痛减轻或消失，所以刮痧可以促进疾病的早日康复。

（三）不同痧象的临床意义

刮痧疗法，利用刮痧工具作用于体表后，皮肤便对这种刺激产生各种各样的反应，主要是颜色与形态的变化，人们把这种征象称为"痧象"。常见的痧象包括体表局部组织潮红、紫红或紫黑色瘀斑、小点状紫红色疹子，与此同时还常伴有不同程度的热痛感。皮肤的这些变化可持续数日。只要刮拭数分钟，凡有疾之处，其表面轻可见微红、颗粒状红点；重则成斑块、结节，甚至青黑块疱，触之略有阻碍隆突感。较严重之青黑斑块于刮拭时，则会有痛感。如无病痛，则无反应，亦不觉疼痛。

不同"痧象"，主要是指痧疹出现的部位不同与痧疹本身的形态不同，对疾病的诊断、治疗、病程、预后的判断有一定的临床参考意义。如《国家职业资格培训教程：保健刮痧师》中，明确痧是通过刮拭人体以后，在皮肤上出现的皮下充血和出血改变。一般痧色鲜红，呈散点状，多为表证，表明病程短，病情轻，预后好；痧色暗红，呈斑片状或瘀血块，多为里证，表明病程长，病情重，预后差。通过出痧部位判断健康状况：凡经络线路和穴位区域容易出现痧，提示相应经络所联系的内脏功能病变。例如在背部膀胱经循行径路上均匀刮拭，心俞穴区出现紫痧或痧斑，则说明心脏功能变化，应提早预防和保健。了解痧象判断康复程度，若出痧散在，颜色浅淡，说明病情较轻，容易康复；若出痧较多，而且点大成块、紫色血疱等，说明病情较重，不易康复，需多次刮痧才能有效。若刮痧时，局部立即出现痧迹，宜改为轻手法刮拭，使痧慢慢透发出来，以减轻疼痛，简称"透痧"。还有一些神经肌肉瘫痪者，刮痧后不易出痧，切不可硬刮、重刮，强求出痧，若多刮几次，痧象自然浮现，说明病情好转，这亦称"透痧"。

第二节　刮痧的操作

（一）常用的刮痧用具

1. 刮痧板
刮痧板常用的有：牛角类、玉石类、砭石类。

（1）牛角类：牛角类刮痧板临床上尤以使用水牛角为多。水牛角味辛、咸，性寒。辛可发散行气、活血消肿；咸能软坚润下；寒能清热解毒、凉血定惊。且质地坚韧、光滑耐用、原料丰富、加工简便。注意事项：忌热水长时间浸泡、火烤或电烤；刮痧后需立即把刮板擦干，涂上橄榄油，并存放于刮板套内。

（2）玉石类：玉石具有润肤生肌、清热解毒、镇静安神、辟邪散浊等作用。其质地温润光滑，便于持握，因其触感舒适，适宜面部刮痧。注意事项：用完后要注意清洁；避免碰撞；避免与化学试剂接触。

（3）砭石类：砭石类采用的材质是泗滨浮石，这种石材含有多种微量元素，红外辐射频带极宽，可以疏通经络、清热排毒、软坚散结，并能使人体局部皮肤增温，用于刮痧的砭石刮痧板边缘厚度应小于3mm。注意事项：因砭石可能含有有害物质，购买时需认真辨别真伪，购买经国家权威部门检测不含有害物质的砭石。

刮痧工具的材质不固定，形式多样，许多日常用具均可以作为刮痧工具使用：如铜钱、瓷汤勺、嫩竹板、棉纱线、蚌壳等，现在还有树脂、硅胶等现代材料所制成的刮痧工具。

2. 刮痧油

刮痧油常用的有：液体类、乳膏类。

（1）液体类：主要有凉开水、植物油（如芝麻油、茶籽油、菜籽油、豆油、花生油、橄榄油）、药油（如红花油、跌打损伤油、风湿油）等，不仅可防止刮痧板划伤皮肤，还可起到滋润皮肤、开泄毛孔、活血行气的作用。另外，还可以选用具有清热解毒、活血化瘀、通络止痛等作用的中草药，煎成药液，根据病情选用。注意事项：刮痧油宜避火使用和保存；皮肤过敏者禁用，外伤、溃疡、瘢痕、恶性肿瘤局部禁用。

（2）乳膏类：选用质地细腻的膏状物质，如凡士林、润肤霜、蛇油、扶他林乳膏等。亦可将具有活血化瘀、通络止痛、芳香开窍等作用的中药提取物制备成乳膏剂使用。注意事项：避光，阴凉干燥处保存；宜根据病情需要选择适当的刮痧介质，如扶他林乳膏有镇痛、抗炎作用，用于风湿性关节疾病疗效较好。

（二）刮痧的功效

第一是抗炎作用，刮痧至出痧过程是毛细血管扩张破裂，使血液外溢至皮肤下层形成的瘀点及瘀斑，而人体自身具有自体溶血的功能，通过释放一系列激素，增强自身代谢功能，最后达到抗炎效果。姜荣荣在对大鼠的造模得出，刮痧可以降低腰椎间盘突出症中模型大鼠的血清 IL-1、TNF-α 值，提示刮痧具有较好的抗炎作用。

第二是免疫调节作用，刮痧疗法还可通过刺激末梢神经调节神经以及内分泌系统，提高细胞免疫功能，产生大量血清增加抗体量。陈华等在研究中对造模 LDH 大鼠进行刮痧干预后结果显示刮痧可以降低血清 IgG 的含量，且通过病理切片显示机体免疫异常状态趋于正常。徐东升等的研究结果也提示刮痧具有较好的免疫调节作用。

第三是抗氧化作用，有学者认为刮痧疗法还具有抗氧化作用。崔向清研究刮痧疗法对大鼠和人体抗氧化及免疫功能影响，结果显示，刮痧疗法可以刺激免疫细胞增殖和活化，提高机体免疫力，提示刮痧具有较好的抗氧化作用。

第四是神经调节作用，刮痧疗法可以通过神经反射或者体液传递功能对中枢神经系统发出刺激信号，对患者自主神经具有调整作用，对病情的恶化具有一定缓解作用，将机体各部位的功能进行调节并使其达到平衡。

（三）刮痧的操作方法

1. 持具操作

持具操作包括刮痧法、挑痧法和放痧法。

（1）刮痧法：根据临床应用不同，刮痧法又分为直接刮法和间接刮法两种。

1）直接刮法：是用刮具直接接触患者皮肤，在体表的特定部位反复进行刮拭，是刮痧疗法中最常用的一种方法。具体操作方法：让患者取坐位或俯伏在椅子或桌子上，背对术者，用热毛巾擦洗患者被刮部位的皮肤，均匀地涂上刮痧介质。施术者用右手持刮痧工具，先在患者颈项正中凹陷处刮抹，刮出一道长形紫黑色痧点，然后再让患者取俯卧位，在脊椎正中刮一道，再在后背肩胛下左右第 7~9 肋间隙处各刮一道，以刮出紫黑色痧点为止。

2）间接刮法：先在患者将要刮拭的部位上放一层薄布，然后再用刮痧工具在布上刮拭，称为间接刮痧法。它除了具有刮痧的功效外，还具有保护皮肤的作用。此法主要用于儿童高热或中枢神经系统感染，或出现抽搐者。具体操作方法：先在刮痧部位放上干净的手绢（或大小适当、洁净柔软的布1块），用刮痧工具在手绢或布上面朝一个方向快速刮拭，每处可刮20~40次。一般刮10次左右，掀开手绢或布检查一下，如皮肤出现暗紫色即停止刮拭，换另一处。如果患者闭眼不睁、轻度昏迷和高热不退，可加刮两手心、两足心及第7颈椎上下左右四处，每处加刮至50次左右。

（2）挑痧法：挑痧法也称"挑痧疗法"，是施术者用针刺挑患者体表的一定部位，以治疗疾病的方法。本法主要用于治疗暗痧、宿痧、郁痧、闷痧等病症。

施术者先用酒精棉签消毒局部皮肤，在挑刺的部位上，用左手捏起皮肉，右手持针，最好是对准皮下有青筋的地方，然后轻快地刺入并向外挑，每个部位挑3下，同时用双手挤出紫暗色的瘀血，反复5~6次，最后用消毒棉球擦净瘀血。挑刺针可选用三棱针、大号缝衣针或9~16号注射针头。

（3）放痧法：放痧法又称"刺络疗法""刺血疗法"，它与挑痧法基本相似，但此法刺激性更强烈，多用于发热患者及重症患者或急救。方法是施术者用消毒好的三棱针、缝衣针、注射针头或毫针快速点刺皮肤血脉，放出毒痧以治疗疾病。通过放痧，可使血流加速，使瘀血和痧毒从血液里放出，病情迅速好转，进而恢复正常。放痧法具有清泄痧毒、通脉开窍、急救复苏等功效。本法主要用于治疗各种重症痧病和痧毒瘀积阻滞经脉的病症。又分速刺法与缓刺法。速刺法：速刺入0.5~1分深，然后挤出少量暗血。用于刺十宣、人中、金津、玉液等穴。缓刺法：缓缓刺入0.5~1分深，然后缓缓退出，挤出少量暗血。适于肘窝、腘窝及头面等部位。挑痧法及放痧法在针刺前局部要用酒精棉球清毒，以防感染，针刺时患者不可过于紧张，出血也不可过多，放血后治疗部位要按压止血。对于过饥、过饱及出血后不易止血者一般应禁针。对于血虚、低血压、孕妇均应慎用。

2. 徒手操作

徒手操作包括挟痧法、扯痧法、挤痧法、点揉法。

（1）挟痧法：施术者五指屈曲，用示指、中指的第二指节对准挟痧部位，把皮肤与肌肉挟起，然后瞬间用力向外滑动再松开，这样一挟一放，反复进行，并连连发出"巴巴"声响。在同一部位可连续操作6~7遍，这时被挟起部位的皮肤就会出现痧痕。

（2）扯痧法：施术者用拇指与示指用力扯提患者的扯痧部位，使小血管破裂，以扯出痧点来。主要应用部位在头部、颈项背部、面部的太阳穴和印堂穴。

（3）挤痧法：施术者用两手示指、拇指或单手示指、拇指，在治疗部位用力挤压，连续挤出一块块或一小排紫红痧斑为止。此法也可与放痧法、挑痧法配合使用。

（4）点揉法：点揉法属于按摩手法而不属于刮痧手法，但在实际工作中点揉法常与刮痧法配合应用，一方面可弥补刮痧疗法之不足；另一方面还可起到增强疗效的作用，故作简单介绍。点揉法是指用手指在人体的一定部位或穴位上进行点压，同时做画圈或旋转的揉动，是点压与指揉的复合手法。操作要领是施术者的拇指或示指、中指指端按压在穴位或某部位上，力贯于指端，着力于皮肤和穴位上，由轻到重，由表及里，手腕带动手指灵活揉动，频率为50 ~ 100次/分，通常持续3 ~ 5分钟，以患者感觉酸胀和皮肤微红为度。结束时则应由重到轻，缓慢收起。注意：力量不宜过大过猛，揉动时手指不能离开皮肤。此法具有散瘀止痛、活血通络、解除痉挛等作用。主要用于头面部、腹部、肢体关节部及手足部。

（四）刮痧补泻方法

同针灸一样，刮痧疗法在施术的时候也要讲究补泻手法，针对不同的病症应当选择不同的刮痧手法，谨辨病机，确立治法，才能取得好的疗效。刮痧疗法的补泻作用，取决于刮痧操作时刮拭循行的方向、刮痧的深浅、力度的强弱、频度的快慢等多种因素。刮痧的补泻手法大致有迎合补泻法、深浅补泻法、力度强弱补泻法、徐疾补泻等。迎合补泻法：根据经络气血走向而实施的补泻手法。刮痧板顺着经络气血运行方向单向刮拭为补法，刮痧板逆着经络气血运行的方向单向刮拭是泻法。刮痧板沿着经络循行路线来回刮拭，为平补平泻法。深浅补泻法：刮痧时，刮痧层次先浅后深、由浅入深为补法。反之，刮痧层次先深后浅、由深出浅为泻法。刮拭层次深浅适中，均匀一致，则为平补平泻法。力度补泻法：力度强为泻法，力度小为补法，力度适中为平补平泻。速度补泻法：速度快为泻法，速度慢为补法，速度适中为平补平泻法。刮痧操作的力度轻重、速度快慢、时间长短等，都可直接影响刮痧的补泻效果。根据中医"虚者补之，实者泻之"治疗的基本法则，临床中应根据不同的病症辨证择法施术。

（五）刮痧治疗溃疡性结肠炎的作用机制

1. 刮痧治疗溃疡性结肠炎的中医理论依据　溃疡性结肠炎在中医学中没有明确的病名，但根据其临床表现，可以将其归属于"休息痢""肠澼"等范畴。其病机总属本虚标实，脉络亏虚为致病之本，肠络痹阻为致病关键，气滞、血瘀、湿热为常见病理因素。中医对于此病的治疗具有多靶点、多途径等独到的优势，基于溃疡性结肠炎病机，结合临床治疗，叶天士《临证指南医案》络病理论中的"络以通为用"的基本治则可以指导溃疡性结肠炎的系统治疗，刮痧疗法则是采用经络疗法治疗的体现。

经络病变的基本病机特点是易瘀易滞，易积成形，易入难出。在《医门法律·络脉论》中有"十二经生十二络，十二络生一百八十系络，系络生一百八十缠络，缠络生三万四千孙络""愈多则愈小"的记载，指出络脉系统是逐级分布的，分级越来越多，络脉越来越细，如树之冠。因此络脉中的气血运行也会越来越慢，当邪气侵及络脉时，影响气血津液的运行，极易导致痰浊水饮等病理因素的产生，引起络脉瘀滞，痰浊瘀血互结，则宿昔而成积也。当邪入络脉，络气郁滞，气血津液等营养物质难以充养脏腑，日久就会引起器质性病变，增加了治疗的难度，且一旦遇诱因引触，极易复发。脾虚湿盛、肠络痹阻是溃疡性结肠炎的致病关键。

刮痧是中医外治法的一种。它借助某些器具作用于人体体表的特定部位，通过经络的传导作用，激发人体内部器官之间的相互协调，使阴阳达到相对平衡的状态，增强人体的抗病能力，最后达到扶正祛邪、治愈疾病的目的。中医主要是通过以下四个方面来论述刮痧的作用机制：

第一是整体观。中医理论认为人是一个有机的整体。五脏六腑、四肢百骸各个部分都不是孤立存在的，而是表里相应、相互为用、协调统一的整体；刺激机体的某个部位或某个部位发生了变化时，都会引起相应的全身性反应。人体能够保持着阴阳平衡，气血流畅，适应内外环境的变化，进行正常的生理活动，主要是依靠体内的整体调节系统来实现。

第二是经络皮部学说。经络是运行全身气血网络脏腑肢节，沟通人体内外环境的通路。皮肤是与经络密切相连的。《素问·皮部论》曰："皮部以经脉为纪""凡十二经络脉者，皮之部也"。经脉有十二条皮部也随之分为十二部分，称为十二皮部。《黄帝内经》中记载了血络、盛络、结络、横络及虚络等病理性络脉，主要临床表现有麻木、疼痛、拘急、萎缩、出血等，如《灵枢·百病始生》曰："阳络伤则血外溢，血外溢则衄血；阴络伤则血内溢，血内溢则后血。"《素问·举痛论》曰："寒气客于肠胃之间，膜原之下，血不得散，小络急引故痛。按之则血气散，故按之痛止。"人体脏腑失于气血精津等营养物质的濡养，加之积聚之物进一步伤津耗气，故络病日久还会有虚的表现。溃疡性结肠炎主要表现为黏液脓血便、腹泻、腹痛、里急后重，患者由于脾胃虚弱，气血生化乏源，无以化生阳气，阳气失于统摄，血溢脉外，导致便血的发生；同样气血亏虚，气亏无以推动血行，血亏无以载气运行，致使气滞血阻，瘀血内结，腑气不通，不通则痛，就会出现腹痛拘急、里急后重等症状。病程日久，溃疡性结肠炎患者还会有乏力、气短等一派虚象。《素问·五脏生成》曰：皮肤是"卫气之所留止"。"卫气"是人体"正气"的重要部分，所以有"卫外而为固"即攘外安内的功效。起到对外接收信息，对内传达命令的作用，是机体的"受纳器"和"效应器"。刮拭皮部，就能通过经络传至对应的脏腑，对脏腑功能起到双向调节作用。双向调节的含义是：凡功能低下的能使之旺盛，凡功能亢进的能使之受到抑制，总之是使之趋于一种协调与平衡。人体的一切变化反应，无不是由于刺激信息所引起的，有什么样的刺激就有什么样的反应。中医学的理论认为，这种反应是"卫气"通过自控调节系统作用的结果。而皮肤则是"卫气之所留止，邪气之所客也，针石缘而去之""审察卫气，为百病母"。因此，皮部在人体的生理、病理和治疗中，有着十分重要的作用。刮痧治病的机制，就在于对皮部的特定部位给予适当的刮拭，通过这种良性的刺激，可以充分发挥卫气的作用，起到祛除邪气、疏通经络、行气活血，增强脏腑功能，积极抗御疾病及促进病体康复的作用。

第三是阿是穴与阳性反应点学说。凡体内有病者必然会在体表一定的部位有所反应，这种反应点往往是疼痛敏感点，也即阿是穴，或出现结节状、条索状等阳性反应物，或者是皮肤色泽的改变。阿是穴和阳性反应点常常是刮痧治疗的重点部位，而且刮拭这些部位，往往能收到满意的疗效。

第四是生物全息学说。生物全息律告诉我们，生物体的局部组成部分贮存着整体的全部信息，是整体的相对缩影。受精卵在进行细胞有丝分裂时，含有遗传信息的染色体，被复制成完全一样的两份，分配到每个子细胞，即体细胞，都具有了和原初的受精卵或起始细胞完全相同的一整套基因。人体各个器官的发育，在卵细胞中都是预先有定位的。因而中医全息诊疗法中任何一个局部器官的穴区图，都可看成是整体图谱的缩影。全息胚上的穴区点，实际上是整体某一器官的位点。由此可知，某个局部器官的穴区和同名内脏器官的生物学性质相似的程度较大，因为它们都相当于受精卵中同一个位点，有着共同的发育基础。例如中医学中的耳穴疗法、足底疗法、脊柱疗法等正是全息学说的具体应用，刮痧疗法也正是应用这些规律通过刮拭局部从而达到治疗全身疾病的目的。

2. 刮痧疗法的现代医学作用机制 本质上，刮痧实为一种皮肤损伤，继而引起机体相应免疫反应，包括局部细胞因子含量改变，部分免疫细胞激活。刮痧作为一种人为的刺激手段，可在刮痧部位引起免疫反应，进而引起全身免疫反应，对疾病的治疗有一定作用。具体可概述为三个部分：

第一是局部作用。刮拭局部的皮肤，肌肉末梢神经受到刺激，使局部的血液、淋巴液循环增强。局部组织得到充分的营养，可促进新陈代谢，血管的紧张度与黏膜的渗透性得到改善。

第二是对内脏的调节作用。内脏神经系统是整个神经系统的一个组成部分，主要是调节内脏、心血管的运动和腺体的分泌，不受意志的控制。当内脏发生疾病时，常在体表的一定区域产生感觉过敏或疼痛，这样的感觉过敏或疼痛有时发生在与该患病器官邻近的皮肤，有时在与该器官相隔很远的皮肤，这种现象叫反射性疼痛或牵涉性疼痛。这都表明内脏与体表之间有明显的联系和影响，这主要是因为进入脊髓节段的感觉纤维，既通过脊髓神经分布到一定的皮肤区，又通过上述的内脏传入神经分布到一定的内脏器官。同样，刺激相应的局部皮肤，也可通过相同的机制影响到内脏的功能状态，起到双向调节的作用。

第三是全身作用。刮痧使局部出现瘀血，可导致自体溶血现象，自体溶血现象是一个延缓的持续的良性刺激过程，可以通过向心性神经作用于大脑皮质，继续起到调节大脑的兴奋与抑制过程及内分泌系统的平衡的作用，促进淋巴循环加速，使细胞的吞噬作用增强。其反应过程是加强正常生理调节机制，促使病变过程逆转，甚至完全抑制病理过程。

第三节　刮痧治疗溃疡性结肠炎

（一）溃疡性结肠炎病因病机

素体脾气虚弱是发病基础，感受外邪、饮食不节、情志失调等是主要的发病诱因。病位在大肠，与脾、肝、肾、肺诸脏的功能失调有关。病理性质为本虚标实。病理因素主要有：湿邪、瘀热、热毒、痰浊、气滞、血瘀等。病理特征表现：活动期多属实证，主要病机为湿热蕴肠，气血不调，而重度以热毒、瘀热为主，反复难愈者应考虑痰浊血瘀的因素。缓解期多属虚实夹杂，主要病机为脾虚湿恋，运化失健。部分患者可出现肝郁、肾虚、肺虚、血虚、阴虚和阳虚的临床证候特征。临床上应注意区分不同临床表现的病机侧重点，如脓血便的主要病机是湿热蕴肠，脂膜血络受伤。泄泻实证为湿热蕴肠，大肠传导失司；虚证为脾虚湿盛，运化失健。便血实证为湿热蕴肠，损伤肠络，络损血溢；虚证为湿热伤阴，虚火内炽，灼伤肠络或脾气亏虚，不能统血，血溢脉外。腹痛实证为湿热蕴肠，气血不调，肠络阻滞，不通则痛；虚证为土虚木旺，肝脾失调，虚风内扰，肠络失和。难治性溃疡性结肠炎的病机关键主要为脾肾两虚，湿浊稽留，气血同病，寒热错杂，虚实并见。

（二）溃疡性结肠炎辨证分型

1.大肠湿热证　主症：腹泻，便下黏液脓血；腹痛；里急后重。次症：肛门灼热；腹胀；小便短赤；口干；口苦。舌脉：舌质红，苔黄腻；脉滑。

2.热毒炽盛证　主症：便下脓血或血便，量多次频；腹痛明显；发热。次症：里急后重；腹胀；口渴；烦躁不安。舌脉：舌质红，苔黄燥；脉滑数。

3.脾虚湿蕴证　主症：黏液脓血便，白多赤少，或为白冻；腹泻便溏，夹有不消化食物；脘腹胀满。次症：腹部隐痛；肢体困倦；食少纳差；神疲懒言。舌脉：舌质淡红，边有齿痕，苔薄白腻；脉细弱或细滑。

4.寒热错杂证　主症：下痢稀薄，夹有黏冻，反复发作；肛门灼热；腹痛绵绵。次症：畏寒怕冷；口渴不欲饮；饥不欲食。舌脉：舌质红，或舌淡红，苔薄黄；脉弦，或细弦。

5. 肝郁脾虚证 主症：情绪抑郁或焦虑不安，常因情志因素诱发大便次数增多；大便稀烂或黏液便；腹痛即泻，泻后痛减。次症：排便不爽；饮食减少；腹胀；肠鸣。舌脉：舌质淡红，苔薄白；脉弦或弦细。

6. 脾肾阳虚证 主症：久泻不止，大便稀薄；夹有白冻，或伴有完谷不化，甚则滑脱不禁；腹痛喜温喜按。次症：腹胀；食少纳差；形寒肢冷；腰酸膝软。舌脉：舌质淡胖，或有齿痕，苔薄白润；脉沉细。

7. 阴血亏虚证 主症：便下脓血，反复发作；大便干结，夹有黏液便血，排便不畅；腹中隐隐灼痛。次症：形体消瘦；口燥咽干；虚烦失眠；五心烦热。舌脉：舌红少津或舌质淡，少苔或无苔；脉细弱。

（三）溃疡性结肠炎的刮痧治疗

取穴以任脉、足太阳膀胱经、手阳明大肠经、足阳明胃经、足太阴脾经为主。腰背部：脾俞、胃俞、大肠俞穴；胸腹部：中脘、天枢、关元穴；上肢：曲池、手三里、合谷穴；下肢：足三里、下巨虚、阴陵泉穴。大肠湿热者，加合谷穴；饮食停滞者，加建里穴；肝郁脾虚者，加期门、太冲、气海穴；脾气虚弱者，加气海穴；肾阳亏虚者，加肾俞、命门穴。

操作技巧：沿膀胱经两侧从大杼穴一直刮至大肠俞穴以下，宜用直线刮法、重手法刮拭，每侧刮拭 20 ～ 30 次为宜；再轻柔运用点压、按揉法作用于脾俞、胃俞、大肠俞穴。采用边刮法从任脉上脘穴开始沿任脉向下经过中脘穴刮至下脘穴，避开肚脐再向下经过气海、关元穴刮至耻骨联合，在中脘和关元穴处均可以采用点压、按揉法进行重点刮拭，每个穴位刮拭 20 ～ 30 次为宜。

各临床证型均可刮治"阳脉之海"督脉，意在激发、通导脏腑全身阳气，改善脏腑功能，并可充脑养髓等；刮治"阴脉之海"任脉，既可主治其循行部位所涉病症，又可调节阴经气血，且重点刮拭膻中、中脘、气海三穴，可调理三焦气机，保障全身气化功能畅达，两经首尾相贯，一阴一阳，相须为用。刮治足太阳膀胱经，其经脉循行、主治范围涉及全身气血及心、肺、肝、胆、脾、胃、肾等多个脏腑功能。故重点刺激心俞、肺俞、肝俞、脾俞、肾俞等背腧穴，具有调和脏腑气血、阴阳、气机运行及温补五脏的功效。刮治大杼、风门等具有加固机体卫外功能、强化免疫力的作用。在肝俞、胆俞处以泄法刮之，可疏肝理气，主治肝郁气滞等。

此外，刮痧治疗时，要注意根据实际情况灵活变通，既要使患者不感觉治疗之苦，又要保证适度的板感反应，医护人员和患者之间的沟通与交流，亦可对其精神、心理等方面起到一定的正向调节作用，从而有效地发挥刮痧治疗的作用。

参考文献

[1] 邹彬，顾青，顾伟. 刮痧疗法作用机制的实验研究进展[J]. 现代中西医结合杂志，2020，29(28)：3189-3192.

[2] Zhao CQ, Zhou Y, Ping J, et al. Traditional Chinese medicine for treatment of liver diseases: progress, challenges and opportunities[J].Journal of Integrative Medicine, 2014, 12(5): 401-408.

[3] 陈春艳，葛林宝，徐鸣曙. 痧症与刮痧源流考[J]. 中医外治杂志，2014，23(5)：9-10.

[4] 王莹莹，吉佳，杨昆吾，等. 循经刮痧研究[J]. 中国中医基础医学杂志，2021，27(3)：527-530.

[5] 郭志邃. 痧胀玉衡·卷上：玉衡药语·痧原论[M]. 清康熙十四年乙卯刻本.

[6] 陈志敏，樊兆明. 实用刮痧疗法[M]. 北京：金盾出版社，2010.

[7] 杨金生，王莹莹，赵美丽，等."痧"的基本概念与刮痧的历史沿革[J]. 中国中医基础医学杂志，2007(2)：104-106.

[8] 干正，顾伟，李湘授. 论刮痧之补泻[J]. 中国中医药现代远程教育，2021，19(16)：143-145.

[9] 张慧，张云松，姜璐，等. 以"络以通为用"为指导探讨溃疡性结肠炎的诊疗[J]. 北京中医药大学学报，2021，44(11)：1044-1048.

[10] 吴智聪，刘诗雅，李良慧，等. 中医刮痧渗出物中免疫成分及含量的研究[J]. 广州中医药大学学报，2017，34(2)：209-212.

[11] 姜荣荣，陈丽虹，王秋琴，等. 刮痧治疗不同证型腰椎间盘突出症的临床疗效观察[J]. 中华现代护理杂志，2022，28(6)：770-775.

[12] 陈华，徐桂华，姜荣荣，等. 刮痧对腰椎间盘突出症大鼠血清 IgG 及椎间盘组织病理改变的影响[J]. 南京中医药大学学报，2014，30(5)：450-453.

[13] 徐东升，王莹莹，崔晶晶，等. 刮痧对局部组织中神经元型一氧化氮合酶和组胺的影响[J]. 中国中医基础医学杂志，2014，20(11)：1547-1549，1576.

[14] 崔向清，蒋燕，杨向竹，等. 刮痧疗法对胆红素、SOD、IL-1、IL-6、白细胞、单胺类神经递质的影响初探[J]. 中医药学报，2013，41(1)：33-37.

[15] 程庆敏，牙廷艺.壮医刮痧疗法的作用机制及临床应用研究进展[J].中西医结合心血管病电子杂志，2016，4(22)：159-160.

[16] 张声生，沈洪，郑凯，等.溃疡性结肠炎中医诊疗专家共识意见(2017)[J].中华中医药杂志，2017，32(8)：3585-3589.

[17] 张新庆，孟肖.补中益气汤联合辨证刮痧对乳腺癌术后癌性疲劳患者生活质量及免疫功能的改善作用[J].世界中西医结合杂志，2022，17(6)：1155-1158，1163.

[18] 陈春艳，葛林宝.刮痧板感是特种刮痧的关键要素[J].中医外治杂志，2012，21(6)：58-59.

第十二章
中药栓剂疗法

第一节　中药栓剂的历史发展

（一）中药栓剂疗法的演变

栓剂系指原料药物与适宜基质等制成供腔道给药的固体制剂。现代医学将栓剂定义为：将药物和适宜的基质充分混匀后所制成的具有一定外观形状，可供腔道给药的固体状外用制剂，比如阴道栓、肛门栓、鼻栓等。栓剂常见的形状有鱼雷形、圆柱形和圆锥形等。中药栓剂是指将中药原料（中药提取物或饮片细粉）与基质结合制成的固体制剂，应用于人体的各个腔道（包括直肠、阴道、耳道等），以此来达到治疗疾病的目的。

栓剂历史悠久，在公元前 1550 年的埃及《伊伯氏纸草本》中就已经有记载。我国最早记录栓剂的是马王堆出土的《养生方》和《杂疗方》，分别记载了 3 种和 6 种阴道栓。《伤寒论》中第一次提到了肛门栓，书中详细地说明了其制备方法，"蜜煎方"的药物组成只有蜜一味，制法为"上一味，于铜器内，微火煎，当须凝如饴状，搅之勿令焦著，欲可丸，并手捻作挺，令头锐，大如指，长二寸许，当热时急作，冷则硬，以内谷道中"（《伤寒论·辨阳明病脉证并治第八》）。这是继马王堆医书首载阴道栓，武威汉简载有耳栓、鼻栓以来，首次见到肛门栓的记载。且记述之详细，是前书所未及。此后在《肘后备急方》《千金药方》《证治准绳》中均提到了治疗妇科和肠道疾患的栓剂。

　　栓剂古代又称"塞药""坐药"，系指药材提取物或药粉与适宜基质制成供腔道给药的固体剂型。栓剂在常温下为固体，纳入人体腔道后，在体温下能迅速软化或融化或溶解于分泌液，逐渐释放药物而产生全身或局部作用。早期的栓剂是起局部作用的，主要有润滑、抗菌、消炎、止痒等作用。其疗效显著、使用方便、无刺激，患者易于接受。近几十年来，随着医疗事业的发展，特别是由于新基质的不断出现和应用，新型的单个密封包装技术以及机械化生产程度的提高，使栓剂的生产品种和数量显著增加，适应了临床治疗疾病的需要或不同性质药物的要求。栓剂的全身作用主要由腔道薄膜吸收到达血液循环而发挥，药物大部分不经肝脏代谢，避免了药物的首过效应，同时也避免了药物对肝脏的毒副作用，因此起全身作用的栓剂已日益受到国内外重视，有关的研究报道也逐年增多。目前已有报道的有双层栓、中空栓、微囊栓、泡腾栓、骨架控释栓、渗透泵栓、凝胶缓释栓等新型栓剂。近年来，栓剂发展迅速，目前已成为应用最广泛的四大药物剂型之一。

　　中药栓剂疗法是一种通过肛门输送药物入肠管释放发挥药效，以治疗全身或局部疾病的方法。直肠给药时药物溶于直肠分泌液中，通过肠黏膜吸收药物主要有 3 条途径：①药物通过直肠中静脉、下静脉和肛管静脉，绕过肝脏直接进入（下腔静脉）大循环，可避免首过效应；②通过直肠上静脉，经门静脉进入肝脏代谢后，再循环至全身；③通过直肠淋巴系统吸收后，通过乳糜池、胸导管进入血液循环。

　　栓剂不仅使溃疡直接愈合，同时通过局部的药物吸收作用于全身，以达到治愈疾病和预防不良反应的目的。局部给药，如经肛门纳入栓剂是治疗溃疡性结肠炎的首选给药方法，尤其是轻、中度远端溃疡性结肠炎患者。肛门栓剂可使药物与病灶直接接触，起效迅速，局部药物浓度高，疗效明确，且使用方便，易被患者所接受，是治疗远端溃疡性结肠炎的有效剂型，栓剂纳肛每日 1 ~ 2 次，夜间睡前应用，可直接由直肠黏膜吸收，而药物高浓度形成是保证药物持续作用的前提。4 周内，大多数患者的症状可完全缓解，若经 4 周治疗患者仅有部分症状得以缓解，继续应用 4 ~ 6 周后，仍然可起到完全缓解的作用。对于病变位于直肠的轻、中度溃疡性结肠炎的患者，选用局部栓剂治疗，与口服给药相比，直肠给药避免药物直接刺激胃而产生恶心、呕吐、胃胀等症状，中药通过直肠给药还可减轻患者口服中药的痛苦，且药物 50% ~ 70% 可通过肠黏膜吸收，不经肝脏直接进入血液循环，从而减少药物的肝毒性及副作用。药物溶解后被肠道黏膜吸收，避免了口服给药时胃肠道酸碱、消化酶以及肝脏对药物的破坏作用，减少了药物的毒副作用和药物对胃肠的刺激。与静脉注射相比，直肠给药无须注射即可达到一致的血药浓度，避免了肌内注射的疼痛和静脉输液可能出现的不良反应，吸收快速且无痛，对不愿静脉注射的患者或儿童是一种有效的给药途径。同时直肠给药技术安全、治疗风险小、操作简单、简易的给药器具低廉易得，适合基层医院医生的临床应用和推广。与药物灌肠相比，栓剂给药操作更为便捷，患者可以独立操作使用，患者易于接受，栓剂给药也可减少反复药物灌肠对结肠黏膜的损伤。此外，栓剂在正常室温的环境下即可保存，也便于患者携带使用，可提高患者持续用药的依从性，从而提高治疗效果、减少疾病复发。

（二）中药栓剂对溃疡性结肠炎的作用机制

1. 中药栓剂的中医作用机制 脾虚为本，湿邪为标是溃疡性结肠炎的基本病因病机，同时，本病的发生与肝、肺也存在重要的联系。脾虚是溃疡性结肠炎发病的内在因素。脾属阴，五行为土，主运化水湿，性喜燥恶湿，外感湿邪则留滞体内，脾气得困，而致脾阳不振，运化无权，清浊不分，发为腹泻。《素问·六元正纪大论》有云："湿胜则濡泄，甚则水闭胕肿。"同时脾虚失运，水谷不化精微，湿浊内生，混杂而下，亦可发生泄泻，故《景岳全书·泄泻》中说："泄泻之本，无不由于脾胃。"

本病局部病理变化是以肠黏膜溃疡为主，肠镜下结肠以充血、肿胀、糜烂为表现，微脓肿——隐窝脓肿是具有诊断意义的表现，后进一步形成溃疡。中医对于溃疡性结肠炎的治疗常常从"内痈""内疡"的角度来进行辨证论治。前面提到脾虚失运是本病发生的内在因素，脾虚导致体内水谷精微化生失常，清者不升，浊者不降，水湿停聚于肠道，肠腑气机受阻，气血运行不畅，日久生热，湿与热搏结于肠道，进一步损伤肠道的传导功能，灼伤脉络，血不行于肠道，发为便中带血，湿热蕴结于肠腔，腐肉成脓，变生脓便。湿邪内阻，热壅血瘀是溃疡性结肠炎发病的局部病理变化，故而本病反复、迁延难愈。从这一角度出发，如果治疗时，直接在病变局部使用清热祛湿、活血化瘀的药物，使其药效直达溃疡表面，不仅有利于溃疡面的愈合，同时可以使得局部的病理因素尽快消失，以达到事半功倍的效果。而针对溃疡性结肠炎（直肠型），发病部位偏下，临床中常以脓血便、里急后重为主要表现，给予栓剂治疗，则药物直接作用于病变部位，避免药物的首过效应，同时药物保持时间较长。现代研究栓剂经直肠给药的优势有以下几个方面。

第一，直达病所。直肠给药时药物直达病位的直肠和乙状结肠，并在病灶维持较高的药物浓度而达到抗炎、消肿、止血等治疗的目的，用于慢性结肠炎、菌痢、阿米巴肠病、下消化道出血、肠易激综合征等。如张守亮等用附子芩连汤，保留灌肠治疗慢性结肠炎；谢孝东等用槐花散加苎麻根、地榆炭、败酱草、红藤等煎汁灌肠，治疗下消化道出血；吴玉生等自拟燥湿祛风汤：麻黄、秦皮、苦参、苍术、土茯苓、独活、防风、白芍、薄荷、香附煎汁灌肠，治疗腹泻型肠易激综合征均取得较好疗效。另通过直肠给药局部渗透至邻近部位，治疗前列腺病和妇科疾病等。鉴于前列腺的解剖及生理原因，前列腺疾病的治疗较为棘手，运用中药灌肠治疗本病，疗效肯定。如王知侠用清淋露（苦参、青果、丹参、王不留行、白芷、乳香、没药、白果、白头翁、马齿苋、败酱草、红藤、生甘草）煎汁灌肠，治疗前列腺病 518 例，总有效率为 91.4%。邱鑫水等用妇科抗炎 1 号方：红藤、蒲公英、地丁草、败酱草、制乳香，随症加减，煎汁灌肠，治疗慢性盆腔炎。刘秀芳等自拟基本方：当归、丹参、三棱、水蛭、制乳没、桂枝、枳壳、山慈菇、赤芍、海藻、蜈蚣，随症加减，煎汁保留灌肠，经期停用，改为桃红四物汤合失笑散加减口服，治疗子宫内膜异位症。杨春然等用枳实 15g，厚朴 12g，生大黄（后下）20g，煎汁，便干者加芒硝（冲）20g，保留灌肠，治疗产后尿潴留等均取得良效。

第二，通腑祛邪。六腑以通为用，中医治法中的下法，是治疗急症的重要方法之一。将泻下药不经口服直接注入传导之官的大肠，可加速通腑祛邪。按通腑泻下的目的，大致可分为通腑排毒、通腑去滞、通腑利尿三类。对尿毒症腑气不利，湿浊内阻，呕恶频繁者，用通腑排毒汤（大黄、黄芩、丹参、赤芍、槐花、白头翁、枳实），保留灌肠，使水毒和氨加速从肠道排出，改善临床症状，缓解病情，降低血中尿素氮，取得一定疗效。用中药导泻排毒（方药大黄、茵陈、栀子、丹参、桃仁、红花、银花、大青叶）及时清除肠中粪便、致病菌及毒素，可防治肠道感染，减轻肝脏负担，有利于重症肝炎的治疗和肝性昏迷的防治。江小青等用柴胡、厚朴、陈皮、广木香、黄连、龙胆草、金钱草、茵陈、蒲黄、红藤、大黄（后下）、玄明粉（冲），每日灌肠 1 次，10 日为 1 个疗程治疗急性胆道感染。陈向荣用生大黄 40～50g，湿热重加猪苓 30g，热毒重加虎杖 30g，疑似肠道细菌混合感染加黄连 20g，水煎 150mL，保留灌肠，日 1 次，治疗重症肝炎腹胀取得效验。中风急性期常见痰热腑实证，易合并消化道应激反应，易见神昏、恶呕、口闭，口服给药困难。徐寅华等用自拟中药灌肠液（大承气汤及增液承气汤化裁），治疗中风急性期患者效果好，表明中药灌肠治疗中风，具有开窍启闭、清热祛邪、凉血解毒等作用，及时有效控制感染、减少有毒物质的吸收对缓解昏迷病情十分重要。急性肾功能衰竭、急性肾衰少尿期，尿闭每与大便秘结并见，根据二便不通、先通大便和通大便而利小便的原则，通腑以利尿。中药保留灌肠（大黄、桃仁、丹参、赤芍、红花、车前子、芒硝、滑石、七叶一枝花），是中西医结合治疗急性肾衰的重要措施，达到利尿、稳定内平衡的效果。

第三，表里同治，上病下治。肺与大肠相表里，根据上病下治、表里同治的原则，直肠给药法用于呼吸系统疾病，在临床上也取得良好疗效。急性加重期喘证可见于多种急、慢性疾病过程中，属于内科常见危急重症之一，对兼夹大便闭结者，可在抢救的同时加用通腑泻下中药保持大便通畅，使邪有出路，以达腑气通则肺气降的目的，而提高临床治疗效果。王儒平等用复方大黄灌肠液保留灌肠治疗 60 例喘证，发现其能有效改善急性加重期喘证患者的症状和体征。吴伟胜等观察了中药灌肠结合西医治疗急性呼吸窘迫综合征的疗效，治疗方法为在西医常规治疗的基础上结合中药通瘀逐水灌肠液（大黄、枳实、厚朴、水牛角、丹参、赤芍、生地黄、桃仁、水蛭末、甘遂末）灌肠治疗。结果总有效率为 80.0%，病死率 8.0%；对照组总有效率 66.7%，病死率 16.7%。

2. 中药栓剂的西医作用机制 栓剂给药的作用包括两个方面，其一，为栓剂在腔道内起局部作用。其二为栓剂中的药物经由腔道吸收进入血液而发挥全身作用。栓剂在肛门处发挥局部作用，主要为润滑、抗菌、消炎、收敛、止痒、止痛等。这类局部作用是栓剂的特色和长处之所在。因其能够将药物直接送达病灶，所以疗效显著，副作用小。对直肠吸收差的药物，在制成栓剂时可适当加入渗透促进剂增加药物的吸收。非离子表面活性剂作为渗透促进剂可降低界面张力，改善基质对表皮的湿润和药物与黏膜表面的接触，有利于直肠吸收。脂类化合物可溶解和分散难溶性化合物，起到促进吸收的作用。另有月桂酸钠、尿素和盐、水杨酸钠、甘油单酯等作为渗透促进剂的报道。β-环糊精衍生物可以通过与药物形成包合物促进药物吸收。栓剂除了能够发挥局部作用以外，尚可以发挥全身治疗作用。

人体直肠长度 10 ~ 14cm，无绒毛，皱褶少，表面积小，有 0.02 ~ 0.04m^2，直肠分泌液 pH 7 ~ 8，体积仅有 0.5 ~ 1.25mL，分泌液缓冲容积小。直肠内平均温度 36.9℃。直肠黏膜内有丰富的血管，与直肠上静脉、直肠中静脉和直肠下静脉相连。药物经直肠上皮细胞吸收后，通过 3 条途径进入体循环。第 1 条是经过直肠下静脉和肛门静脉、髂内静脉直接进入体循环而发挥全身治疗作用。第 2 条则经过直肠上静脉、肛门静脉进入肝脏，代谢后由肝脏进入体循环。第 3 条直肠淋巴系统吸收部分药物。但因淋巴流量很低，故经其吸收的药量实际上很少。3 条途径均不经过胃和小肠，避免了酸、碱、消化酶对药物的影响和破坏作用，减轻药物对胃肠的刺激，因而相对提高了药物的生物利用度。

中药栓剂的作用机制主要体现在抑制炎症因子、增强免疫、促进结肠黏膜细胞增殖等方面。栓剂中主要有效成分为生物碱类、鞣质和多糖类。

（1）生物碱：生物碱活性成分或其配伍复方，可通过抗菌、抗炎、调控肠道菌群构成来恢复疾病引起的肠道菌群紊乱，进而治疗胃肠道疾病。Zhang 等采用巴马汀治疗右旋糖酐硫酸钠诱导的结肠炎模型小鼠，结果表明，巴马汀可使小鼠肠道中类杆菌和硬壁菌的相对丰度增加，抑制血浆中色氨酸的分解代谢，并降低结肠组织中吲哚胺 2，3- 双加氧酶 1（即色氨酸分解代谢的限速酶）蛋白的表达水平，从而减轻结肠损伤、抑制上皮细胞凋亡、保护肠黏膜。黄连生物碱还能够抑制右旋糖酐硫酸钠诱导的溃疡性结肠炎模型大鼠结肠组织中转录活化蛋白 3（STAT3）和 NF-κBp65 的磷酸化，有效抑制白细胞介素 6（IL-6）/STAT3/NF-κB 的活化，抑制促炎性细胞因子的产生，阻断 IL-6/STAT3/NF-κB 信号通路，从而减轻炎症反应；同时，可促进短链脂肪酸合成，增强 IL-10 的表达，激活 Treg 细胞，从而改善结肠炎症状。研究还发现，小檗碱可缓解结肠炎症状，保护机体，并通过抑制肠道干细胞标志物和紧密连接蛋白的破坏，使咬合蛋白的表达水平上调，达到维持肠黏膜机械屏障的稳态、修复肠道完整性的目的，在维持健康的肠道微生物系统方面具有显著作用。

（2）鞣质：许多证据表明，环加氧酶 -2（COX-2）来源的前列腺素在炎症反应中起主要作用，研究表明从杧果叶丙酮水提取物中分离得到的原花青素三聚体 epigallocatechin-3-O-gallate-（4β→8）-epigallocatechin-（4β→8）-catechin（101）对 COX-2 具有抑制作用，IC$_{50}$ 为（28.4±0.5）μg/mL，抗炎活性较好。杨志刚等对沙棘叶中分离得到的鞣质类化合物进行体外抗炎活性评价，结果表明与阳性对照药氨基胍相比，木麻黄鞣亭、木麻黄鞣宁和 1，2，3，4，6- 五 -O- 没食子酰基 -β-D- 吡喃葡萄糖的活性较强，IC$_{50}$ 分别为 10.8 μmoL/L、11.4 μmoL/L、11.5 μmoL/L，说明鞣质的抗炎活性可能随着没食子酰基和六羟基联苯二甲酰基的数目的增多而增强。基质金属蛋白酶（MMP）-9 和 MMP-2 已被报道参与神经性疼痛的发生和维持。因此，抑制 MMP-9/2 可能为神经性疼痛的治疗提供一种新的治疗方法。研究表明 PAC 的体内外给药均能显著抑制 MMP-9/2 酶的活性，且口服生物利用度为 3% ～ 4%，LD$_{50}$ 超过 4000mg/kg。赵崧等研究了地榆鞣质对溃疡性结肠炎大鼠肠血清中的 IL-1β 和 IL-10 及组织中核因子 NF-κB 的影响，结果发现，地榆能够显著降低 IL-1β，升高 IL-10 水平，能明显下调 NF-κBp65 蛋白活性，有显著的抗溃疡作用。

（3）多糖：根据实验结果证实，多糖类物质不仅可以帮助促进体液免疫，还可以促进细胞免疫，从小鼠实验中发现，多糖类物质在对免疫功能产生促进作用的同时，还可以帮助增加骨髓中干细胞以及血液中白细胞的数量，帮助提高小鼠体内的巨噬细胞吞噬能力，更好地帮助杀灭小鼠体内的有害成分。基于这一药理机制可以发现，从黄芪中提取出的多糖类物质，可以帮助人体进行免疫系统的调节，更好地帮助人体吞噬细菌、病毒和其他致病微生物。例如在针对铜绿假单胞菌感染的治疗当中，由于铜绿假单胞菌吸附在呼吸道中，因此可通过黄芪多糖来帮助起到拮抗作用，帮助人体起到隔绝感染的功效。多糖还可以通过增强人体的细胞免疫，从而帮助抵制细胞内感染的发生。除此之外，多糖还能够帮助提高淋巴细胞的活性，帮助促进淋巴细胞的转化，增加机体的抗病毒能力。根据最新的研究结果可以发现，多糖类提取物还能够起到调控胰岛素细胞、内质网等功效，提高机体对葡萄糖的利用，来帮助提高机体的能量代谢。安方玉等通过动物实验探讨黄芪多糖对镉染毒大鼠免疫功能损伤及氧化应激损伤的影响，结果黄芪多糖组体重、胸腺指数明显高于模型组（P < 0.05）；黄芪多糖组 MDA 含量明显低于模型组，SOD 活性明显高于模型组（P < 0.05）；黄芪多糖组 AST、ALT 及 LDH 活性明显低于模型组（P < 0.05）；黄芪多糖组细胞因子检测 IL-2 含量明显高于模型组，TGF-β_1 明显低于模型组（P < 0.05）；黄芪多糖组淋巴细胞转化能力和 NK 细胞杀伤能力均明显增强（P < 0.05）。这表明黄芪多糖对镉所致大鼠的氧化应激损伤和免疫损伤具

有保护作用。有研究结果显示，实验组大鼠创面愈合率及血清 IL-4、IL-10 水平显著高于模型组，血清 IL-2、IFN-γ 水平低于模型组，提示黄芪多糖可促进深 Ⅱ 度烧伤大鼠的创面愈合，同时调节 Th1/Th2 细胞因子的平衡，改善免疫功能。该研究结果还显示，实验组大鼠创面组织 MIP-2、MCP-1 蛋白相对表达量高于模型组，提示黄芪多糖可促进创面组织 MIP-2、MCP-1 蛋白表达，进而提高深 Ⅱ 度烧伤大鼠的免疫功能，促进创伤修复。

这些活性成分主要作用有抗炎抗菌、促进黏膜修复和调节免疫平衡，能够抑制炎症因子的释放，改善局部血液循环，降低血管通透性，促进肠道黏膜修复、愈合。

第二节　中药栓剂的研究运用

王雪明等将 135 例溃疡性结肠炎患者共随机分成两组，治疗组采用复方血竭栓治疗，对照组采用美沙拉嗪栓剂治疗，结果发现治疗组总有效率为 81.2%，对照组为 74.1%，治疗组药物不良反应发生率为 2.9%，而对照组为 72.4%。复方血竭栓剂治疗直肠型溃疡性结肠炎有效，且不良反应明显少于美沙拉嗪栓。梅笑玲等以黄芪、白及、五味子、乳香、白蔹、三七为主要成分，按国家标准制成肠炎栓，用于治疗溃疡性结肠炎患者，临床证实，该栓剂对本病所形成的直肠黏膜出血、糜烂、溃疡等损害，具有良好的促修复作用，是治疗溃疡性结肠炎的有效药物。蒋志洪等用溃结栓（白花丹根、三七、三叉苦）对 30 例溃疡性结肠炎患者进行治疗，对照组（30 例）使用柳氮磺胺吡啶栓剂，结果显示，治疗组近期治愈 26 例，有效 3 例，无效 1 例，总有效率 96.67%；对照组近期治愈 17 例，有效 7 例，无效 6 例，总有效率 80.00%，两组总有效率比较有显著差异。欧阳建东等用免疫学方法复制大鼠溃疡性结肠炎模型观察锡类散栓剂对其的疗效，结果显示在提高超氧化物歧化酶（SOD）活性方面锡类散栓剂组较其他组差异有显著意义（$P < 0.01$），提示其治疗作用机制可能是通过提高结肠黏膜内 SOD 活性减轻自由基对结肠组织的损伤而实现的。但病理结果表明该治疗组与柳氮磺胺吡啶（SASP）组疗效相仿。马贵同等通过复制大鼠溃疡性结肠炎模型从多方面、多角度探讨了溃疡性结肠炎的发病机制及清肠栓对溃疡性结肠炎的作用途径均取得了较满意结果。用异体结

肠蛋白黏膜免疫法复制大鼠溃疡性结肠炎模型，通过清肠栓治疗能够降低模型大鼠异常增高的血清免疫球蛋白 G（IgG）、提高淋巴细胞产生白细胞介素 –2（IL–2）的能力，降低血小板黏附性，促进溃疡愈合；使过氧化物酶（MPO）活性显著降低；细胞间黏附分子 –1（ICAM–1）的表达明显降低且呈现出随剂量加大而表达减少的趋势。上述结果表明清肠栓的治疗作用可能是通过调节免疫，减轻炎症反应，改变血液高黏状态，促进溃疡愈合和炎症吸收等方面而实现的，而且清肠栓在对溃疡性结肠炎预防方面同样有效。采用三硝基苯磺酸（TNBS）乙醇法复制大鼠溃疡性结肠炎模型经清肠栓治疗显示：模型组大鼠一氧化氮（NO）、一氧化氮合酶（NOS）含量较空白组明显降低，其他各组均有不同程度的增高，尤其以清肠栓高剂量组的增高明显，一方面说明 TNBS 急性损伤使结肠组织的 NO、NOS 活性发生改变可能是溃疡性结肠炎发生的重要机制；另一方面也说明清肠栓具有调控 NO 及 NOS 活性的作用是有效治疗溃疡性结肠炎的可能机制之一。大鼠结肠黏膜 IL–1β、IL–6 mRNA 表达显著降低，IL–1β、IL–6 mRNA 是导致溃疡性结肠炎结肠黏膜损伤的重要炎症介质，清肠栓治疗溃疡性结肠炎的作用机制与抑制 IL–1β、IL–6 mRNA 表达，纠正免疫功能紊乱有关。血浆 TXB_2、6–Keto–$PGF_{1\alpha}$、TXB_2 / 6–Keto–$PGF_{1\alpha}$ 均接近正常组，说明清肠栓治疗溃疡性结肠炎的作用机制与稳定细胞膜、降低磷脂酶活性、降低血浆 TXB_2、升高 6–Keto–$PGF_{1\alpha}$、降低 TXB_2 / 6–Keto–$PGF_{1\alpha}$、改善肠黏膜血液循环有关。结肠黏膜上皮黏液虽低于正常，但较模型和空白对照组升高，证实清肠栓可促进溃疡愈合，使炎症破坏的组织恢复，正常杯状细胞明显增多，黏膜组织中的黏液含量增加，从而增强结肠黏膜的防御功能。郑俊为观察化痔栓治疗慢性结肠炎的疗效，比较了化痔栓治疗组和对照组（给予常规中药汤剂）对慢性结肠炎患者的治疗效果和不适发生率，结果表明：化痔栓与病变部位接触，可起到表面抗炎、去腐生肌效果；化痔栓治疗慢性结肠炎疗效良好，且患者更易于接受。吴泉等用芪黄栓治疗慢性溃疡性结肠炎，每日记录慢性溃疡性结肠炎患者的临床症状、大便常规，并于 2 个疗程后做纤维结肠镜检查和活检，结果表明：芪黄栓治疗慢性溃疡性结肠炎疗效显著。关瑞剑等通过临床记录复方四黄栓治疗组和九华痔疮栓对照组的混合痔术后患者疼痛程度的变化，视觉模拟评分（VAS）疼痛评估方法评定临床疗效，记录疼痛持续时间、术后创面恢复时间等指标，考察复方四黄栓用于混合痔术后镇痛的临床疗效，结果表明：复方四黄栓能够缓解混合痔术后的疼痛程度，促进术口的愈合。刘永杰等通过对肛门直肠术后患者给予消痔栓治疗，观察消痔栓防治肛门直肠疾病术后疼痛的疗效，具体操作为：在常规操作后，经肛门直肠给药，手术当日 1 枚，术后次日早晚各 1 次，每次 1 枚，结果显示：消痔栓在防治肛门直肠疾病术后疼痛方面具有一定的疗效。陈永利通过对 202 例患者应用太宁栓及开塞露治疗排便困难导致孕产期并发症的临床资料进行回顾性分析，结果表明：太宁栓可安全有效地治疗孕产妇排便困难，较开塞露更有效，并可明显减少排便困难导致的孕产期并发症等。朱翔等以九华痔疮栓作为治疗痔源性便秘的外用栓剂，观察治疗 14 日后的效果，结果显示：九华痔疮栓能改善局部微循环，具有明显消肿止痛和润肠通便的作用，对于痔源性便秘疗效较显著。

下面以健脾栓为例进行介绍。

1. 健脾栓组方依据　溃疡性结肠炎属于一种慢性非特异性炎症性肠病，易反复发作，迁延难愈，病变主要发生于大肠黏膜及黏膜下层，肠壁表面常表现为溃疡，患者发病时除了轻重不等的典型症状表现（里急后重感、腹痛、腹泻、黏液脓血便）外，还可能伴有不同程度的全身症状表现，极大地影响患者的生活质量，甚至有癌变风险。当下，在国内外对于溃疡性结肠炎的治疗尚无完全统一、特异性的治疗药物存在。有临床统计显示，溃疡性结肠炎的发病率在我国表现出升高的趋势，故寻求一种疗效可靠、安全性高、价格相对较低、应用简便的药物，对于本病治疗、提高患者生存质量均大有裨益。

韩捷教授认为，溃疡性结肠炎之所以迁延难愈、治疗难度大，主要原因在于本病发病与湿热之邪密切相关，感病、发病、缓解期等每一阶段，均有湿热之邪作祟，贯穿本病的始终。古代大量医书及医家也对溃疡性结肠炎发病从湿热论，并做了大量记载。如《明医指掌》中关于"痢疾"有这样的论述："盖平素饮食不节，将息失宜，……以致气血俱伤，饮食停积，湿热熏蒸，化为秽浊。"现代研究表明发生溃疡性结肠炎时，黏膜水肿、出血及溃疡等表现均与脾脏功能失调相关，故溃疡性结肠炎的基本病机主要为脾虚。《景岳全书》曰："若饮食失节，起居不时，以致脾胃受伤，则水反为湿，谷反为滞，精华之气不能输化，乃致合污下降而泻痢作矣。"温中清肠法能得复脾气，运化有度，可升清降浊而泄泻渐缓。而且现代医学研究认为，溃疡性结肠炎常与自身免疫功能异常相关。无论是益气健脾的药物，还是清热化湿的药物，皆能抑制促炎因子与炎症细胞分泌，清除自由基，保护胃黏膜，且具有抗组胺及乙酰胆碱作用，还具有改善血液循环和细胞合成代谢功能。根据"分阶段序贯治疗理论"，且结合张景岳"其病本不在广肠，而在脾也"等理论，从中医整体辨证出发，抓住脾虚、湿热等病理因素，针对湿热留恋阶段，清肠化湿、扶正健脾，创制健脾栓。健脾栓由党参、黄芪、白芍、白术、马齿苋、地榆等组成，具有健脾止泻、清热止血之功效，该栓剂由于疗效好且使用方便，可附于肠道溃疡表面，防止黏膜再度损伤；另一方面，由于肠道可较好地吸收各种药物的有效成分，具有调节机体免疫功能和肠道菌群紊乱等功能，达到总体治疗和预防溃疡性结肠炎的作用。健脾栓针对脾虚湿热阶段，清肠化湿、扶正祛邪。针对脾虚的发病根本，采用补益脾胃、健运脾土、顾护大肠之法，同时清除肠道的湿热邪气，促进受损肠道黏膜的修复和结肠溃疡的愈合；此外清肠化湿的治疗方法针对湿热的发病之标，能够有效抑制肠道炎症反应，促进肠黏膜的修复，恢复肠道功能，是治疗溃疡性结肠炎脾虚湿热阶段行之有效的治法。

健脾栓 2006 年作为医院处置用药，目前已申请院内制剂，2012 年授权国家发明专利，临床常用且疗效确切。由九味中药组成：黄芪、党参、白术、茯苓、白芍、马齿苋、白及、生地榆、五倍子筛选而成，切中溃疡性结肠炎"脾虚湿热"病机。黄芪、党参、白术、茯苓健脾渗湿祛湿利水；马齿苋清热解毒凉血止痢；地榆、白芍凉血止血；白及收敛止血；五倍子涩肠止泻。现代药理研究表明，黄芪多糖和黄芪皂苷是增强人体免疫功能的重要物质，主要可通过借助细胞免疫和体液免疫提升机体免疫活性。党参具有明确的提升免疫、抗溃疡、增强胃肠功能的作用。全方共奏健脾清热，凉血止痢之效。中医证型中的大肠湿热证、脾虚湿蕴证、寒热错杂证、肝郁脾虚证及脾肾亏虚证，凡含有脾虚、湿热因素者，均可使用健脾栓治疗。

将本方选择栓剂剂型而非口服或灌肠，主要就是栓剂经直肠给药。第一，提高药物生物利用度，降低肝毒性和胃黏膜刺激。栓剂可以使药物与病所直接接触，经直肠上皮细胞吸收后，药物可以通过直肠静脉、肛门静脉、直肠淋巴等三条途径进入体循环，发挥药效，避免了药物口服后受肝脏代谢、胃及小肠消化酶影响而降低药效，从而提高生物利用度，也避免了对胃黏膜的刺激。尤其是对于病变主要在直肠、直乙结肠部位的溃疡性结肠炎患者，采用栓剂剂型可以在溃疡的肠黏膜局部维持较高的药物浓度，直接发挥抗炎、消肿、镇痛、止血、抗肿瘤等作用，体现了"靶向治疗"理念。第二，栓剂局部给药后，还可以经肠道吸收而进入体循环，起到全身治疗作用，并降低被肝微粒酶作用而降低药效或失效，同时可减轻对肝脏的毒性作用。第三，栓剂与口服药物比，起效稍快些。有学者研究证实，栓剂一般在半小时左右就可以被吸收而起效，口服药物需要1小时，吸收后药物浓度维持时间基本都为4小时。第四，使用方便。栓剂剂型轻小，携带便捷，使用方法操作简单，安全性高，对于肛门这种管腔类部位非常适用。第五，提高患者治疗依从性。栓剂经直肠给药，避免了中药口服及中药液灌肠给患者带来的味觉、保留灌肠之苦，从而可以提高纳肛依从性。

2. 健脾栓药理作用及方剂分析 根据各药物性味归经及药物主要治疗功效，组方中黄芪、党参、白术、茯苓健脾渗湿，为此方君药。白及、地榆共同起到止血养血、敛疮生肌、促进溃疡的肠壁愈合的效果，为此方的臣药。马齿苋在溃疡性结肠炎一病中选择外用，可以对病损处活血止血，祛腐生新，消炎抗菌，从而起到修复受损结肠溃疡面的功用。将白芍外用，可避免消化液作用，并相应地提高血小板和白细胞水平，在补血的同时，可以对溃疡面起到促进凝血、对抗炎症的作用，从而促进黏膜愈合。选用白及，不仅可以应用其质黏物理状态，还可取其药理作用，以收敛止血，促进黏膜愈合，并可有效防止在黏膜愈合过程中由于瘢痕形成导致肠粘连的发生。同时，将黄芪、党参、白术、茯苓、白芍、马齿苋、白及、生地榆、五倍子几味药进行合用，共显清热利湿止泻之功，可阻止肠黏膜的进一步损伤，促进溃疡肠黏膜修复。白及、地榆味苦，选为外用，可以避免患者因药物口感因素而降低用药依从性。五倍子具有涩肠止泻的作用，是本方之佐药。全方标本同治，补泻同施，既可以对溃疡性结肠炎造成的患者贫血等症进行外在滋补，促进溃疡之肠黏膜愈合，防止粘连，亦可清泻大肠湿热之邪。

（1）黄芪：其味甘，性微温，归脾、肺二经，素有"补气圣药"之称，有补气健脾、升阳举陷、益卫固表、利尿消肿、托毒生肌及活血等功效。《本草汇言》载黄芪"补肺健脾，实卫敛汗，驱风运毒之药也"。《医学衷中参西录》中论述黄芪："能补气，兼能升气，善治胸中大气下陷。"黄芪中含有的皂苷类为黄芪中重要的有效成分，用于调节体内血糖，增强机体免疫力，促进生长，提高机体抗氧化能力。迄今为止，已从黄芪中分离并鉴定出包括多糖类、黄酮类、皂苷类等多种化学成分，大量现代药理研究表明，黄芪具有调节免疫系统功能、抗肿瘤及抗衰老等多种药理作用，是临床应用广泛的传统药材，具有不良反应小、多靶点及耐药低等特性。

（2）党参：味甘，性平，归脾、肺经，具有补中益气、健脾益肺、养血生津的功效。党参最早可从《本草从新》中考证："参须上党者佳，今真党参久已难得，肆中所市党参，种类甚多，皆不堪用，唯防风党参性味和平足贵，根有狮子盘头者真，硬纹者伪也。"《本草纲目拾遗》指出"党参功用，可代人参"，且《本草正义》中指出其效用"本与人参不甚相远。其尤可贵者，则健脾运而不燥，滋胃阴而不湿，润肺而不犯寒凉，养血而不偏滋腻，鼓舞清阳，振动中气而无刚燥之弊"。党参具有健脾作用，可以治疗脾胃虚弱等症，这可能和党参具有调节胃收缩、保护胃肠道黏膜及抗溃疡等药理作用有关。党参多糖能够显著降低氟尿嘧啶引起的小肠组织中白细胞介素 –6（IL-6）、肿瘤坏死因子 –α（TNF–α）、IL-1β 的量来减缓炎症反应，达到保护肠道绒毛、隐窝的作用。

（3）白术：味甘、苦，性温，归脾、胃经。在《神农本草经》中就有记载，并被列为上品。《医学启源》记载："除湿益燥，和中益气，温中，去脾胃中湿。除胃热，强脾胃，进饮食，和胃，生津液，主肌热，四肢困倦，目不欲开，怠惰嗜卧，不思饮食，止渴，安胎。"白术具有健脾益气、燥湿利水、止汗、安胎功效，临床常用以治疗气虚自汗、脾虚胎动不安、脾虚食少、腹胀泄泻、痰饮眩悸、水肿、带下等。白术内酯Ⅰ和白术内酯Ⅲ对巨噬细胞产生的炎症因子——肿瘤坏死因子 α（TNF–α）、IL-1β、白细胞介素 6（IL-6）具有显著的抑制作用。白术多糖促进 ConA 诱导的脾脏 T 淋巴细胞转化，IL-2、IL-6、IL-10 和肿瘤坏死因子 –α（TNF–α）分泌和转录因子 T–bet（Th1 型）和 Gata3（Th2 型）mRNA 表达，抑制 LPS 对脾脏 B 淋巴细胞的激活，减少 TNF–α 和免疫球蛋白抗体 G（IgG）分泌，降低核因子 –κB（NF–κB）mRNA 表达水平，降低 LPS 诱导的 CD3、CD4 和 CD8 淋巴细胞亚群比例。

（4）茯苓：《神农本草经》中记载茯苓为"气味甘、平，无毒，主胸胁逆气，忧患，惊邪恐悸，心下结痛，寒热烦满，咳逆，口焦舌干，利小便。久服安魂养神，不饥延年"。《中国药典》2015 年版记载茯苓具有利水渗湿、健脾、宁心等功效，常用于水肿尿少、痰饮眩悸、脾虚食少、便溏泄泻、心神不安、惊悸失眠等症。茯苓不仅能够增强非特异性免疫系统，还能提高特异性免疫系统。经研究证明，茯苓多糖可促进小鼠外周血免疫球蛋白 IgA、IgG 和 IgM 的生物合成，且存在剂量 – 效应关系，作用随茯苓多糖浓度的增大而增强。茯苓酸可通过下调诱导型一氧化氮合酶（iNOS）和环氧化酶 –2（COX–2）的表达，抑制 NO 和前列腺素 E_2（PGE_2）的生成，从而发挥抗炎作用。

（5）白芍：具有养血调经，敛阴止汗，柔肝止痛，平抑肝阳之功效。《神农本草经》曰："主邪气腹痛，除血痹，破坚积，寒热疝瘕，止痛，利小便，益气。"《名医别录》谓其"通顺血脉，缓中，散恶血，逐贼血，去水气，利膀胱、大小肠，消痈肿，时行寒热，中恶腹痛，腰痛"。《日华子本草》曰："治风补痨，主女人一切病，并产前后诸疾，通月水，退热除烦，益气，治天行热疾，瘟瘴惊狂，妇人血运，及肠风泻血，痔瘘发背，疮疥，头痛，明目，目赤，胬肉。"王晓燕通过提取白芍与桂枝所配制水煎液，将其作用于同样的模型也得出了白芍具有良好的抗炎作用。白芍对抑制炎性水肿及渗出均有良好的效果。研究表明，芍药苷可通过阻断树突状细胞启动 T 细胞表达，或抑制 T 细胞和 B 细胞的增殖发挥免疫抑制和调节作用。

（6）马齿苋：味酸，性寒，归肝、大肠经，具有清热解毒、凉血止血、止痢之功效，用于热毒血痢、痈肿疔疮、湿疹、丹毒、蛇虫咬伤、便血、痔血和崩漏下血。马齿苋提取物给小鼠灌胃 600mg/kg、300mg/kg、150mg/kg，有消炎消肿及镇痛作用。马齿苋提取液体外对志贺菌、大肠埃希菌抑菌效果较强，对肠球菌抑菌作用较弱。马齿苋对痢疾杆菌的作用强度略小于复方新诺明、黄连素、诺氟沙星等药，但在耐药性方面比其他抗生素有优势。马齿苋水煎液降低异位性皮炎患者血清总 IgE，减缓皮肤炎症。马齿苋的水醇提取物可以通过抑制肿瘤坏死因子（TNF）–α 和抗炎活性来改善大鼠海马中脂多糖诱发的被动回避学习记忆和 TNF–α 损伤；马齿苋乙酸乙酯提取物对小鼠具有一定的镇痛作用。

（7）白及：味苦、甘、涩，性寒，归肺、胃、肝经，具有收敛止血、消肿生肌之效，属收敛止血要药。《本草汇言》曰："此药质极黏腻，性极收涩……"《本草求真》曰："此药涩中有散，补中有破，故书又载去腐，逐瘀，生新。"现代药理学研究表明，白及含有菲类衍生物、胶质和淀粉，主要药理作用为止血、保护黏膜、抗菌、抗肿瘤、促进伤口愈合、抗氧化。白及本身质黏，是很好的黏合剂，外用于溃疡表面，可促进创面的愈合。现代医学药理研究表明，白及能增强血小板第Ⅲ因子活性，凝血时间及凝血酶原形成时间显著缩短，由此抑制纤维蛋白溶酶活性，以达到对局部止血的作用，此外白及尚有抗菌、抗真菌作用。

（8）生地榆：味苦、酸、涩，性微寒，归肝和大肠经，具有凉血止血，解毒敛疮之效，属于止血药。地榆味苦性寒的特点，可以入血分，因此能够泻热而凉血止血，其酸涩之性，又可收敛止血，沉降之性又可引药下行，故临床常用于便血、痔血。《本草纲目》曰："地榆，除下焦热，治大小便血证。"临床药理研究发现，地榆中含有鞣质、皂苷等有效成分，可以起抗炎、止血、提升白细胞数量的作用，在临床上广泛用于各种便血之症。地榆水提剂与醇提剂都具有抗炎消肿作用，故能够抑制肉芽组织增生，促进伤口、溃疡愈合。

（9）五倍子：最早记录可见于《本草拾遗》一书，其性寒，味酸涩，归肺、大肠、肾经，具有敛肺降火、解毒止血、涩肠止泻、收湿敛疮等功效。五倍子多酚类化合物与溃疡表面渗出物结合，收敛溃疡面；神经末梢蛋白质被沉淀，具有微弱的局麻作用，可缓解溃疡引起的疼痛。组分GCE-2具有较强的抑菌活性及促进溃疡愈合、减轻炎症的作用，其主要成分为双没食子酸与三－O－没食子酰基葡萄糖，可作为五倍子中的活性成分单独或与其他药物联合用于口腔溃疡的治疗。木艾塔尔等认为，五倍子酸（GA）具有抗菌、抗病毒、抗炎、镇痛、抗过敏、抑制肿瘤、保护肝脏和心脏、杀灭锥虫等多种活性作用。

3. 展望与不足 栓剂对给药部位无刺激性，塞入腔道后腔道黏膜与栓剂密切接触，使其迅速软化、融化或溶解，更易与腔道分泌液混合，通过腔道静脉等途径进入体循环从而发挥治疗效果，如肛门栓可被直肠上皮细胞吸收，进而通过肛门静脉、直肠静脉、直肠淋巴等三条途径进入体循环中，被人体吸收后产生相应的治疗作用。在吸收和体内维持时间方面，有学者曾对比过片剂、胶囊、注射剂和栓剂这四种剂型给药后被人体吸收、消除及维持的时间，研究结果表明：口服给药的片剂和胶囊剂约需1小时起效，而经直肠给药仅需30分钟，且吸收后维持的时间都是4小时；栓剂与静脉注射给药相比，虽然静注给药吸收快，但其很快便会消除，不如栓剂在体内维持的时间长。中药栓剂给药后，除了可在给药部位发挥相应的止痒、止痛、抗菌、消炎、润滑、收敛等局部治疗作用外，中药栓剂还能发挥全身治疗作用，且目前能起到全身作用的中药栓剂基本上是肛门栓。

中医药栓剂局部治疗溃疡性结肠炎方法多样、疗效确切、无明显毒副作用，充分体现了中医药治疗的优势和特色。栓剂的特点：①药物在腔道内直接作用于病灶部位，作用直接、充分，可以更好地发挥局部治疗作用；②药物可以避免因受胃肠pH或消化酶的作用而失去活性；③对胃黏膜有刺激的药物改用栓剂后可以使胃免遭刺激；④避免口服药物肝脏的首过效应；⑤对不能或不愿内服片、丸及胶囊的患者，尤其是婴儿和儿童以及呕吐不止的患者可用此法给药。中药栓剂在治疗溃疡性结肠炎中有着确切的疗效，值得进一步研究和推广。

然而客观地分析，尚存在以下问题：①栓剂给药不如口服方便，有局部耐受性问题、受性交的干扰；②栓剂基质占整个栓剂的比重很大，载药量较小；③栓剂的基质多为半合成脂肪酸酯，其在人体体温下即会融化，在诸如南方等高温的环境下不利于栓剂的贮存；④栓剂的治疗疗效显著，单独操作方便、保留时间长，但药效、药理学研究相对滞后；⑤虽然溃疡性结肠炎好发于直肠、乙状结肠，但横结肠乃至全结肠溃疡性结肠炎患者也不容忽视，此类溃疡性结肠炎的局部疗法和制剂值得进一步研发；⑥目前大部分栓剂方药较为凌乱、种类繁多、疗效不一，有待于进行不同证型间的疗效研究、病程分期以及对远期疗效和防止复发的追踪研究。因栓剂属腔道黏膜给药，较易吸收入血，但皱缩的黏膜使药物涂布不易均匀，黏膜又易受药物刺激，要求制剂不能破坏腔道的生理环境，相对于其他制剂来讲，具有更高的制剂、质控和安全性等方面的要求。在研发中药栓剂新药时，一定要充分考虑各种可能因素对其安全性和有效性的影响，从而保证所研发产品的安全性和有效性。

此外，如何恰当运用循证医学的相关方法，按照严格的科研设计、吸纳新的实验技术和方法进行相关的临床和实验研究，筛选出疗效确切的中药方剂，探索总结出溃疡性结肠炎中医药外治法的规范化治疗方案及完整的疗效评估方案，更好地用于溃疡性结肠炎的防治，将是我们今后努力的方向。

参考文献

[1] 吴眉平，舒洪权，赵琼，等 . 直肠栓剂的进展 [J]. 中国肛肠病杂志，2015，20(7)：32-34.

[2] 孙敏哲，赵健铖，李修琴，等 . 栓剂的研究与应用进展 [J]. 广州化工，2016，44(13)：1-3.

[3] 苗明三，许二平，樊帅珂，等 . 中药栓剂临床外用技术规范（草案）[J]. 中国实验方剂学杂志，2020，26(9)：90-93.

[4] 张媛，赵宝明 . 近十年来国内肛肠病中药栓剂研究概况 [J]. 辽宁中医药大学学报，

2014, 16(2): 169-172.

[5] 李喜香, 刘效栓, 包强, 等. 新型栓剂制备工艺及其药动学特征研究进展 [J]. 中国药事, 2013, 27(7): 740-744.

[6] 李金柱. 直肠给药在临床中的应用 [J]. 实用医技杂志, 2005(12): 1637.

[7] 张守亮, 翟淑芝. 附子芩连汤保留灌肠治疗慢性结肠炎 82 例 [J]. 山东中医杂志, 1997, 16(7): 307.

[8] 谢孝东, 王益谦. 中药灌肠治疗下消化道出血 32 例 [J]. 江苏中医, 1997(3): 24.

[9] 吴玉生, 靖立美, 张道杰, 等. 中药灌肠治疗腹泻型结肠易激综合征疗效观察 [J]. 中医药信息, 1995(4): 41.

[10] 王知侠. 清淋露保留灌肠治疗前列腺病 518 例 [J]. 陕西中医, 1997(2): 65.

[11] 邱鑫水, 王美秀. 验方保留灌肠治疗慢性盆腔炎 285 例 [J]. 浙江中医杂志, 1997, 32(7): 308.

[12] 刘秀芳, 袁长瑞, 李成云. 中药保留灌肠治疗子宫内膜异位症 54 例临床观察 [J]. 中国中西医结合杂志, 1997, 17(5): 282.

[13] 杨春然, 李淑艳. 中药灌肠治疗产后尿潴留 18 例 [J]. 河北中医, 1997(2): 30.

[14] 姚开炳. 通下法在危重症中的疗效观察 [J]. 中医杂志, 2002(4): 43.

[15] 赖善中, 王燕, 陈丹, 等. 浅析中药肠道给药在急症方面的应用 [J]. 光明中医, 2009, 24(2): 343-344.

[16] 江小青, 唐德先, 吴惠时. 通法索微 [J]. 安徽中医临床杂志, 1997, 9(1): 21.

[17] 陈向荣. 大黄水煎液灌肠治疗重症肝炎腹胀 32 例 [J]. 江苏中医, 1994(9): 9.

[18] 徐寅华, 张国建, 马维成. 中药灌肠治疗中风病临床研究 [J]. 北京中医杂志, 2003, 22(1): 27-28.

[19] 王儒平, 张燕明. 复方大黄灌肠液治疗急性加重期喘证临床观察 [J]. 中国中医急症, 2004, 30(1): 13-14.

[20] 吴伟胜, 林宏. 中药灌肠结合西药治疗急性呼吸窘迫综合征 50 例疗效观察 [J]. 新中医, 2004, 36(5): 20-21.

[21] 朱金凤, 陈建荣. 中药直肠给药研究进展 [J]. 中华中医药杂志, 2013, 28(3): 768-771.

[22] 沈泽天, 朱锡旭, 刘宝瑞. 直肠内给药系统的研究现状 [J]. 实用临床医药杂志, 2010, 14(13): 138-142.

[23] Zhang X J, Yuan Z W, QU C, et al. Palmatine amelio rated murine colitis by suppressing tryptophan metabolism and regulating gut microbiota[J]. Pharmacol Res, 2018, 137: 34-46.

[24] Zhu L, Gu PQ, Shen H, et al. Protective effects of berberine hydrochloride on DSS-induced ulcerative colitis in rats[J]. Int Immunopharmacol, 2019, 68: 242-251.

[25] Li S, Shen Y, Zhong J H, et al. Effects of berberine ex tracted from Chinese Goldthread Rhizome on the intestinal mucosal mechanical barrier in mice with ulcerative colitis[J]. Chin J General Prac, 2018, 16（9）: 1419-1423.

[26] Zhang W, Xu J H, Yu T, et al. Effects of berberine and metformin on intestinal inflammation and gut microbiome composition in db/db mice[J]. Biomed Pharmacother, 2019, 118: 109131.

[27] 杨志刚, 郑文惠, 张凯雪, 等. 沙棘叶中鞣质类成分及其抗炎和抗肥胖活性研究 [J]. 中草药, 2019, 50(12): 2809.

[28] Pan C L, Wang C Y, Li Z, et al. Procyanidins attenuate neuropathic pain by suppressing matrix metalloproteinase-9/2[J]. J Neuroinflamm, 2018, 15(1): 187.

[29] 赵崧, 郑子春, 沈洪. 地榆、白芷、白蔹在溃疡性结肠炎大鼠中的作用及机制探讨 [J]. 实用临床医药杂志, 2011, 15(7): 1-4.

[30] 张如春. 中药黄芪的药理作用及应用效果 [J]. 北方药学, 2020, 17(8): 167-168.

[31] 安方玉, 颜春鲁, 刘永琦, 等. 黄芪多糖对镉染毒大鼠免疫功能损伤及氧化应激损伤的保护作用 [J]. 中国老年学杂志, 2019(2): 400-403.

[32] 王雪明, 赵亚娇, 李娜, 等. 复方血竭栓剂与美沙拉嗪栓剂治疗直肠型溃疡性结肠炎的疗效观察 [J]. 临床军医杂志, 2015, 43(7): 739-740, 743.

[33] 梅笑玲. 肠炎栓治疗慢性溃疡性结肠炎临床观察. 山东中医药大学学报, 2004, 28(6): 430-431.

[34] 蒋志洪, 罗和生, 史宏, 等. 溃结栓直肠给药治疗溃疡性结肠炎 30 例临床观察 [J]. 新中医, 2008, 40(9): 50-51.

[35] 欧阳建东, 高靖, 李明, 等. 锡类散栓剂治疗大鼠溃疡性结肠炎的实验研究 [J]. 铁道医学, 1999, 27（3）: 150.

[36] 吴国新, 阮长耿. 血小板颗粒膜蛋白研究进展 [J]. 中华血液学杂志, 1994, 15（3）: 162.

[37] 张晓峰, 陆雄, 丁彦, 等. 中药清肠栓对溃疡性结肠炎大鼠实验模型的影响 [J]. 河北医学, 1998, 4（5）: 1.

[38] 郑红斌, 胡鸿毅, 陆雄, 等. 清肠栓防治大鼠溃疡性结肠炎作用的实验研究 [J]. 浙江中医学院学报, 2001, 25（1）: 47.

[39] 郑红斌，胡鸿毅，陆雄，等.清肠栓对溃疡性结肠炎防治作用的动物实验研究[J].
上海中医药大学学报，2000，14（4）：54.

[40] 郑红斌，胡鸿毅，马贵同.清肠栓对溃疡性结肠炎实验大鼠ICAM-1表达的影响
[J].浙江中医学院学报，2004，28（6）：44.

[41] 郑红斌，胡鸿毅，马贵同，等.清肠栓对溃疡性结肠炎大鼠一氧化氮和一氧化氮
合酶活性的影响[J].中国中西医结合消化杂志，2001，9（3）：136.

[42] 张晓峰，胡鸿毅，陈英群，等.清肠栓对实验性溃疡性结肠炎大鼠IL-1β、
IL-6 mRNA表达的影响[J].中国中医药科技，2003，10（5）：263.

[43] 张晓峰，马贵同，胡鸿毅，等.清肠栓对实验性溃疡性结肠炎大鼠血浆TXB_2和6-
$Keto-PGF_{1\alpha}$的影响[J].中医药学刊，2003，21（8）：1243.

[44] 张晓峰，马贵同，胡鸿毅，等.中药清肠栓对实验性溃疡性结肠炎大鼠结肠黏液
的影响[J].中医药学刊，2003，21（1）：101.

[45] 郑俊.化痔栓治疗慢性结肠炎60例疗效观察[J].中国医学工程，2011，19(6)：
145-146.

[46] 吴泉，李青.芪黄栓治疗慢性溃疡性结肠炎55例疗效观察[J].云南中医中药杂志，
2011，32(3)：40-41.

[47] 关瑞剑，巢阳发，赵江宁，等.复方四黄栓用于混合痔术后镇痛的临床观察[J].
新中医，2011，43(3)：59-60.

[48] 刘永杰，张小元，杨媚，等.消痔栓防治肛门直肠疾病术后疼痛50例临床观察
[J].云南中医中药杂志，2010，31(8)：30-31.

[49] 陈永利.太宁栓治疗产后排便困难85例[J].陕西中医，2012，33(3)：282-283.

[50] 朱翔，叶子青.九华痔疮栓治疗痔源性便秘50例[J].福建中医药，2010，41(1)：
48.

[51] 高本林.首次糖皮质激素治疗对炎症性肠病患者疗效与转归的影响[J].现代中西
医结合杂志，2015，24（25）：2814-2816.

[52] 张亚利，郑烈，郭倩，等.健脾清肠方对激素依赖脾虚湿热型溃疡性结肠炎患者
激素撤退的影响[J].中国实验方剂学杂志，2020，26（4）：109-113.

[53] 王超楠，程东岩，王健，等.黄芪及复方黄芪制剂双向免疫调节作用研究进展[J].
中华中医药学刊，2021，39(5)：126-129.

[54] 谢琦，程雪梅，胡芳弟，等.党参化学成分、药理作用及质量控制研究进展[J].
上海中医药杂志，2020，54(8)：94-104.

[55] 周卫东，项磊，卢汉琪，等.党参多糖改善5-氟尿嘧啶诱导小肠黏膜炎的实验
研究[J].辽宁中医杂志，2016，43(7)：1495-1498.

[56] 张雪青，邵邻相，吴文才，等.白术挥发油抑菌及抗肿瘤作用研究 [J].浙江师范大学学报（自然科学版），2016，39(4)：436-442.

[57] 徐伟，方思佳，关然，等.白术多糖对小鼠淋巴细胞的免疫调节作用 [J].中国免疫学杂志，2020，36(13)：1573-1577.

[58] 张志军，冯霞，蒋娟，等.茯苓多糖对小鼠血清IgA、IgG和IgM生物合成水平的影响 [J].中国免疫学杂志，2013，29(11)：1213-1215.

[59] Lee S R, Lee S, Moon E, et al. Bioactivity-guided isolation of anti-inflammatory triterpenoids from the sclerotia of *Poria cocos* using LPS-stimulated Raw 264.7 cells [J]. Bioorg Chem, 2017, 70: 94-99.

[60] 王晓燕.白芍配伍桂枝抗炎的药理学作用和机制解析 [J].临床医药文献杂志，2015，2（21）：4304-4308.

[61] 王忠良.赤芍与白芍的药理作用比较 [J].中国继续医学教育，2016，8（3）：199-200.

[62] 周舟.白芍总苷抑制树突状细胞功能与Th1/Th17细胞分化及其机制 [C].太原：中华医学会风湿病学分会，2012：147.

[63] 金英子，张红英，付柳静.马齿苋提取物的抗炎消肿及镇痛作用研究 [J].延边大学医学学报，2008，31(4)：258-260.

[64] 陈万平.马齿苋提取液体外抑菌作用的实验研究 [J].时珍国医国药，2007，18(9)：2205-2206.

[65] 陈依林，郭凤洁，刘珊.马齿苋对痢疾杆菌抑制作用的研究 [J].中国中医药咨讯，2009，1(2)：24-25.

[66] 刘林峰.马齿苋水煎液对降低异位性皮炎患者血清总IgE水平的研究 [J].四川医学，2016，37(7)：807-808.

[67] Noorbakhshnia M, Karimizandi L. *Portulaca oleracea* L. prevents lipopolysaccharide-induced passive avoidance learning and memory and TNF-α impairments in hippocampus of rat[J]. Physiol Behav, 2017, 169: 69-73.

[68] 苏锴，房明.马齿苋乙酸乙酯提取物对小鼠镇痛、免疫功能和急性脑缺血作用的研究 [J].吉林医学，2014，35(10)：2021-2022.

[69] 齐云云，温鹏，于诗怡，等.五倍子抗炎、抗菌活性指导下的有效成分分离与抗口腔溃疡网络药理学评价 [J].石河子大学学报（自然科学版），2020，38(5)：620-628.

[70] 孙会娟，张瑜，赵涛.中药五倍子及其活性成分的研究进展 [J].基层医学论坛，2018，22(19)：2728-2730.

[71] 张恒，普俊学，王乙鸿，等.中药栓剂的临床应用及其新剂型 [J].安徽医药，2015，19(10)：1841-1844.

[72] 潘五九，王伟明.关于中药栓剂新药研发的几点思考 [J].中国新技术新产品，2013(4)：35.

第十三章
膏 方 疗 法

第一节　膏方源流

　　中医药丸、丹、膏、散、酒、汤、露、锭八种剂型里包含中药膏方。膏方作为中医药传统剂型之一，具有口感较佳、力缓效久、整体调治、固本清源等特点，因组方中多采用滋补药，故又称为"膏滋"。然膏方并非全然进补之品，亦可治病纠偏，其遵循辨证论治的基本原则，追求阴平阳秘的和谐状态，补治结合，尤其适用于久病虚羸、年老体弱者或因病致虚、因虚致病等疾患。膏方一般由 20 味中药组成，具有防病治病、培元固本、调理机体之功效。膏方既可治疗慢性消耗性疾病，又可滋补大病过后的虚弱病体，兼顾治病与补虚的双重作用，膏方传统立意在于平调、缓图、长效，类于"润物无声"，当今社会更希望实现疗疾与养生相结合。

　　溃疡性结肠炎在祖国医学中归属于"腹痛""泄泻""痢疾"的范畴。多由大肠湿热引起。然久病必虚，久泄伤津，需缓慢而持久地补虚养阴，而膏方起效缓慢、持久的特征正符合了溃疡性结肠炎非急性发作期的调治需求，协调好膏方中一些滋腻部分对气机壅滞的影响，又不犯"虚虚实实"的错误，做到补而不滞，滋而不腻，可以达到良好的临床效果，尤其适用于溃疡性结肠炎虚损症状突出的患者。

　　早在《说文解字》中就有对膏的解释："膏者，肥也。"描述了膏体脂腻肥厚的性质。《释文》中对膏也有解释："用以润物曰膏。"其论述了膏体滋润濡养的作用。《山海经》中记录了一种用于涂抹体表肌肤，从而预防并治疗皮肤皲裂的羊脂类药物，被认为是关于膏方最早的记载。现阶段我国发现的最古老的医方乃《五十二病方》，其中含有膏剂 30 余方，此时膏剂被称为"膏滋"。战国时期《黄帝内经》中对于膏方的制作和使用方法也有描述，书中用神膏外敷促进创口快速愈合。这些都是膏方外治法的表述。东汉末年，中药膏方已经明确作为内服制剂，如张仲景《金匮要略·腹满寒疝宿食病》中记载了用大乌头煎煮熬制成膏体来治疗寒疝腹痛病，其中所载的药膏制备过程与现代膏方的制备工艺大体一致，也是将膏方作为内服用途的最早记录。历史上最早利用中药膏方治疗黄疸见于《金匮要略·黄疸病脉证并治》，书中载："诸黄，猪膏发煎主之。猪膏发煎方：猪膏半斤……和膏中煎之……病从小便出。"用猪膏发煎治疗黄疸，疗效可观。由《金匮要略》可知，最初的中药膏方，都是以"煎"来命名的，如上述提到的大乌头煎、猪膏发煎。可见膏方在当时疾病诊疗过程中已有应用。

汉唐时期膏煎同义，如东汉末年张仲景《金匮要略》中的大乌头煎、猪膏发煎。晋代葛洪《肘后备急方》有黑膏的记载，可外用以摩病处，又可内服。膏方由皮肤外敷，逐步发展到内服治疗疾病，这是膏方运用的一大进展。南北朝陈延之《小品方》用于补虚、除热的单地黄煎，此方当是最早的滋补膏方。至唐朝医学家们把外敷药膏称为"膏"，而将内服膏剂称为"煎"，如《千金要方》《千金翼方》中苏子煎、杏仁煎、枸杞煎等。《外台秘要》用于滋补强壮以祛除虚损劳伤的"古今诸家煎方六首"，说明当时膏方已习用于补益。到了宋朝，煎则逐渐为膏所代替，如南宋时《洪氏集验方》收载的琼玉膏、《圣济总录》养胃生津的栝蒌根膏。宋代许叔微用治失眠的宁志膏和治疮疡肿毒的国老膏。金元时期，扩大了膏方治病的范围。如《世医得效方》治消渴的地黄膏，治疗咳嗽喘满的蛤蚧膏等。

明清时期，中药膏方在承袭唐宋优秀成果的前提下，制剂工艺早已成熟，比之先前各朝代所载膏方更加固定。中药膏方制作时多次以水煎熬，对形成的药液进行浓缩，最后在药液中加入蜂蜜等。明代《景岳全书》所载两仪膏取人参、熟地黄水煎至浓稠，加入白蜜最后收膏，可以益气养血，治疗气血两亏、下元不固诸证。在明清时期的其他中医药文献中膏方数量也大大增加，并被临床广泛地应用。膏方已成为临床治疗疾病的常用手段，广泛应用于内科、外科、儿科、妇科。这个时期所记载的膏剂名方迭现，其中许多膏方沿用至今，如龟鹿二仙膏、琼玉膏、霞天膏等。

现代膏方日益丰富多彩，吸收并发展了前人经验，形成补虚疗疾、复方多味的"膏滋药"。随着人民生活水平的提高以及对健康的关注，目前除了市售之固定处方制成的膏方外，越来越多的人选择冬令服用膏方以达到养生保健及调治疾病的目的，倾向选择较有经验的临床医师根据患者的具体情况，在中医辨证论治的指导下，开具更有针对性的处方。

第二节　膏方的制作流程

（一）配料

首先要选取好要制膏的中药原材料。影响膏方出膏量的因素颇多，例如，药量、药味、药性，等等，要在药效相同的情况下，开具膏方时多选用一些出膏量大、易收膏的含有多糖的中药及胶类药。在制作膏方时，为了方便糖尿病患者或高危人群的服用，我们严格把关控制蜂蜜、麦芽糖等辅料的使用，保障患者的健康需求。

（二）浸泡

浸泡时，对特殊药材（如先煎、后下、分冲药等）、贵重药、细料药及胶类药要分别处理，分门别类，分别置于有盖的容器内浸泡煎煮。煎药容器种类繁多，以砂锅为佳，铜锅、不锈钢锅次之，铁锅、铝锅坚决不能用。要冷水浸泡，水量到位，水量适量（以完全浸没为度，一般加水量应高于药面2cm），浸泡时间在8~12小时，令其充分吸收膨胀，有利于药物中的有效成分充分煎出。

（三）煎煮

药物煎煮要把握好火候，"三煎"取其汁，"一煎"先大火煮沸，再小火，待药汁渐浓时，约一个半小时，用纱布过滤出头道药汁。"二煎"在药渣锅中加水，上火煎煮，约1小时，取汁。"三煎"煎煮方法同二煎，1小时以上，至气味淡薄时，滤净药汁后即将药渣倒弃，如药汁尚浓时，还可再煎一次。将前三煎所得药汁混合一处，放置冷却 10 小时以上，取上清液过筛，过滤沉淀。煎药时要注意不同性质的药物，则应采用不同的煎药方法，这样有利于发挥药物的疗效。介类或矿物药须先煎；凡味厚滋补的药物，宜微火多煮；气味芳香类如薄荷等则宜后下；胶类药物如阿胶等，则应另炖，待其他药物煎成去渣后，加入搅拌溶化。如果用冬虫夏草、人参、灵芝等贵重药物，则不宜与他药同煎，以免造成浪费，采用小火另煎浓汁，于收膏时将药汁冲入，或将人参、冬虫夏草研成细粉，于收膏时调入膏中亦可，这样可以充分发挥其药效，避免浪费。浓缩过程中，要注意防止结底烧焦，掌握兑入贵重细料药的火候，药材性状不一，加热温度也各有不同，搅拌速度也有讲究。开始时大火加热，快速蒸发水分，不停地撇去浮沫，待药汁稠厚状时，继续小火加热，不断搅拌，直至浓缩即将完成时，兑入细料药，继续加热至稠厚状清膏，中药味浓郁。

（四）收膏

收膏是膏方制作的重要环节，在清膏中倒入准备好的胶类药和糖，慢慢熬炼，不断搅拌，直至"挂旗"或滴水成珠或在加热时膏体成蜂窝状沸腾，"挂旗"形象描述了收膏成功发生的现象，这种性质的膏方标志着收膏成功结束。收膏的同时，如有鹿茸粉、珍珠粉等，要及时放入，充分拌匀，避免结底，药粉要融入膏中，并可根据需要放入桂圆肉、红枣肉等一起煎煮取汁，在收膏时放入可充分发挥其作用。收膏完成时需要将所收集的膏装入经过高温消毒的洁净瓷罐内，注意卫生，不能遇生水，这是膏方成功的重要操作注意事项，也是保证膏方质量的关键一环。凉膏至少需要 24 小时，放置在干燥、阴凉、清洁的地方，不能加盖，避免霉变，影响膏方的贮藏时间，放凉后的膏方加盖后密闭封存，冷藏贮藏。

第三节　溃疡性结肠炎患者运用膏方进行康复治疗

溃疡性结肠炎病因尚不准确，病程较长，且迁延难愈，久病必虚，久泄伤津，所以溃疡性结肠炎患者后期多表现为阳虚体质和气虚体质，中医认为先天禀赋不足、后天失养或病后亏虚是形成溃疡性结肠炎阳虚体质、气虚体质的原因。肾为先天之本，脾为后天之本，两者相互滋生，相互影响。先天禀赋不足，易受湿邪，湿邪入侵脾胃，郁而化火化毒，下注郁蒸于大肠，气血阻滞不畅，而见腹痛、腹泻、湿热、热毒入络与气血相搏，则化为黏液脓血。膏方尤其适用于阳虚和气虚体质的溃疡性结肠炎患者服用。

潘威等利用中药膏方调治溃疡性结肠炎疗效显著，取得了良好的临床效果，药用：厚朴 300g，炙甘草 300g，芦根 200g，滑石 200g，胡黄连 300g，木香 200g，山楂 100g，麦芽 300g，吴茱萸 200g，白芍 300g，延胡索 150g，黄柏 200g，天花粉 150g。脾肾两虚证加人参 100g，党参 200g，白术 150g，茯苓 300g；脾虚肝旺证加柴胡 150g，山药 150g；脾胃虚弱证加山药 200g，莲子肉 150g；大肠湿热证加白头翁 200g，秦皮 100g；寒湿下注证加附子 100g，炮姜 150g；瘀血内阻证加三七 100g，乳香 120g，没药 120g，去白芍加赤芍 300g。煎熬浓缩成膏，每日早饭前，晚饭后各服 15～20g，连续服用 30 日。

此方以厚朴为君药，行气燥湿、消积下气除满；延胡索、木香、吴茱萸作为臣药，活血止痛，助阳止泻；佐以黄柏、天花粉、芦根、胡黄连、滑石粉等清热燥湿，清热泻火之品。首先根据"六腑以通为用，腑病以通为补"的理论，重用行气药厚朴、木香，使下焦气机通畅，腑气沉降；其次运用黄柏、胡黄连等消导肠道的湿邪，同时清中下焦的热邪，解除肠道湿热互结，传导失司从而出现的腹痛、腹胀、泄泻等症状，也可以缓解黏液脓血便。方中木香行气止痛，延胡索为活血行气止痛之良药，散寒止痛，应用木香、延胡索、吴茱萸可以从多个角度缓解溃疡性结肠炎所造成的腹痛症状。同时方中山楂通行气血，有活血止痛之功；延胡索能行血中气滞，气中血滞；白芍养血。上三味药针对瘀血停滞对溃疡性结肠炎造成的迁延不愈、反复发作，具有明显的治疗效果。

第四节　体质与膏方

由于溃疡性结肠炎病情复杂多变，迁延难愈，因此在临床上可秉承中医辨证论治的特点，本着"体质可调"理论，结合溃疡性结肠炎患者的中医体质类型，可选择服用不同的膏方，可取得更为满意的临床疗效，现分述如下。

（一）气虚体质所用膏方

气虚体质主要是指人体的生理功能处于不良状态，体力和精力都明显不足，稍微活动一下或工作、运动就有疲劳及不适的感觉。气虚体质者形体消瘦或偏胖，性格内向，情绪不稳定，胆小，不喜欢冒险。常表现为：体倦乏力，面色苍白，语声低怯，常自汗出，且动则尤甚，心悸食少，舌淡苔白，脉虚弱。平素体质虚弱，易患感冒；或发病后因抗病能力弱难以痊愈；易患内脏下垂、虚劳等。若患病则诸症加重，或伴有气短懒言、咳喘无力；男子滑精早泄、女子白带清稀。

中医认为，气虚体质者的饮食调养可选用具有健脾益气作用的食物，少食具有耗气作用的食物。需要注意的是气虚体质要缓补，不要峻补。气虚体质之人对食物的寒热较敏感，宜食用性质温和的、偏温的、具有补益作用的食品。可用膏方有：

1.党参健脾膏　党参 200g，白术 100g，茯苓 100g，陈皮 100g，佩兰 100g，砂仁 50g，佛手 100g，木香 100g，焦山楂 100g，神曲 100g，炒谷芽 100g，鸡内金 100g，生甘草 50g，阿胶 150g，冰糖 250g，黄酒适量。

2.参芪补气膏　炙黄芪 300g，党参 250g，麦冬 250g，玉竹 250g，五味子 100g，丹参 300g，茯神 250g，柏子仁 250g，龙眼肉 300g，莲子 250g，木香 100g，珍珠粉 15g，炙远志 100g，炙甘草 50g，白糖 500g。

（二）阴虚体质所用膏方

阴虚体质是指人体精、血等阴液亏损，失去润泽脏腑、滋养经脉肌肤的功用，出现虚火上炎的偏颇。阴虚体质者体形瘦长，性情急躁，外向好动，活泼。常表现为手足心热，易口燥咽干，口渴喜冷饮，大便干燥，或见面色潮红。两目干涩，视物模糊，皮肤偏干，眩晕耳鸣，睡眠差。不耐热邪，耐冬不耐夏，不耐受燥邪。

中医认为阴虚体质者应多滋补肾阴，多吃甘凉滋润的食物；忌食或少食烤炸、辛辣或性温燥烈的食物；忌食或少食高热量食物。所用膏方有：

1.滋阴膏　天冬 200g，麦冬 200g，北沙参 200g，生地黄 150g，百合 200g，白芍 200g，玉竹 200g，制黄精 120g，泽泻 60g，枸杞子 200g，生山药 300g，砂仁 60g，陈皮 100g，牡丹皮 100g，五味子 150g，茯苓 120g，炙甘草

60g，阿胶 150g，冰糖 500g，黄酒 250g。

2. 左归膏 熟地黄 300g，山药 100g，枸杞子 100g，山茱萸 50g，川牛膝 30g，菟丝子 50g，鹿角胶 50g，龟甲胶 50g，食盐 5g，蜂蜜 600g。

（三）阳虚体质所用膏方

阳虚体质的特征和寒性体质接近，大多为阳气不足，有寒象。阳虚体质者形体白胖或面色淡白无华，性格多沉静、内向。平素怕寒喜暖，四肢倦怠，小便清长，大便时稀，唇淡口和，常自汗出，脉沉乏力，舌淡胖。其人患病则易从寒化，可见畏寒蜷卧、四肢厥冷或腹中绵绵作痛、喜温喜按；或身面浮肿、小便不利；或腰脊冷痛、下利清谷；或阳痿滑精、宫寒不孕；或胸背彻痛、咳喘心悸；或夜尿频多、小便失禁。

中医认为，应多吃甘温的食物，以温补脾肾阳气为主，药物可选用补阳祛寒、温养肝肾之品。可用膏方有：

1. 温阳补肾膏 金樱子 300g，覆盆子 300g，熟地黄 150g，山药 300g，补骨脂 150g，益智 150g，白果 150g，桑螵蛸 200g，菟丝子 150g，芡实 150g，杜仲 120g，狗脊 100g，骨碎补 100g，核桃仁 150g，山茱萸 100g，茯苓 100g，陈皮 60g，神曲 100g，阿胶 150g，鹿角胶 100g，蜂蜜 300g，黄酒适量。

2. 健脾益肾膏 人参（另煎冲）60g，制狗脊 90g，菟丝子 90g，甘杞子 90g，仙茅 90g，苍术、白术各 90g，淫羊藿 150g，川断、杜仲各 90g，巴戟天 90g，黄芪 300g，青皮、陈皮各 60g，紫河车 30g。

（四）气郁体质所用膏方

当气不能外达而结聚于内时，便形成"气郁"。中医认为，气郁多由忧郁烦闷、心情不舒畅所致。长期气郁会导致血液循环不畅，严重影响健康。

气郁体质者：形体瘦者为多，性格内向不稳定、敏感多虑。平素性情急躁易怒，易于激动，或忧郁寡欢，胸闷不舒；舌淡红，苔白、脉弦；对精神刺激适应能力较差；不适应阴雨天气。

中医认为气郁体质者具有气机郁结而不舒畅的潜在倾向，应选用具有理气解郁、调理脾胃功能的食物和中药。所用膏方有：

解郁膏 党参 90g，当归 45g，佩兰 45g，炙甘草 12g，龙眼肉 90g，炒白术 45g，淮山药 90g，茯神 60g，木香 15g，合欢皮 45g，白芍 30g，酸枣仁

90g，香附 30g，大枣 125g，冰糖 250g。

（五）血瘀体质所用膏方

血瘀体质者在气候寒冷、情绪不调等情况下，很容易出现血脉瘀滞不畅或阻塞不通，也就是瘀血。血瘀体质者：瘦人较多，且容易烦躁、健忘、性情急躁；皮肤常在不知不觉中出现紫瘀斑，面色晦暗或有色素沉着、黄褐色斑块，眼眶常黯黑，眼睛经常有红血丝，刷牙时牙龈容易出血；腹内有癥瘕肿块，妇女痛经、经闭、崩漏等。

中医认为血瘀体质者进行药补时应选用活血养血之品。所用膏方有：

1. 桃红丹参膏　桃仁 300g，西红花 30g（研粉，备用），丹参 300g，熟地黄 200g，当归 300g，赤芍 200g，川芎 200g，生山楂 300g，姜黄 300g，青皮 150g，陈皮 200g，延胡索 200g，三七粉 60g，益母草 300g，炙甘草 60g，红糖 300g。

2. 活血化瘀膏　丹参 200g，三七 150g，牛膝 200g，当归 150g，川芎 150g，桃仁 150g，红花 90g，赤芍 150g，地龙 120g，没药 100g，五灵脂 120g，独活 150g，青皮 100g，制香附 150g，陈皮 120g，甘草 120g，阿胶 250g，红糖 500g，黄酒适量。

（六）痰湿体质所用膏方

痰湿体质是当今社会比较常见的一种体质类型，当人体脏腑、阴阳失调，气血津液运化失调，易形成痰湿时，便可以认为这种体质状态为痰湿体质，多见于肥胖人，或素瘦今肥的人。痰湿体质者常表现为形体肥胖，性格温和，处事稳重，为人恭谦，多善忍耐；嗜食肥甘，神倦，懒动，嗜睡，身重如裹，口中黏腻或便溏，脉濡而滑，舌体胖、苔滑腻。若病则胸脘痞闷，咳喘痰多；或食少，恶心呕吐，大便溏泄；或四肢浮肿，按之凹陷，小便不利或浑浊；或头身重困，关节疼痛重着、肌肤麻木不仁；或妇女白带过多。对梅雨季节及阴湿环境适应能力差。

中医认为痰湿之生，与肺、脾、肾三脏关系最为密切，故重点在于调补肺、脾、肾三脏。所用膏方有：

1. 祛痰化湿膏　炒苍术 300g，白术 300g，茯苓 300g，薏苡仁 300g，陈皮 200g，制半夏 200g，香附 200g，石斛 200g，炙甘草 60g，蜂蜜 300g。

2. 黄芪茯苓膏 黄芪 50g，茯苓 50g，白术 50g，白豆蔻 50g，川朴 50g，苍术 50g，莲子 50g，芡实 50g，薏苡仁 50g，陈皮 20g，杏仁 20g，桑白皮 20g，地骨皮 20g，槟榔 15g，桂枝 10g，甘草 10g，蜂蜜、冰糖各适量。

参考文献

[1] 鲍军．单兆伟教授膏方进补用药经验 [J]．中华中医药学刊，2007(5)：879-880.

[2] 苟福月，焦华琛，李运伦．膏方源流考 [J]．中医学报，2021，36(5)：973-978.

[3] 包科颖，潘智敏．潘智敏调治溃疡性结肠炎膏方案 [J]．浙江中医杂志，2018，53(1)：72.

[4] 胡冬裴．试论中医膏方之源流 [J]．上海中医药大学学报，2003(4)：9-10.

[5] 吕晓恩，陈湘君．中医膏方源流及临床运用进展 [J]．辽宁中医药大学学报，2013，15(10)：213-215.

[6] 轩志程．中医膏方大全 [M]．北京：化学工业出版社，2018.

[7] 王孔鑫．浅议膏方制备 [J]．中国中医药现代远程教育，2017，15(10)：128-130.

[8] 潘威，徐超，贾淑娟．中药膏方治疗溃疡性结肠炎临床观察 [J]．辽宁中医杂志，2016，43(2)：339-340.

[9] 王琦．中医体质三论 [J]．北京中医药大学学报，2008(10)：653-655.

下篇

展望篇

第一章
溃疡性结肠炎中医康复治疗前瞻

经过韩捷教授对大量临床患者的回访及复诊，以及临床经验总结，发现中医药在溃疡性结肠炎治疗中发挥着不可替代的作用。比如：对于激素依赖患者，通过规律口服中药汤剂及中药栓剂，可以逐渐减轻激素用量，提高治疗效果，减少激素的副作用；对于轻中度患者，中医药相关治疗可以起到维持治疗的作用，使患者复发率明显下降，降低住院率，提高生活质量，甚至可使患者痊愈；对于重症患者，通过中药辅助治疗，可以明显提高疗效，促进急性期缓解。

（一）中医角度下的溃疡性结肠炎

溃疡性结肠炎典型症状为腹泻、黏液脓血便、腹痛、里急后重等表现，《内经》将其归为"肠澼"，《难经》将该病归为泄泻范畴，并有小肠泄与大瘕泄的区别。张仲景将该病归为下利。晋唐时期则将该病称为"痢"。宋代陈无择认为该病即是"滞下"。金元时期则多称该病为"泄泻"或"痢疾"。所以此病可归为祖国传统医学中的"肠澼""泄泻""腹痛""滞下""便血""痢疾"等。

通过复习古典医籍，研读近代文献，韩捷认为溃疡性结肠炎与《黄帝内经》之"肠澼"非常相近。如《素问·生气通天论》曰："因而饱食，筋脉横解，肠澼为痔。"《素问·太阴阳明论》云："故犯贼风虚邪者，阳受之，食饮不节，起居不时者，阴受之。阳受之则入六腑，阴受之则入五脏。入六腑，则身热不时卧，上为喘呼；入五脏，则膜满闭塞，下为飧泄，久为肠澼。"可见肠澼一证既指痢疾，又指湿泻、水泻。如杨上善释为"泄脓血"的痢疾，《康熙字典》引《集韵》之"澼，肠间水"而解为水湿泄泻。故"肠澼"不仅有便溏、湿泻、水泻、久泻不止即"飧泄""肠澼"的症状，而且有便下脓血、里急后重等类似痢疾的症状。所以从"肠澼"的概念去认识现代医学的溃疡性结肠炎，比起用泄泻、痢疾等立论更为贴切。

（二）脾虚为发病之本，与肝肾关系密切

1. 脾虚为发病之本　无论是外感寒热湿毒之邪，还是情志不遂肝郁所致，以及久病命门火衰引起的泄利，其结果皆表现为脾胃受损，脾虚失运，湿浊内生，混杂而下。《古今医鉴》曰："夫泄泻者……脾胃为饮食生冷之所伤，或为暑湿风寒之所感，脾胃停滞，……而为泄泻也。"临床观察也证实，大部分患者舌质往往偏淡，舌体胖，且舌边常有齿痕，运用健脾益气之方剂常取良效。脾胃居中焦，禀纳谷、腐熟、传输、运化之职，更具升清降浊之能。若饮食、劳倦、久病耗伤皆可损伤脾气，脾失健运，升清降浊失司，水谷精微不布，变作水湿，下注于肠，而致泄泻。如《素问》曰："清气在下，则生飧泄。"若湿滞肠腑，滞久化热，使湿热蕴积于肠，气血涩滞，血肉腐败，便下黏液或脓血，出现里急后重之症；脾气虚弱久不愈可致脾肾阳虚，寒从中生，水湿不化，寒湿下注，则见便泻稀薄多夹黏液白冻，脘腹冷痛；由于脾虚失职，气血化源匮乏，致气虚血少而见面色萎黄，消瘦等；脾虚气滞，可使饮食停滞，而成食积腹泻，便中有不消化之食物；脾虚日久，升举无力，中气下陷，而成久泻滑脱之症；久泻阴分不足之人，多呈脾胃阴伤之疾，其证泄势不重，腹中不舒，便意甚急，但量少，肛门灼热，小便赤，舌瘦而干，舌质红无苔，脉沉细数。总之，脾虚失运贯穿于本病的各个阶段。《景岳全书》曰："泄泻之本，无不由脾胃……脾胃受伤，则水反为湿，谷反为滞……而泻痢作矣。"所以，脾虚失运是本病的最基本病机。

2. 与肝的关系　生理上肝木对脾土有疏泄作用。唐容川在《血证论》中曰："木之性主于疏泄，……而水谷乃化。"在病理情况下，如因情志所伤，肝气横逆，克伐脾土，导致肝脾不和，则可出现腹痛、泄泻、肠鸣等症。《内经》曰："厥阴之胜，……肠鸣飧泄，少腹痛。"《症因脉治》亦曰："七情内伤痢之因，忧愁思虑则伤脾，脾阴既伤……气凝血泣，与稽留之水谷互相胶固，则脾家壅滞，而贼邪传肾之症作矣。"《景岳全书》明确指出："凡遇怒气便作泄泻

者……此肝脾二脏之病也。盖以肝木克土，脾气受伤而然。"由此可知，肝木过盛，则克伐脾土，而致运化失司；若肝木疏泄之力过弱，无以疏通脾土，亦可出现纳呆、腹胀、泄泻等症。脾主运化，除直接依赖于肝木之疏泄，亦借助于肾阳之温煦。即便是肾阳虚衰之证也与肝有密切的关系。张锡纯曰："《内经》谓肝主疏泄，肾主闭藏。……故二便之通行，相火之萌动，皆与肝气有关。"又如脾虚生湿化热，或感受外邪，损伤脾胃，酿生湿热，蕴结肠道而致泄痢者，实系肝木疏泄失调、气机不利、脾困湿滞所致。溃疡性结肠炎的临床表现亦与肝有着密切的关系。肝气郁滞，克伐脾土，气机不利，气滞血涩，饮食难化，日久胶结，渐致痢下赤白黏冻；由于脾虚肝郁，气化失常，则浊气不降，而腹满腹胀、嗳气等。

3. 与肾的关系　肾为先天，脾为后天，肾阳助脾阳腐熟水谷，促进肠胃之消化吸收。若久病或久泻，可损伤肾阳；肾阳不足，命门火衰，不能温煦脾阳，虚寒内生，运化无能，便泄不固，或五更作泻。脾虚所致之湿盛亦与肾关系密切。《素问》曰："肾者，胃之关也，关门不利，故聚水而从其类也。"肾主水，肾阳虚，气化失司，则水液内停而成湿。又脾为阴土，得阳始运，脾之运化，有赖于肾阳之温煦，即"脾阳根于肾阳"。《景岳全书》曰："肾为胃之关，开窍于二阴，所以二便之开闭，皆肾脏之所主。今肾中阳气不足，则命门火衰……阳盛极之时，即令人洞泄不止也。"再者，肾为先天之本，脾之运化有赖于肾阳之温煦，小肠的分清别浊、大肠对水液的吸收及传导受肾气化之主宰。肾气充盛，气化功能正常则二便正常；肾阳虚衰，关门不利，可致久泄滑脱。《景岳全书》曰："盖关门不固则气随泻出，气去则阳衰，阳衰则寒从中生……阴寒性降，下必及肾……所以泄泻不愈必自太阴传于少阴而为肠澼。"

4. 其他病机　脾虚为溃疡性结肠炎的发病之本，同时中医学认为其病机还应有湿热蕴肠、气滞络瘀、外感时邪、情志内伤、饮食不节、脾虚湿盛、寒湿下注、脾虚肝旺、肾阳虚衰、先天禀赋不足等，痰、湿、热、毒、瘀、虚等相互影响转化，蕴于肠道，气血失调而发为本病。嗜食肥甘厚味或情志不畅，则致湿热内生，湿热损伤肠道黏膜，血败肉腐，故见黏液脓血便；湿性黏滞而热性急迫妄动，故见里急后重；湿热阻滞气机，气滞血瘀，故见腹痛；素体脾胃虚弱或劳倦无度，则脾虚，中气下陷，故见肛门坠胀感。病位在肠，病性为虚实夹杂、气血同病、寒热错杂。因此，在临床治疗当中，考虑患者病情的复杂性，应注意扶正与固本之间的关系，亦应注意中医之辨证论治、随证治之。

（1）湿热蕴肠证：治以清热利湿、凉血解毒，方药为白头翁汤加味。方中白头翁、秦皮、黄柏、黄连清热燥湿；车前子利湿清热；木香、枳壳调气止痛；当归、白芍活血止痛。脓血多可加丹皮、紫草、花蕊石等以凉血止血；发热可加败酱草、马齿苋以清热解毒。

（2）寒湿下注证：治以温化寒湿、行气和血，方选胃苓汤加减。方中当归、木香、炮姜、枳实行气活血；苍术、白术、厚朴运脾燥湿；猪苓、茯苓、泽泻利水渗湿。腹中冷痛可加乌药、炮姜、元胡；下利白冻淋漓量多，加芡实、煨诃子以收敛止泻。

（3）脾虚肝旺证：治以健脾抑肝，方选痛泻要方加味。方中白术健脾补中；白芍柔肝缓急止痛，佐以陈皮理气和中；防风升清止泻；炒薏苡仁、焦山楂渗湿和胃调营。腹部阵痛较甚，加制香附、郁金；腹鸣阵阵，下利稀水，可加分心木、甘草并重用白芍。

（4）脾虚湿盛证：治以补益脾胃、益气止泄，方选参苓白术散加减。此类病症粪便中多夹有不消化食物，纳呆胸闷，疲乏无力，舌淡苔白，脉濡缓。方中党参、白术、山药、白扁豆健脾益气；茯苓健脾燥湿；砂仁醒脾；谷芽、陈皮和胃健脾。若腹中冷痛、手足不温，是因脾阳不足、阴寒内盛，加熟附子、吴茱萸、肉桂以温中散寒。

（5）肾阳虚衰证：治以温肾固涩，方药选四神丸加味。方中补骨脂善补命门火，以温养脾阳；肉豆蔻暖脾涩肠；吴茱萸温中祛寒；五味子酸敛固涩；生姜温胃散寒，大枣补脾养胃；赤石脂、禹余粮涩肠止泻。若泻下清稀胶冻，小腹冷痛，为肾阳虚衰，加熟附子、肉桂、小茴香以温肾助阳；若泻下无度，肛门下坠，为脾不统摄、清阳不升，加黄芪、升麻、葛根、五倍子以健脾升清固涩。

（6）气滞络瘀证：治以行气活血、化瘀止痛为主，方药为少腹逐瘀汤加减。方中当归、赤芍、没药活血化瘀；小茴香、干姜、肉桂温中行气；蒲黄、五灵脂活血止痛；白芷、白及、三七活血敛溃止痛。若腹痛较重，可加炒白芍、元胡、木香以行气止痛。

（7）外感时邪证：①寒湿内盛证：治以芳香化湿、解表散寒，方选藿香正气散加减。方中藿香辛温散寒、芳香化浊；苍术、茯苓、半夏、陈皮健脾祛湿、和中止呕；厚朴、大腹皮理气除满；紫苏、白芷、桔梗解表散寒，疏利气机；加木香理气止痛。若表寒重者，可加荆芥、防风疏风散寒。②外感湿热证：治以清热燥湿、分利止泻，方选葛根芩连汤加减。本方中葛根解肌清热、升清止泻；黄芩、黄连苦寒清热燥湿；加木香理气止痛，甘草甘缓和中；车前草、茯苓利水止泻。若有发热、头痛、脉浮等表证明显者，加用银花、连翘、薄荷疏风清热。

（8）情志内伤：患者多因抑郁恼怒等情志变化而诱发、加剧泄泻表现，治以疏肝理气，方选柴胡疏肝散加减。方中柴胡、枳壳、香附、陈皮疏肝理气；芍药、甘草缓急止痛；川芎行气活血。若气滞较重，胁肋胀痛者，可加用川楝子、郁金。

（9）饮食不节证：治以消食导滞、和中止泻，方选保和丸加减。方中神曲、山楂、莱菔子消食和胃；半夏、陈皮和胃降逆；茯苓健脾祛湿；连翘解郁清热；可加谷芽、麦芽增强消食功效。若脘腹胀满，可因势利导，根据"通因通用"原则，加用枳实导滞丸，使邪去则正自安。

（三）溃疡性结肠炎的中医综合治疗

中医治疗本病一般分缓解期与发作期论治，一方面遵循中医学辨证论治与辨病论治相结合的方法，注意扶正祛邪、止血活血、通塞升降等的应用权变，体现了中医辨证论治法则运用的灵活性；另一方面又坚持内病外治、内外结合的有效治疗方法，针对性地以清热解毒、去腐排脓、生肌敛疮中药局部灌肠，使药物直接作用于病位，有效控制病变进展，进而影响全身，起到消除溃疡、调整免疫、促进炎症吸收的作用。实践证明，中医药防治本病具有疗效确切、不良反应少、安全持久的独特优势，值得深入研究并加以推广。

1. 急性期　韩捷教授认为，一般病性以湿热内蕴、瘀毒伤络为主，治疗方面则应坚持急则治标的原则，首先应稳定病情，保障患者生命体征稳定，再考虑予以中药汤剂以清热利湿、调和气血，口服中药可予白头翁汤加减，同时配以中药灌肠使药物直达病灶。通过对临床患者的观察发现，此类将整体用药与局部用药相结合的治疗方案，效果颇佳。

2. 缓解期　一般以正气亏虚为主，兼有湿热瘀毒，所以缓则治其本，以扶正祛邪、补益气血为主，兼以补肾固本、清热化湿，从而使邪退正安。中医治疗仍选用口服药物及灌肠相结合，口服中药选用参苓白术散加减，疗效亦佳。韩捷同时指出，前人有治泻九法（淡渗、升提、清凉、疏利、甘缓、酸收、燥脾、温肾、固涩）以及治痢九法（汗、下、清、和、温、涌、竭、疏、利），可谓业无遗蕴。随着中医药防治本病研究的不断进展，内服汤剂与灌肠方合用、整体与局部治疗结合以及采用针灸等方法治疗，更提高了临床治疗效果。

（四）中药灌肠治疗

选用韩捷教授独创的中药灌肠方——加味七炭方加减，能使药物直达病处，局部药物浓度高，有利于改善局部肠黏膜的微循环，降低血管通透性，促进炎性反应消退，使肠道溃疡面得到保护，促进其修复；又可避免上消化道酸碱度和酶对药物的影响，保持药物性能，使药物吸收更完全；同时药液清洗溃疡表面，还有清洁、清创、祛腐之功。另一方面，因韩捷教授选择纯中药灌肠治疗，能使药物更好地被吸收，又避免了西药制剂对肠道的刺激及不良反应，能更好地体现中医治疗的疗效及优越性。

（五）针灸治疗选穴

1. 多取胃经经穴 中医学认为本病病位在脾、胃、肠，而胃经属胃络脾。若脾胃失运，升降失司，清浊不分，混杂而下则致该病，故常选胃经经穴治疗。穴取天枢、足三里、上巨虚等。如《针灸甲乙经·足太阴厥脉病发溏泄下痢》曰："飧泄，大肠痛，巨虚上廉主之。"《西方子明堂灸经》曰："在三里下三寸……食泄，腹胁支满。"《杂病穴法歌》曰："泄泻肚腹诸般疾，三里内庭功无比。"《针灸大全·马丹阳天星十二穴并治杂病歌》亦记载归："三里足膝下，……肠鸣并泄泻。"又如《医学入门》云："赤白（痢），足三里。"《千金要方》曰："……大便泄数，并灸天枢。"《针灸大全》记载："泄泻不止，里急后重。……天枢二穴……"《针灸聚英·玉龙赋》曰："天枢理感患脾泄之危。"另外《针灸大成·玉龙歌》曰："脾泄之症别无他，天枢二穴刺休瘥，……"取胃经经穴既可以健脾益胃、升清降浊，又可以调理肠腑、强身止泻。

2. 多取任脉经穴 任脉循行在胸腹正中，总任全身阴经。而该病主要是因脾气不健，湿浊内停肠胃所致。因此，历代多取该脉穴位治疗。常用穴主要是中脘、神阙、气海、关元等，如《千金要方》中记载："妇人水泄痢方：灸气海百壮三报。""一切痢……灸脐中稍稍二三百壮。又灸关元三百壮……"《罗遗编》曰："泄泻日久垂死穴，无论大小一切，但于天枢、气海、中脘，灸五七壮，神效无比。"《世医得效方·泄泻》曰："泄利不止，灸脐中，名神阙穴，……及关元穴三十壮。"《脉经》有"溏泄，……针关元，利小便，溏泄便止"的记载。《针灸资生经》认为"久冷伤惫脏腑，泄利不止，……宜灸神阙"，"泄泻宜先灸脐中，次灸关元等穴"。又如《扁鹊心书》曰："脾泄注下，……灸命关、关元各二百壮。""泄泻等证，……关元百壮，可保生……"《扁鹊神应针灸玉龙经·针灸歌》曰："泄泻注下取脐内。"《神应经》曰："肠鸣而泄：神阙，……泄不止：神阙。"《杨敬斋针灸全书》曰："一切泻肚……神阙、气海、关元……"《针灸聚英·天元太乙歌》曰："小腹便澼最难医，气海中极间使宜。"《医宗金鉴》曰："神阙百病老虚泻……关元诸虚泻浊遗……"《针灸逢源》曰："肾泄，五更溏泄，久而不愈：气海、关元；洞泄不止……中脘。"从文中可看出，历代针灸家多取任脉中脘、神阙、关元等穴，以灸为主且多灸至百壮，神阙等穴灸之，既温肠健脾止泻，又可祛湿化浊散寒。

3. 常取背俞穴和督脉穴　膀胱经背俞穴是脏腑经气输注之处；而督脉为诸阳之会。因此，刺激督脉穴与相关背俞穴，可以调整相应的脏腑功能，起到涩肠止泻（痢）之作用。常用脾俞、肾俞、大肠俞、胃俞、三焦俞、小肠俞、百会等穴。如《千金要方》曰："肾俞、章门主寒中，洞泄不化。""大肠俞主肠鸣腹胀，暴泄。"《医心方》曰："灸诸利方：……灸脾俞百壮。……灸大肠俞百壮。"《丹溪心法·泄泻》曰："泻水多者……于百会穴灸三壮。"《万病回春·泄泻》曰："泄泻三五年不愈者，唯灸百会穴五七壮，即愈。"《类经图翼》记载："百会：久泻滑脱下陷者，灸三壮。"又如《医学入门》云："赤痢针小肠俞""百会主……脱肛，久病大肠气泄"。《针灸聚英》曰："白痢，灸大肠俞。"《扁鹊神应针灸玉龙经·针灸歌》云："赤白痢下中膂取。"《针灸逢源》曰："胃泄，色黄，饮食不化：胃俞；……小肠泄，溲涩，便脓血，少腹痛：小肠俞。"《神灸经纶》亦曰："久泻滑脱下陷：百会、脾俞、肾俞。"从文中论述可见，取背俞穴和督脉穴多用于该病久治不愈、危重之证的治疗，是因督脉总督全身之阳气，背俞穴为脏腑经气汇聚之处，刺激这些穴位既可升阳举陷、温中止泻，又可和调脏腑功能。诸脏和则清升浊降，气血调和，泻则自止。

4. 常取足三阴经经穴　足三阴经内属肝、脾、肾，外循胸腹，肠腑功能常与之关系密切。故临床上亦常选用足三阴经穴治疗该病，主要取阴陵泉、三阴交、隐白、公孙、然谷、照海、太冲等。如《灵枢·四时气》曰："飧泄，补三阴之上，补阴陵泉，皆久留之，热行乃止。"《脉经》用"商丘、阴陵泉皆三壮"灸治本病。《外台秘要》认为刮三阴交可治疗"腹胀肠鸣，溏泄，食不化"。《针灸甲乙经》曰:"洞泄,然谷主之""飧泄,太冲主之""溏不化食,寒热不节,阴陵泉主之"。《千金要方》曰:"然谷、阴陵泉主洞泄不化。"《丹溪手镜》:"诸下利,……可灸……阴陵泉、商丘。"《针经指南·定八穴所在》:"公孙穴……泄泻不止……小儿脾泻""照海……肠鸣下痢腹痛"。《凌门传授铜人指穴·八法八穴歌·西江月》曰:"泄泻公孙立应。"《医学纲目》云:"自利……当治阴井,隐白是也。"《针灸聚英·回阳九针歌》云:"足寒并暴泄……隐白脾家井,详经可刺之。"从上文可见,古医籍用于治疗该病的足三阴经经穴大多是位于膝关节以下的五输穴,体现了针灸经穴的远治作用和辨证用穴的特点。如脾胃虚弱,饮食不化而致本病,常用三阴交。脾肾阳虚,虚寒内生而致本病,常用照海、隐白等。

5. 艾灸疗法 艾灸治疗本病所选穴位以脘腹及背部经穴为主。常用的穴位有中脘、关元、天枢、神阙、气海、小肠俞、足三里等。如元代罗天益《卫生宝鉴》主张用灸疗温补中焦,多取气海、中脘、足三里等穴施灸治疗,因脾胃内伤所引起的本病,认为灸之可"生发元气""滋荣百脉"。《针灸资生经》曰:"心腹痛而后泄,……灸关元百壮。"《扁鹊心书》曰:"老人滑肠困重,……灸神阙三百壮。"《名医类案》记载:"黄子厚治一富翁,病泄泻弥年……艾灸百会穴,未三四十壮而泄泻止矣。"《千金要方》亦云:"肠鸣泄利,绕脐绞痛,灸天枢百壮""泄注,五痢便脓血,重下腹痛,灸小肠俞百壮"。《类经图翼》亦云:"天枢……一传治夹脐疼痛,腹中气块,久泻不止,虚损劳弱。可灸二十一壮。"《外台秘要》曰:"又疗纯下自如鼻涕者方:灸脐下寸五十壮。"治疗泄泻除了一般灸法外,还提倡用化脓灸来治疗本病,如《千金翼方》曰:"若灸疮发脓者易瘥。"此外,还提倡灸疗与药物配合治疗,如《针灸聚英》载朱丹溪的医案:"浦江郑义宗患滞下昏仆,……丹溪为灸气海渐苏,服人参膏数斤,愈。"从上文看出,历代医家灸治本病的特点有:①灸量多至数百壮;②取穴少而精,常用1～2穴;③灸法多样化;④灸和药结合治疗危重病症。

当然,溃疡性结肠炎的中医康复治疗不仅包含口服汤药,还包括各种中医特色疗法,如针刺疗法(头针、耳针)、腧穴治疗(如穴位贴敷、埋线、穴位注射及按摩)、中药熏洗、中药足浴、精神疗法、音乐疗法、中医药膳、刮痧、中药栓剂、膏方等。在治疗过程中,根据患者不同的临床表现及体质特点,运用中医学理念,选取合适的方案综合治疗,更能加速病情的恢复及治愈。

（六）艾灸、腹部推拿、精神心理疗法、饮食疗法治疗溃疡性结肠炎

1. 艾灸疗法治疗溃疡性结肠炎 艾灸治疗溃疡性结肠炎具有安全性高、起效较为迅速、远期疗效好等无可比拟的优点。艾灸可通过调节患者免疫平衡、调节肠道菌群、改善肠黏膜屏障功能、调节细胞凋亡等改善肠道炎性反应。那艾灸治疗溃疡性结肠炎的临床机制是什么？通常认为是艾灸调节了溃疡性结肠炎患者肠道的免疫功能。溃疡性结肠炎发生发展与肠道免疫功能紧密相关，免疫细胞在参与免疫应答的同时也引发病理性炎性反应的产生，导致肠道黏膜病理性损伤。研究表明艾灸可以通过调控免疫细胞、免疫分子，多通路多靶点改善免疫功能紊乱，起到治疗作用。免疫细胞数量众多，如巨噬细胞、树突状细胞、T淋巴细胞、B淋巴细胞等，它们共同参与机体固有和获得性免疫。树突状细胞是一种抗原提呈细胞，可抑制肠道炎性反应产生，其免疫功能的正常发挥有赖于IL-23等因子的调节作用。IL-23与Th17细胞结合可以促进促炎性反应因子IL-17被大量分泌，加剧肠道炎性反应。研究表明温针灸中脘、气海、天枢等可有效下调溃疡性结肠炎患者血清中IL-17、IL-23水平，达到抑制肠道炎性反应，缓解患者临床症状的目的。T淋巴细胞参与介导的免疫反应也是溃疡性结肠炎发生的重要机制之一，隔药灸可降低患者外周血清中异常表达的Th17细胞水平，抑制肠道炎性反应从而治疗溃疡性结肠炎。

2. 腹部推拿治疗溃疡性结肠炎 腹部推拿是推拿学的一部分，中医认为推拿治疗具有补气健脾、化瘀除湿、行气止痛之功，现代研究发现推拿治疗能有效改善病变部位的微循环，减轻肠黏膜的炎症反应，促进溃疡面血管再生、黏膜修复和溃疡愈合，且能缓解平滑肌痉挛以止痛，同时也能提高机体免疫力。越来越多的临床文献佐证腹部推拿是治疗溃疡性结肠炎的有效方法。诸如马晓薇等通过随机平行对照方法发现推拿治疗溃疡性结肠炎的有效率达86.67%；邱建文运用骆氏腹诊推拿治疗溃疡性结肠炎取得较好疗效。古代医籍中也有许多类似记载。如《诸病源候论·腹痛候》曰："若气寒者，使人干呕腹痛，……两手相摩，令热，以摩腹，令气下。"指出寒邪直中脏腑出现腹痛等，宜用摩腹以散寒。又如《厘正按摩要术》曰："按肚角。肚角在脐之旁，用右手掌心按之，治腹痛。"认为推拿手法对腹痛可起到治疗作用。再比如根据十二经脉循行规律，足太阴脾经、足厥阴肝经、足少阴肾经、足阳明胃经均循行至腹部。运用揉腹、运腹、推腹等手法作用于腹部循行经脉，进而以调

脾，则清气得升，浊气自降，水谷运化和顺；且推拿手法可疏通腹部经络以达到"通则不痛"的效果，正如明代李中梓在《医宗必读·心腹诸痛》中所言"有以通则不痛，痛则不通"。综上所述，腹部推拿能有效治疗溃疡性结肠炎。

3. 精神心理疗法治疗溃疡性结肠炎 溃疡性结肠炎患者个性缺陷构成了溃疡性结肠炎发病的易患素质和内在基础。典型的溃疡性结肠炎患者性格特征包括过度敏感、较为内向、抑郁、悲观、愤怒、以自我为中心等，常常表现为情绪不平稳、对各种刺激情绪反应较大，对人际关系的处理、适应环境的能力较差，缺少远大的抱负而且需要爱抚、同情和鼓励等人格特征。一些溃疡性结肠炎患者还常伴有神经官能症的表现，其病情多次复发或恶化，与精神负担和焦虑紧张等因素有关。上述个性和心理问题，在诸多方面促发本病的发生和缠绵不愈。那心理性应激导致溃疡性结肠炎的机制是什么呢？通常认为精神心理因素是通过改变下丘脑－垂体－肾上腺轴、细菌和黏膜间相互作用、增加黏膜肥大细胞的活性、多种激素的生成或释放增加，以及自主神经系统的兴奋等途径导致溃疡性结肠炎的发生或复发，其中中枢性的促肾上腺皮质激素释放因子（CRF）发挥着重要的作用。该因子释放增多可促进肾上腺皮质释放糖皮质激素，而糖皮质激素的大量释放可抑制免疫功能，引起机体免疫力和肠道的屏障功能的下降；而且 CRF 可降低患者食欲，减少摄食，使肠内营养供应不足而肠道又处于高代谢状态，增加肠黏膜上皮损伤的机会。那缓解不良精神心理的方法有哪些呢？第一，帮助患者进行自我调节，让患者学会正确应对生活中发生的种种不幸，尝试逐步减轻易怒、敏感、悲伤、害怕等不良情绪的影响，提高心理波澜不惊的能力，同时帮助纠正不良行为。第二，助眠可以减轻心理压力，矫正不良行为，消除急躁、恐惧等不良情绪，所以夜晚可以使用少量安眠药物。第三，患者亲属和朋友的参与对该病的治疗也十分有帮助。医生可以根据患者病情轻重，个体化制订患者亲属和朋友情感鼓励的计划，使患者建立良好的生活制度和饮食习惯，为患者康复营造良好的情感环境。

4. 饮食疗法治疗溃疡性结肠炎 一直以来，饮食被认为是导致溃疡性结肠炎发生的重要因素。随着人民生活水平的提高，蛋类、肉类饮食增多，本病的患病率亦逐步上升。而海内外学者在进行深入的研究中则发现不同的饮食成分在溃疡性结肠炎的致病与治疗中均可发挥作用。随着饮食中肉类摄入量的增加，含硫氨基酸，包括蛋氨酸、半胱氨酸、胱氨酸以及牛磺酸及无机硫酸盐明显增多，通过肠道细菌对硫酸盐的降解，对含硫氨基酸的发酵两种代谢途径，产生多种含硫化合物。并有实验证明硫化物对结肠细胞有毒性作用。另外，脂肪摄入增多也可引起结肠炎症改变，也可能影响胆固醇的吸收和分泌。肠道正常菌群对肠道上皮更新、黏膜供血及肠蠕动均有明显作用，同时影响肠道黏膜的发育和功能。通过了解食物对溃疡性结肠炎的影响，临床工作中意识到饮食调节在溃疡性结肠炎患者的治疗中起着关键的作用，不仅提供营养，增强机体的抵抗力，还减轻胃肠的负担。总的原则是急性发作时应以无渣、半流食、少食多餐为原则。病情较重时应禁食，给予静脉输注营养液。缓解期治疗时可进食低脂肪、高蛋白、高热量、低纤维的食物。有刺激性的食物（如辣椒、葱蒜等）和虾、蟹等海鲜易引起肠道过敏的食物慎食用。合理的饮食不但可以提供丰富的营养，而且可促进患者胃肠道正常功能的早日恢复。

（七）溃疡性结肠炎的中医目标

近年来，国家中医药管理局连续发布了两版《久痢（溃疡性结肠炎）中医诊疗方案》，形成了病症方药有机统一的治疗方案，使本病的中医治疗更加简明、规范、科学。另外国家大型医疗机构利用现代信息科学技术，为本病患者制订了个体化、规范化、标准化的治疗方案及相关的疗效评估方案。因西医治疗的缺陷性，更能突出中医在溃疡性结肠炎治疗中的主导作用，可见中医前景充满生机，欣欣向荣。

所以，在溃疡性结肠炎的治疗中，我们要积极选用中医治疗方案，总结、归纳临床疗效，使其形成规范化、科学化的治疗方法，使溃疡性结肠炎的中医康复治疗获得大家的普遍认同是我们的努力目标。

参考文献

[1] 郭军雄.中医对溃疡性结肠炎的认识 [J].中医研究，2010，23（10）：9-11.

[2] 李敏，梁超.中医对溃疡性结肠炎认识探源 [J].中医药临床杂志，2006，18（6）：622-624.

[3] 宋博.溃疡性结肠炎的中医辩证治疗 [J].中国卫生标准管理，2015，6（31）：125-126.

[4] 郑红斌，陈咸.溃疡性结肠炎的中医药防治优势及辨治要点 [J].中国中医急症，2003，12（5）：439-440.

[5] 钟蕊，翁志军，赵继梦，等.艾灸治疗溃疡性结肠炎效应机制研究进展 [J].世界中医药，2020（15）：2354-2358.

[6] 江煜，林志刚，陈乐春，等.腹部推拿治疗溃疡性结肠炎的临床疗效观察 [J].按摩与康复医学，2019，10（23）：28-30.

[7] 苗新普，欧阳钦，李慧艳，等.溃疡性结肠炎患者的心理治疗策略 [J].医学与哲学（临床决策论坛版），2007，28（9）：29-30，33.

[8] 任素芳，邱服斌.精神心理与饮食疗法治疗溃疡性结肠炎的疗效观察 [J].山西医药杂志，2012，41（2）：127-128.

第二章
溃疡性结肠炎中医康复治疗规范化、精准化路径

　　早在《黄帝内经》中已有了对溃疡性结肠炎的论述，因所下之物如涕如脓、黏滑垢腻，排出时辟辟有声，故《素问·通评虚实论》称之为"肠澼"。至东汉张仲景则有"下利赤白""便脓血""热利下重"的描述，将痢疾与泄泻统称为"下利"。《局方发挥》中因其污下不爽、黏滞重坠，故称之为"滞下"。《圣济总录》又有冷痢热痢、赤痢、血痢、脓血痢、气痢之分，并设专篇论述。《黄帝内经》始有类似溃疡性结肠炎的记载，经后世医家的不断医疗实践，对"痢疾""便血""肠风""泄泻""肠澼""滞下"等的认识逐渐深入，尤其唐、宋以后，认识日益完善，至今形成了一套较为完整的辨证论治体系。清代吴师机在《理瀹骈文》中云："外治之理即内治之理，外治之药亦即内治之药，所异者，法耳。"中医学通过不断探索采用外治法治疗溃疡性结肠炎，取得了很好的效果，具有明显的便捷性及可操作性，使外治法成为溃疡性结肠炎治疗的又一选择。

　　现代中医认为溃疡性结肠炎病机演变过程主要有3个典型时期：湿热内蕴大肠（湿热证）、脾虚湿热并存（虚实夹杂）、脾肾气血俱亏（虚证）。分别可因外感湿热毒邪，并走大肠；或因情志失调，郁怒伤肝，肝气横逆犯脾，脾失运化而至湿邪下迫大肠；或因脾胃素虚，运化失常，水湿郁久化热，湿热阻滞大肠；或因脾阳不足不能滋养肾阳，劳倦损伤肾阳，脾阳失于温养，虚寒内生，运化失权，湿从中生，蕴积大肠；湿热邪毒久蕴大肠，致大肠气机不利，继而造成局部气滞血瘀，与湿热相互搏结，热盛肉腐，血络受损，血不循经而

外溢，渐发为本病。中医治法上以清热利湿、调节气血、解毒清肠、收敛止血、健脾益气、疏肝理气及升阳举陷为法。根据现代医学研究，治疗溃疡性结肠炎的临床方案具有多样性，除单纯口服给药外，联合局部给药及内外联治更能提升溃疡性结肠炎的治疗效果，且同时可降低药物治疗相关不良反应的发生风险，发挥中医治疗的优势。溃疡性结肠炎的发病及治疗效果除与外感、内伤病邪相关，又与饮食、情志、给药途径及个人生活方式密切相关，因此，应采用更加具体、多元的治疗方式，加强饮食、情志及生活方式等方面的管理，以获得更好的治疗效果。其中在溃疡性结肠炎演变过程中，湿热内蕴大肠阶段为活动期，进入脾虚湿热及脾肾亏虚阶段时，除了传统的药物等治疗外，可以进行有效的中医康复治疗，以防止病情复发。

目前对于溃疡性结肠炎的中医康复治疗方法日益增多，而由于临床上对于中医康复治疗远期疗效研究过少，且不同医家的理论体系不尽相同，遂在治疗方法上尚欠缺规范化统一。韩捷认为今后可从以下几点着手：①进一步探索中医病因、病机，完善中医诊断标准和分型依据；②根据不同的病因、病机及中医分型，整合出针对标准证型有确切疗效的方案及用药途径；③进行远期随访，践行现代化实验研究与临床观察相结合，寻找更规范化的治疗方案，为溃疡性结肠炎的临床治疗提供更可靠的依据。

一、中药康复治疗

通过韩捷教授多年运用中药康复治疗溃疡性结肠炎的经验，可以明确经典中药康复对溃疡性结肠炎的预后有着确切的疗效。尽管大量的方药对溃疡性结肠炎具有一定的治疗效果，但临床评价并没有统一的范式，不同的医家在临床辨证、用药、组方加减及药物剂量上的不同运用，对本病预后康复的效果不尽相同。韩捷认为未来对溃疡性结肠炎的中药康复治疗，应该规范中医诊断及分型依据，在此基础上根据临床疗效制定精确方药，以指导本病的中药康复治疗。

二、针刺

针灸疗法是中医用来治疗各类疾病的常用治疗方法，是通过对特定穴位的刺激来改善局部微循环，从而缓解和治疗疾病。中医认为，溃疡性结肠炎的发病原因多为患者饮食不节、情志所伤、外感六淫邪气，伤及脾胃肾，或湿热，或阳虚，或气滞而出现一系列临床表现。针灸治疗该病当分清主次，明确标本。该病病位在肠，与脾胃肾关系密切。针刺作为中医康复的一种方法，在溃疡性结肠炎的临床运用中占据重要地位，且具有一定的推广价值。但韩捷认为针灸治疗溃疡性结肠炎的研究仍存在以下问题：第一，针灸治疗多着眼于不同的针灸方法，缺乏对不同证型的具体针刺方案，如补泻手法、刺激量、留针时间等问题；第二，临床试验设计不严谨，治疗方案不规范，不能提供符合循证医学思想的有效性证明；第三，缺乏远期随访。因此，后续仍需在辨证论治的基础上，加强临床研究及观察，并做好远期随访，密切关注患者的远期复发率及不良反应发生情况，明确不同的补泻手法、刺激量、留针时间对针刺效果的影响，以进一步规范处方配穴、选定针刺治疗方法。

三、艾灸

溃疡性结肠炎病因复杂，发病机制尚未完全明确，目前已知艾灸可通过多靶点、多通路协同作用于机体改善肠道炎性反应，但具体机制需要进一步阐明。根据艾灸疗法的特点，目前艾灸治疗溃疡性结肠炎机制研究存在以下几个方面的问题值得深入探讨：①不同灸量会产生不同灸效；②不同灸量艾灸治疗溃疡性结肠炎临床有效率存在差异，灸量主要取决于艾炷大小、施灸壮数、施灸频次等；③临床对于艾灸治疗溃疡性结肠炎的灸量尚无统一标准，未来研究可探索不同艾炷大小、施灸壮数、施灸频次对于溃疡性结肠炎治疗的影响，进一步明确灸量与艾灸治疗效应的具体关系；④艾灸根据施灸形式的不同，对于溃疡性结肠炎疗效也有差异。相关研究汇总近十年治疗腹泻相关疾病的灸法，发现温和灸和隔物灸对于慢性腹泻型疾病疗效更佳。艾灸调节免疫功能因腧穴配伍不同而有差异，临床多选用督脉及膀胱经振奋阳气，任脉以调节气血，多气多血的阳明经以激发胃气。未来应结合传统针灸理论，探究不同腧穴配伍及选穴原则治疗效应机制，为临床的优化选穴提供指导。

四、腧穴特殊治疗

依据中医学理论，脑神和脾胃通过脏腑功能相互为用，人的意识、精神、思维等脑神的改变影响脾胃的功能。根据韩捷教授多年临床经验及观察，发现中医治疗溃疡性结肠炎，能根据疾病本身的特点，辨证论治，将辨病与辨证相结合，选取最合适的治疗方案来治疗溃疡性结肠炎，还可以将多种方案结合运用。中医康复治疗中，穴位埋线疗法是一种将羊肠线或胶原蛋白线埋入固定穴位，长时间地刺激穴位，以达到"疏其血气，令其条达"的治疗方法；穴位敷贴是在传统的针灸基础上，将中药应用于腧穴，通过经络对机体的双向调节作用来达到预防和治疗疾病目的的一种治疗方法；穴位注射能同时发挥针刺及药物治疗的双重作用，能提高人体免疫力及发挥抗炎作用。临床应用发现，中医穴位敷贴、穴位注射、穴位按摩、埋线及耳针、火针、三棱针对穴位具有更强烈而且持久的针刺效应，依据临床诊断，通过适当的配穴，调节相应脏腑的平衡状态，起到司外揣内、治外调内的作用。但目前穴位特殊治疗尚缺乏统一的辨证分型、选穴及配穴方案，不能提供符合循证医学思想的有效性证明，韩捷认为未来应为其寻找更客观的依据，同时拓宽其适用范围，从而指导临床的诊治与预防，最终提高溃疡性结肠炎患者的生活质量。

五、中药熏洗

溃疡性结肠炎的治法在临床中具有多样性，在各种治法中，外治法是直接施于病患机体外表或病变部位，以达到治疗目的的一种方法，在治疗中占据非常重要的地位。中医外治法同内治法一样，需要辨证论治，需要根据疾病的阶段、属性、证候来选用不同的治法和方药，除了一般的外治药物，结合本病的自身特点，局部熏洗治疗在临床上亦具有良好的效果。治疗时先以汤药的热气熏蒸，待水温适中后行坐浴治疗，同时用毛巾向上托举肛门部位柔缓按摩，一般坐浴时间以 15~20 分钟为宜，早晚各 1 次，尤其便后最好治疗 1 次。韩捷教授临床使用断下渗湿汤进行熏洗、坐浴治疗，使药物直达病所，其中椿根皮之苦燥湿，寒胜热，涩以断下，专入血分而涩血为君；地榆得先春之气，木火之精，去瘀生新；苏木、黄柏、赤苓、猪苓开膀胱，使气分之湿热，由前阴而去，不致遗留于血分也；楂肉亦为化瘀而设；银花为败毒而然。然目前临床运用中药熏洗治疗溃疡性结肠炎的医家各有所长，辨证选方不尽相同，遂治疗效果参差不齐。韩捷认为，为进一步发挥中药熏洗优势，需要进一步规范中医临床辨证，完善近期及远期观察，探究不同方药治疗效果，以更好地指导临床治疗。

六、中药足浴

早在《黄帝内经》就有记载："阴脉者集于足下，而聚于足心。"即足部既是人体经络中三条阴经的起点，又是三条阳经的终点，人体的五脏六腑在足部都有相应的反射区及穴位，许多疾病通过足部治疗可增加疗效。根据人体中医经络学原理，通过足浴，可以使足部毛孔开放，药液直接透过皮肤进入穴位、经脉、组织或体液，通过血液循环而输布全身，发挥药物作用，或直接作用于穴位、经络、神经等起到整体效应，发挥药物的功效；通过气血运行，直达病所，祛邪疗疾，达到防病治病的目的。且人的脚底分布了许多血管和无数的神经末梢，而且与大脑紧密相连，因此全身的许多疾病都可以通过足部而治愈。祖国医学早就有"上病取下，百病治足"之说。对慢性溃疡性结肠炎患者施以足部药浴时，水的温热作用使足部毛细血管扩张，也促进了全身血液循环，血流充足，使中药的有效成分充分地通过毛血管循环至全身经络，再循经络运行到五脏六腑、振奋阳气、沟通表里，达到阴阳气血平衡，提高机体免疫力，从而达到内病外治、上病下治的目的。韩捷认为，临床上进行中药足浴治疗溃疡性结肠炎时，应根据临床辨证，规范足浴水温、时机（饭前、饭后）、治疗时间长度、足浴后注意事项，以达到治疗效果，避免烫伤，避免治疗时间过长而致虚脱、头晕，注意保暖，避免寒湿侵袭下肢。中药足浴结合足部按摩治疗慢性溃疡性结肠炎方法简单、不良反应小、疗效显著，临床上值得推广及研究。

七、精神心理治疗

心理因素的反映形式有多样性的表现，对患者原有的躯体疾病也产生不良的影响。虽然溃疡性结肠炎患者的致病机制尚未完全阐明，但不论在疾病的急性活动期或慢性迁延病程中，都对患者的生活质量和工作产生不良的心理影响，如果能适当处理和去除心理因素的压力，无疑能够促进疾病良性转化或康复。临床医生在临床实践中应尽早识别伴有焦虑、抑郁的溃疡性结肠炎患者，并给予及时、适当的心理干预，以期达到缓解临床症状、降低疾病活动度和复发率，减少不必要的治疗措施，提高患者治疗依从性和生活质量，改善患者预后等目的。韩捷认为在通过精神心理疗法治疗溃疡性结肠炎时，必须明确其心理障碍，制订规范的方案。根据韩捷教授多年的治疗经验，将溃疡性结肠炎常见的精神心理障碍总结如下：焦虑、抑郁、疲劳、睡眠障碍、自杀倾向、躯体化障碍等。溃疡性结肠炎患者有很多共同的心理特点，包括：①强迫行为；②神经质；③依赖；④焦虑；⑤不恰当的激进或愤怒；⑥完美主义。

同时韩捷教授完善了相关的治疗方案：

（1）了解患者的情绪、信念及个人对疾病的感知，是建立良好医患关系的基础：①了解患者担心的问题、愿意接受哪些治疗等。②认真倾听患者对疾病的叙述，包括主诉、现病史等。③增加患者对诊断及治疗措施的合作性或顺应性。④注意家庭对患者的影响，必须劝导患者不接受他人错误的指导及干扰。

（2）鼓励患者树立治疗信心，学习自我保健，自我解除焦虑，保持稳定的情绪：①树立治疗的信心，患者之间可互相联系和帮助，建立患者康复俱乐部，特别是通过显效患者的现身说法，树立患者可治的信心；与此同时，用适当的方法防止疗效差、住院久的患者散布悲观情绪。建立对疾病良好的可治信念，有助于促进机体自身调节的康复功能，包括情绪调节以及神经系统功能的调节。②鼓励患者采用保健操、太极拳、气功等养生祛病方法，有助于维系机体的循环呼吸功能，同时可促进消化道疾病的恢复，特别是对中老年人更为合适。③开展心理咨询，进行心理干预，以深入了解患者的心理应激因素，介绍多种心理应对策略及解决现实问题的可供选择的途径，讲明负性情绪对疾病转归的不良影响，使心理治疗与药物治疗发挥协同效果，最大限度地提高疗效。

（3）家庭的支持与合作十分重要：家人的支持，包括经济上、生活上及感情上的支持，使患者能缓解心理因素产生的压力，有助于疾病的治疗及康复。

八、音乐疗法

音乐可作为一种独特的调节身心的艺术疗法，是治疗许多身心疾病康复过程中的重要手段。我国古代五音包含宫、商、角、徵、羽五种音阶，早在《黄帝内经》中已有五音与脏腑关系的论述，如《灵枢·邪客》记载："天有五音，人有五脏；天有六律，人有六腑；……此人之与天地相应者也。"五音疗法中以宫、商、角、徵、羽五种音阶对应人体五脏，可通过相应频率的振动调节对应脏腑的功能。角音为肝之音，角音悲凉而致哀伤，可以抑制怒火，具有舒畅柔和的特点，其性条达；宫音为脾之音，宫音亢奋而致愤怒，可以抵制过思，具有大而和的特点，其性冲和、庄重、敦厚；徵音为心之音，徵音火热而致惊恐，可以治疗过喜，具有轻松活泼、感染力强、欢快的特点，其性火热；羽音为肾之音，羽音之思索冥想，可以遏制恐慌，具有奔放、哀怨、清幽柔和、凄切哀婉的特点，其性如流水。徵音、羽音对大肠湿热、阴血亏虚，以便血为主，多伴有阴血不足、头痛、失眠的患者，可以滋阴补肾、身心放松、促进睡眠。五音治疗时要选择安静环境，尽可能地使患者排除各种干扰，使身心能沉浸于音乐的意境中；选择乐曲曲目结合患者文化、兴趣、爱好、民族、性格等特点，不应该强迫患者听厌烦的乐曲或反复听一首曲子，以充分体现辨证施治、心身合一的中医治疗理念，达到调畅情志和心脉的作用。

九、运动疗法

人体是一个有机整体，其生命活动的维持既要靠运动、劳动来促进，又要靠休息、睡眠来调节，二者缺一不可，劳逸适度方能增强体质，促进疾病的治愈及预防复发。过劳过逸均能损伤脏腑，削弱机体的抗病能力。劳倦过度易伤脾胃，而久卧不动则易伤脾气，房事不节则伤肾致脾肾两虚，机体受损易致本病病情发展，或引起疾病复发。溃疡性结肠炎患者普遍存在全身乏力、活动能力降低等问题，而采用中医运动疗法进行康复训练，可以通过意念、呼吸、动作的配合调节消化道的血液循环，改善患者的预后。临床上应根据患者的辨证分型规范相应的运动方式，韩捷教授主张运动要适度，量力而行，可进行徒手操、散步、慢跑、气功、太极拳等健身活动，长期坚持，适时适量，则能增强脾胃等全身脏腑功能。

十、中医药膳

营养治疗作为溃疡性结肠炎的支持和辅助治疗措施，近几年来逐渐引起人们的重视，对重度、活动期不能进食，或以饮食方式不能提供营养的患者，营养治疗具有缓解症状、改善机体状态、增强合成代谢、改善免疫功能等优点。韩捷教授运用五行分类制定的中医药膳，如大麦土豆粥、豆蔻大蒜田鸡粥、良姜猪肚粥、百合粥、马齿苋绿豆粥、萝卜姜汁糖茶、山药扁豆糕、山药羊肉粥、益智仁粥、健脾愈肠粥及饭锅巴莲子粥等对溃疡性结肠炎的康复治疗及预防都有良好的效果。韩捷教授经过多年的临床观察，总结了溃疡性结肠炎中医药膳治疗的原则：

（1）急性发作时可给予不含蛋白质的药膳，以避免变态反应，严重者禁食，用全胃肠外营养。

（2）缓解后病情多为慢性，膳食治疗很重要，应供给足量的热能、优质蛋白质、无机盐与维生素，忌刺激性食物。膳食应自流食、半流食逐步过渡到软饭、普通饭。

（3）患者多缺乏叶酸、维生素 A、维生素 B_6、维生素 B_{12}、维生素 D、维生素 K，以及钙、铁、蛋白质等多种营养素，在不引起变态反应的情况下，需根据血液生化检查并结合具体情况逐渐给予。

（4）患者要留意进食哪些或哪种食物可加重病情，从而避免进食该种食物以减轻症状，并可通过过敏试验查清有无食物引起的变态反应以尽可能避免。

十一、刮痧

运用刮痧治疗溃疡性结肠炎在少数民族较为常见，尤以壮医为多。壮医学将溃疡性结肠炎归类为"痧症""绞肠痧"等范畴。壮医学根据"毒虚致百病"的理论，认为痧症、绞肠痧多为感受毒邪所致，而壮医刮痧排毒疗法能祛邪排毒，在治疗痧症、绞肠痧方面具有良好的疗效。该疗法包括刮痧、挑痧、拔罐疗法。①刮痧疗法：选用牛角刮痧板作为刮痧工具，广西桂北地区生产的生山茶油作刮痧油，刮推患者背部、腰骶部、双上肢内侧、风池、合谷，以及上、中、下腹部，刮至皮肤显露出痧疹或痧斑。②挑痧疗法：75% 酒精常规消毒刮痧部位后用无菌三棱针在瘀血部位和痧疹点、痧斑处挑治，将皮下纤维挑断。③拔罐疗法：用罐在点刺部位吸拔 10 分钟，吸出局部血液、组织间液及代谢产生之物质、毒素，取罐后用生山茶油涂擦刮痧部位。每 5 天刮痧一次，6 次（30 日）为 1 个治疗周期。虽然现代医学对于治疗溃疡性结肠炎有丰富的药物资源和临床经验，但长久以来，仍缺乏标准化、规范化的研究。一些诊疗指南及临床研究指导原则远远不能满足临床需要。韩捷认为，临床上应进行高质量的研究、验证疗效，制定规范的临床疗效评价标准、诊疗指南。

十二、中药栓剂

溃疡性结肠炎属于祖国医学中"泄泻""痢疾"等范畴，历代医家著作对脾虚湿滞和肾阳不足泄泻的病因病机早有记载，如《医宗必读·虚劳》："两脏安和……故肾安则脾愈安也。"可见溃疡性结肠炎病因病机在诸多医家多认为与脾肾相关。现代中医认为溃疡性结肠炎病机演变经历了湿热蕴结大肠→脾虚湿热并存→脾肾亏虚的过程。分别对应溃疡性结肠炎 AI 评分的轻度、中度、重度。以脾虚湿热最为常见。湿性滞腻，留恋难除，致使溃疡性结肠炎在辨证论治上久不应手，病情反复，难以根除。因此如何在此阶段选方用药较为关键。由此可见，规范的临床辨证、选方及用药对本病的治疗具有一定的指导意义。由韩捷教授创制的中药栓剂"健脾栓"契合溃疡性结肠炎的中医演变规律，符合脾虚湿热型溃疡性结肠炎的特点，在临床治疗本病取得良好疗效。其药物组成中既包括健脾类药物（如黄芪、白术），又包括清热利湿止血及缓急止痛药物（如马齿苋、生地榆、白芍等），共奏健脾止泻、清热凉血止血之效。

十三、膏方

中医膏方源远流长，是传统剂型丸、散、膏、丹形式中的一个重要剂型。近代名医秦伯未言"膏方非单纯补剂，乃包含救偏却病之义"。膏方服用无须煎煮，易存易携，具有便于吸收、作用药力缓和、稳定持久等优点。中医认为，结肠炎多为饮食不节，或起居失调，致脾胃受损，运化失常，酿生湿浊，下注肠道，腑气不利，气血凝滞或夹瘀夹湿，伤及肠络而引发；当以清热燥湿、凉血解毒、敛疮生肌为治，可选用膏方治疗。韩捷认为，膏方的用药应该建立在健脾和胃的基础上，按照不同的胃肠疾病、不同的患者，仔细辨证，适当予以祛邪，做到虚实兼顾、标本同治。祛邪不可攻伐太过，处处以顾护胃气为本，避免损伤胃气；补益又不可过于滋腻，以免加重脾胃的负担。比如临床上常用方参苓白术膏益气健脾，升清止泻：适用于慢性结肠炎，腹胀肠鸣，腹泻黏液便，面色㿠白，神疲乏力，舌淡胖、苔薄白，脉濡等患者。理中四神膏暖脾温肾，固涩止泻：适用于慢性结肠炎，五更泄泻，畏寒肢冷，腰酸乏力，舌淡胖，脉细缓等患者。白头翁膏清利湿热，调气行血：适用于慢性结肠炎，发热，腹痛腹泻，或里急后重，粪便或挟有脓血，舌苔腻，脉滑数等患者。痛泻要方疏肝理气，健脾止泻：适用于慢性结肠炎，情绪紧张或激动后即易腹痛泄泻，泻后痛减，胸胁胀痛，脘闷纳呆，舌苔薄白，脉象弦细等患者。连理膏益气健脾，清利湿热：适用于慢性结肠炎，腹胀作痛，腹泻黏液脓血样便、次数不等，消瘦乏力，舌淡胖、苔微黄厚腻，脉虚弱等患者。四君山药膏益气健脾，渗湿止泻：适用于慢性结肠炎，长期泄泻，面白肢冷，舌淡苔白，脉弱等患者。

随着人们的饮食习惯、生活环境及作息规律的改变，我国溃疡性结肠炎发病率在逐年上升。中医学在治疗溃疡性结肠炎方面有着悠久的历史，认为其病因涉及外感湿热邪毒、饮食不节、情志失调和禀赋不足等。近年来，中医康复治疗在溃疡性结肠炎的治疗方面取得了很大进展，作为一种独特的治疗手段，对内治法治疗溃疡性结肠炎有着很好的辅助作用，被越来越广泛地应用于临床，对提高该病的治疗效果发挥了积极作用。大量动物及临床试验都证实了中医康复治疗对溃疡性结肠炎有着确切的治疗作用，且存在着副作用小、安全性高、改善症状更加明显、对患者生存质量的提高及情绪改善方面更具优势的诸多优点，使患者更容易接受和坚持治疗。但中医康复治疗无论是在临床还是动物实验方面，对比传统的药物试验方法，仍欠缺严谨性及样本量，并且操作手法无法达到绝对统一，这也是目前中医所面临的困境，有待进一步完善。

参考文献

[1] 钟蕊，翁志军，赵继梦，等.艾灸治疗溃疡性结肠炎效应机制研究进展[J].世界中医药，2020，15(15)：2354-2358.

[2] 韩捷.衷中参西溃疡性结肠炎全知道[M].郑州：河南人民出版社，2017.

[3] 单海燕，张雪莹，谷海燕，等.五音疗法联合耳穴贴压缓解溃疡性结肠炎焦虑情绪疗效比较[J].武警医学，2018，29(10)：977-979.

第三章
溃疡性结肠炎中医康复治疗与
西医维持治疗的结合

近年来，我国溃疡性结肠炎的发病率逐年增高，逐渐成为消化内科的常见疑难病之一。溃疡性结肠炎不仅会导致患者的生活质量明显下降，还可使结肠癌的发生风险明显增加，因此积极给予有效的治疗尤为重要。

（一）西医对溃疡性结肠炎的认识的新进展

1. 溃疡性结肠炎西医的病因、病机　溃疡性结肠炎又称慢性非特异性结肠炎或特发性结肠炎，病因未明，目前认为其发病机制与遗传易感宿主对肠道菌群的免疫应答失常有关，新近研究发现心理压力、饮用牛奶也可增加发病概率，推测溃疡性结肠炎可能与遗传、环境、免疫和感染等多种因素共同作用，引起肠道黏膜出现异常免疫反应而导致的黏膜缺损、肠道感染、免疫调节异常等多种因素有关。病变主要在结肠黏膜及黏膜下层，一般从结肠远端开始，向上累及全结肠甚至末端回肠，病变呈连续性，临床主要以腹痛、腹泻和黏液脓血便为表现，该病的发生、发展过程与多种细胞因子介导的黏膜免疫反应有关，还与肠黏膜损伤、肠道菌群紊乱存在一定关联，症状反复发作，日久难愈，还可导致肠穿孔或炎性息肉，甚至增加结肠癌性病变的风险。属中医"痢疾""便血"等消化系统常见病。发病可缓渐或突然发生，多数患者反复发作，发作期与缓解期交替出现。也有少数患者以便秘为主，病情较轻，病例较少，临床较少研究。

2. 溃疡性结肠炎的诊断标准 西医诊断标准参照《对我国炎症性肠病诊断治疗规范的共识意见》中关于溃疡性结肠炎的诊断标准。主要表现为持续或反复发作的腹痛、腹泻、黏液脓血便、里急后重等，病程多超过 4 周，主要诊断依据为结肠镜检查与病理活检。病情严重程度分为三级，轻度：血沉正常；中度：无发热、脉搏加快、贫血，无便血或轻度便血，腹泻频率＜ 4 次 / 日；重度：体温＞ 37.5℃，脉搏＞ 90 次 / 分，血红蛋白（Hb）＜ 100g/L，血沉＞30mm/ 小时，黏液血便明显，腹泻频率＞ 6 次 / 日。而中医参照《中药新药临床研究指导原则》为辨证标准。活动期主症腹痛、腹泻，黏液脓血便；舌质红，苔黄腻。次症：身热、小便短赤；肛门灼热；里急后重；口干口苦口臭；脉滑数。符合主症加次症 2 项即可诊断。缓解期主症大便溏薄，黏液白多赤少；舌质暗红，苔白腻。次症：腹痛隐隐；神疲乏力；食欲减退；口干苦；脉细数。符合主症加次症 4 项即可诊断。符合中医辨证标准，活动期多为大肠湿热证，缓解期多为脾肾阳虚证；结合肠镜病理结果及血常规和生化指标确诊。

3. 西医治疗溃疡性结肠炎 西医治疗溃疡性结肠炎主要以对症治疗为主，常用的药物有免疫抑制药、氨基水杨酸制剂、皮质类固醇等。美沙拉嗪肠溶片是西医治疗本病的常见药，其是一种 5- 氨基水杨酸制剂，对肠黏膜分泌的白三烯有拮抗作用，并可清除氧自由基，使 IL-8、TNF-α 等炎性细胞因子活性下降，在治愈溃疡性结肠炎方面效果确切。美沙拉嗪（5-ASA）采用美沙拉嗪肛栓或局部药物灌肠，由于局部药物浓度较高，并维持时间较长，使疗效明显提高，而全身不良反应降低。Campieri 的研究表明，用美沙拉嗪 4g 灌肠治疗轻至中度左半结肠溃疡性结肠炎，与氢化可的松对比，前者临床和肠镜好转率为 93%，组织学缓解率达 77%，其疗效显著优于氢化可的松。柳氮磺胺吡啶（SASP）治疗溃疡性结肠炎已有 60 多年历史，一直是治疗溃疡性结肠炎的传统药物，柳氮磺胺吡啶口服后很少吸收，在肠道内分解为磺胺吡啶（SP）和5- 氨基水杨酸（5-ASA）。SP 大部分在结肠吸收，这是造成 SASP 毒性的主要原因。而 5-ASA 主要留在结肠，未经变化即随粪便排出，极少部分吸收后以乙酰化衍生物的形式从尿排出。因此 5-ASA 是 SASP 局部治疗慢性非特异性溃疡性结肠炎的有效部分。SASP 主要用于轻至中度溃疡性结肠炎患者，每天口服 4~6g 可使 64%~77% 患者有良好的效果。症状缓解后，每天口服 1 ~ 2g维持治疗至少 1 年，89% 的患者可保持无症状，小部分患者甚至终身维持。奥沙拉嗪用重氮键连接两个 5- 氨基水杨酸分子，在药物到达结肠时，需通过细菌的重氮还原酶，破坏重氮键才能分解出 5- 氨基水杨酸，因此该药物在结肠中药物浓度很高，疗效确切。亚沙可（asacol）以缓慢形式释放美沙拉嗪，外罩丙烯酸碱树脂，在 pH > 6 时溶解，可使美沙拉嗪在末端回肠及结肠中释放，此药作用良好，不良反应少。颇得斯安在乙基纤维素半透明包衣的微球中，能根据 pH 及时间到达小肠或末端回肠中释放。国外有关专家学者认为，结肠中的大肠埃希菌等需氧菌是引发溃疡性结肠炎的重要因素，因此，刘洪欣等以去除患者体内细菌、肠内病毒等为出发点，对 30 例患者进行思密达灌肠治疗，并与用柳氮磺胺吡啶治疗的 30 例患者进行对照，治疗结果显示思密达灌肠治疗组 30 例患者中 26 例痊愈，痊愈率达 86.7%；柳氮磺胺吡啶治疗组 30 例患者中 15 例痊愈，痊愈率仅有 50%。糖皮质激素对活动性溃疡性结肠炎有良好的效果，一般口服泼尼松 40~60mg/d。若病情严重，或口服效果不佳，可静脉滴注琥珀酸氢化可的松 200~300mg/d。当溃疡性结肠炎病变仅局限于直肠、乙状结肠时，局部药物治疗可以使临床症状和内镜所见获得明显改善。促肾上腺皮质激素（ACTH）：有报道 34 例溃疡性结肠炎，14 例接受氢化可的松治疗，另 32 例中 14 例接受 ACTH 治疗，用药后疾病缓解，尤其是在入院前 30 天内未用肾上腺皮质激素治疗的 8 例，ACTH 缓解率（75%）显著优于氢化可的松（22%）。免疫抑制药作用机制为由于炎症性肠病的发病机制与免疫因素可能有关，这类药物可干扰嘌呤的生物合成，或可作用于免疫反应的某一点而应用于治疗炎症性肠病。硫唑嘌呤在体内通过非酶代谢转化为 6- 巯基嘌呤，该药起效时间长，要在 3~4 个月才见到明显的临床疗效，因此起效前联合糖皮质激素治疗。目前该药主要用于慢性持续型或反复发作型重度溃疡性结肠炎和糖皮质激素依赖型溃疡性结肠炎的治疗。硫嘌呤需平均用药治疗 3.1 个月，才能见到治疗效果，9 个月时可达到满意效果。有人对 34 例溃疡性结肠炎用柳氮磺胺吡啶和肾上腺皮质激素治疗无效后改用硫嘌呤治疗，疗程结束后 25 例（73%）有效。该药剂量范围为 1.0~1.5mg/（kg·d）。虽然西药对溃疡性结肠炎的治疗不可缺少，但整体疗效有限，停药后易复发，且不良反应较多，单纯用药对溃疡性结肠炎所致腹泻、便血诸症的改善作用有限。从祖国医学角度分析，溃疡性结肠炎通常被归于"泄泻"或"痢疾"等范畴论治，盖因脾虚湿盛，复因外邪内侵、饮食积滞、七情不和，致脾失健运，脾胃虚损，活动期多为大肠湿热证，缓解期多为脾肾阳虚证。故中医学治疗，多主张健脾养胃、利水除湿、清热化湿、补肾健脾等对症治疗，因而，中西医结合治疗本病引起越来越多的学者关注，将中医的整体施治观念与西药起效迅速、直达病灶的特点相结合，取长补短，既可以有效地减轻药物的毒副作用，增强治疗效果，同时较为经济，对于治疗溃疡性结肠炎前景广阔。

4. 新型生物制剂治疗溃疡性结肠炎 传统治疗溃疡性结肠炎的药物多为非生物制剂药物（包括氨基水杨酸、类固醇和免疫抑制剂药），这些药物虽能改善症状，但不能阻止潜在的炎症过程，也不能改变疾病进程。随着人们对人体免疫系统和溃疡性结肠炎发病机制研究的不断深入，众多新型生物制剂被开发出来，对生物制剂的作用靶点研究也越来越多，包括肿瘤坏死因子-α、Janus激酶、白细胞介素、肠道整合素等。这些新型生物制剂针对不同的靶点起到不同程度的临床诱导及缓解作用。维得利珠单抗作为一种人源化整合素拮抗药选择性抑制整合素 $\alpha_4\beta_7$ 与黏膜地址素细胞黏附分子-1（mucosal addressin cell adhesion molecule-1，MAdCAM-1）相互作用，阻断淋巴细胞向肠道迁移来减轻肠道炎症达到治疗效果。维得利珠单抗作用机制：溃疡性结肠炎的发病机制多种多样，所有这些最终导致肠黏膜白细胞浸润以及肠屏障功能紊乱。白细胞从血液中外渗到基质组织是一个复杂的过程，涉及白细胞和血管内皮细胞之间的一系列事件。参与溃疡性结肠炎发病机制的一个重要白细胞是表达 $\alpha_4\beta_7$ 整合素的T细胞。以 $\alpha_4\beta_7$ 整合素为靶点的单克隆抗体可以防止或显著减轻白细胞向受影响组织的额外渗透，并可能降低溃疡性结肠炎的严重程度，改变疾病进程，进而改变疾病预后，提高患者生活质量。以整合素作为治疗靶点能阻断循环免疫细胞表面的整合素与胃肠道血管内皮黏附分子间的相互作用，进而阻止免疫炎症细胞迁移至肠道炎症组织。维得利珠单抗为重组人源化免疫球蛋白G1（IgG1）单克隆抗体，特异性地拮抗 $\alpha_4\beta_7$ 整合素，与 $\alpha_4\beta_1$ 整合素无亲和力，进而阻断活化的 $\alpha_4\beta_7$ 整合素。在临床实践中是中重度溃疡性结肠炎的一种安全有效的治疗选择，有一部分患者能够实现临床缓解、无类固醇缓解、黏膜愈合和深度缓解。2021年ECCO溃疡性结肠炎治疗指南认为：维多利珠单抗用于维持对维得利珠单抗诱导治疗有反应的溃疡性结肠炎患者的缓解（强烈推荐，中等质量证据）。一项正在进行的开放性Ⅲ期研究中对接受维得利珠单抗治疗的患者进行长期随访，为评估维得利珠单抗的长期有效及安全性的 GEMINI-1 研究显示：将对维得利珠单抗诱导治疗第6周有反应的中重度溃疡性结肠炎的患者随机分配到每4周及每8周接受治疗，在连续应用药物治疗的患者中观察发现在104周和152周分别有88%和96%的患者处于缓解状态。维得利珠单抗的优势：维得利珠单抗是以 $\alpha_4\beta_7$ 整合素为靶点，区别于英夫利昔单抗的全身免疫抑制药，是一种肠道选择性新型生物制剂。多项研究证明维得利珠单抗有效性与抗肿瘤坏死因子的药物相似，但其安全性相对较高；并且在既往激素、免疫抑制药或生物制剂治疗失败的患者中同样具有一定临床疗效，进而可以改变疾病进程，提高患者生活质量。目前已有越来越多使用单克隆抗体作为基于免疫学的疾病管理的一部分。其中一种人源化单克隆抗体是针对整合素开发的试剂。整合素是调节细胞运动的异二聚体蛋白质，它们起着细胞黏附分子的作用，其中 $\alpha_4\beta_7$ 整合素通过记忆性 T 淋巴细胞介导胃肠道的浸润，与内皮细胞上的黏膜地址素细胞黏附分子 –1（MAdCAM–1）结合，阻断这种相互作用可在溃疡性结肠炎动物模型中发挥作用，因此 $\alpha_4\beta_7$ 整合素是溃疡性结肠炎药物治疗靶点。维得利珠单抗是一种特异性识别 $\alpha_4\beta_7$ 异二聚体的人源化单克隆抗体，选择性地抑制 $\alpha_4\beta_7$ 整合素与 MAdCAM–1 的结合，进而选择性阻断肠道淋巴细胞转运，能够专一调节胃肠道炎症，不干扰其他系统的免疫功能，降低溃疡性结肠炎患者感染或严重感染风险。维得利珠单抗处于新型生物制剂"安全金字塔"的顶层。因此认为维得利珠单抗的特异性增强可能最终改善溃疡性结肠炎患者的风险效益比。近年来，关于溃疡性结肠炎的病因及发病机制的探讨愈发广泛和深入，并取得了较大进展。大部分患者使用标准治疗方案为第 0 周、第 2 周、第 6 周、第 14 周，此后每间隔 8 周给药，每次用药剂量及给药方式均为静脉输注 300mg 维得利珠单抗。如患者在维持治疗期间失应答即出现继发失应答，则尝试缩短给药间隔来强化治疗，改为每 4 周给予维得利珠单抗 300mg 静点（目前对于原发和继发失应答没有统一的定义，但普遍认为原发失应答患者是指在诱导治疗期间缺乏临床体征和症状改善，继发失应答定义为诱导治疗有应答但随后在维持治疗期间失去应答）。

（二）中医对溃疡性结肠炎的认识的新进展

1. 溃疡性结肠炎中医的病因、病机　溃疡性结肠炎活动期主要病机是湿热蕴肠、气血失调，通过清肠化湿、调气和血，能够诱导临床缓解；湿热致瘀、瘀热伤络是本病易出现血便的重要因素，结合凉血化瘀可以提高脓血便的消失率；清化温通结合调肝健脾可以有效缓解腹痛；口服联合灌肠，内外合治，生肌敛疡，可以促进黏膜愈合。缓解期病机为本虚邪恋，以虚为主。脾虚在疾病的发病和复发中起着根本的作用，贯穿始终。脾虚与湿邪两者之间相互影响，互为因果，与疾病密切联系，故脾虚湿蕴为最常见的证型。缓解期脾虚为本，湿热稽留，久则及肾，通过健脾补肾，兼以清肠化湿，可以维持病情缓解，防止反复发作。溃疡性结肠炎是多种病因相互交织作用的结果，中医认为其病因主要与禀赋不足、外邪侵犯、情志内伤、饮食不节相关。先天有所欠缺，正气相对不足，外邪易犯，感邪而发病。先天与后天主要与脾、肾两脏腑密切相关，脾胃虚弱或肾气不足，导致体内水谷精微运化失常，痰饮水湿则内生，积于肠间，湿聚久则化热，湿热相合损伤肠络导致疾病的发生。外邪六淫之邪均可引起疾病的发生，以湿邪最为重要，因湿为阴邪，致使阳气损伤，脾为至阴之脏，喜燥恶湿，故湿邪最易伤脾脏。《素问·至真要大论》云："土湿受邪，脾病生焉。"外感湿邪侵入人体后，可随人体的不同状态而转变，或寒化或热化。且湿邪胶着难化，缠绵不退，易与他邪相合致病，故该疾病不论处于何期均与湿邪相关。中医认为人的情志与肝脏之间有着相互的关系，如"暴怒伤肝""肝在志为怒"，平素恼怒不止、忧思不安、精神刺激等不良情绪，影响肝脏正常生理功能，导致疏泄失调，气机紊乱，形成木旺乘土之证，土则更虚，湿浊内生，流于肠道，阻碍气血运行，肠络失养，脂络受损，内生溃疡，发为此病。正如《症因脉治》中记载："七情内伤痢之症……久久不愈，渐下脓血。"情志因素不仅仅与该病的发病相关，而且与疾病的复发有密切联系。由于疾病病程较长、需要长期服用药物治疗，思虑过重，忧心忡忡，易形成肝气郁结，且久利患者，脾气更虚，更易导致肝气横逆犯脾，导致疾病复发。可见情志因素在疾病的发生及预后起到不可忽视的作用。《明医指掌·痢疾》中详述："痢之作也……盖平素饮食不节，将息失宜……致气血俱伤，饮食停积……化为秽浊。"指出饮食不节为疾病的重要原因。平素嗜食无度、以酒为常，过食肥甘厚味之品，蕴生湿热，下注于肠间。《内经》云："饮食自倍，肠胃乃伤。"明确指出饮食可以导致脾胃损伤，致使脾胃运化功能减弱，影响大肠正常的传导，遂内生湿热、食积，停滞于肠道，肠中气血与有形积滞相壅结，弥漫于肠间，时久则化腐，甚至成脓，故引发疾病。

2.《伤寒论》治疗缓解期溃疡性结肠炎的研究　中医药治疗溃疡性结肠炎由来已久，当今仍在临床被广泛应用，尤其在缓解期溃疡性结肠炎的治疗中具有其独特优势。以下将总结《伤寒论》治疗缓解期溃疡性结肠炎有关经典方剂，并探讨相互之间的内在联系及思路，以期为后世医家在临床应用时提供更多的理论依据。缓解期溃疡性结肠炎的中医病机较为复杂，其中脾虚较为常见。久病久泻，损伤脾阳，脾中虚寒，中阳不足，不能温养腹中肠管，则可出现肠管收引拘挛，发为腹部隐痛；脾失健运，不能运化水食，则水食久滞化湿，湿走肠间，则可发为泄泻。此外，湿热也是缓解期溃疡性结肠炎的重要病机。脾虚生湿，伤及肠道，则有腹泻；湿热蕴蒸肠道，气血瘀滞，化为脓血，故可见脓血便；湿热邪气壅滞肠道，则里急后重。除脾虚、湿热之外，瘀血亦为缓解期溃疡性结肠炎的重要病机。当脾气受损，不能摄血统血，则可出现血行于肠络之外，发为便血，此时"离经之血，即为瘀血"，反复出血可引起血瘀；久病入络，湿热阻滞肠络，血行不畅，可引起血瘀；且由于发作期患者频繁出现脓血便，多应用止血药、苦寒药，长期应用此酸涩苦寒之品，必然会影响气血运行，进一步加重脾虚和血瘀。临床上部分溃疡性结肠炎患者日久易出现下肢血栓，甚至肺栓塞，更是印证了这一点。另外，对于长期接受糖皮质激素治疗的溃疡性结肠炎患者，常常会出现一系列并发症，如感染、消化道溃疡、骨质疏松、股骨头坏死等，推其病因多为"久利伤阴"以及久用辛甘温燥之糖皮质激素造成的肺脾肾气阴受损。若肺气受损，宣降失常，卫阳不宣，可出现免疫功能下降，导致易感外邪；若脾之气、胃之阴受损，则可致消化道失去脾气之温煦、胃阴之滋养而易患溃疡；若肾气、肾阴受损，可使肾中元气受损，不能主骨生髓，亦使骨髓失去肾阴濡养，出现骨质疏松、股骨头坏死等严重并发症。因此，久利病机以脾虚为本，脾虚生湿、湿热内蕴、瘀血阻滞为缓解期溃疡性结肠炎的关键病机。在治疗方面宜通补兼施，在补脾气的基础上清热祛湿、活血化瘀。补脾气宜辨证选用四君子汤类，清湿热多采用白头翁汤类，活血化瘀宜选用逐瘀汤类。而长期应用糖皮质激素的患者还宜加用滋阴清热之品，如黄连阿胶汤、玉竹、玄参等方药。此外，有医家提出联合应用风药以升发脾阳、胜湿止泻、疏肝理气、调气通络治疗缓解期溃疡性结肠炎脾虚湿盛、脾虚肝郁之证。亦有医家提出"提壶揭盖"法，应用如桔梗、陈皮、枳壳等药宣降肺气，肺气开则腑气通，以助大肠排出余邪，以治疗气虚传导无力等证。

《伤寒论》中亦可见不少治疗"下利""久利"的经方，接下来将回顾《伤寒论》中乌梅丸、桃花汤、白头翁汤、半夏泻心汤治疗缓解期溃疡性结肠炎的主治特点，并探讨其治疗思路。

（1）乌梅丸：《伤寒论》第338条曰："蛔厥者，乌梅丸主之。又主久利。"

原方：乌梅（三百枚），细辛（六两），干姜（十两），黄连（十六两），当归（四两），附子（炮，去皮，六两），蜀椒（出汗，四两），桂枝（去皮，六两），人参（六两），黄柏（六两）。《方剂学》（中国中医药出版社，新世纪第五版教材。以下同）所载：乌梅30g，细辛3g，干姜9g，黄连9g，当归6g，附子6g，蜀椒5g，桂枝6g，人参6g，黄柏6g。虽然古今运用乌梅丸在细节上有所出入，但这并不影响乌梅丸的组方理论及功效。方中乌梅酸涩，安蛔止痛；细辛、干姜、附子、蜀椒、桂枝辛热，伏蛔祛寒；黄连、黄柏苦寒清热；人参、当归补益气血。全方寒热并用，攻补兼施。此方亦适用于"久利"，方中重用乌梅为君药，直入大肠经，涩肠止泻，又入肝经，敛阴柔肝，以防"肝木乘脾土"；臣以辛热之细辛、干姜、附子、蜀椒、桂枝温阳通脉，其中细辛、桂枝、蜀椒散寒通阳，附子、干姜温暖先天后天；佐以苦寒之黄连、黄柏泻火清热；使以人参、当归补气养血。此方非以补益脾气为主，反而重用乌梅酸涩止泻以治标，温补脾肾之阳以治本，标本兼治，寒温并调。此方与半夏泻心汤组方思路较为相似，亦可见半夏、干姜，还有黄连苦寒之品，有"辛开苦降"之义，但此方较半夏泻心汤温阳散寒更甚，故而更适于以泄泻较重伴畏寒肢冷、腰膝酸软、腹中隐痛为主要症状的脾肾阳虚不固之证的缓解期溃疡性结肠炎患者，而半夏泻心汤更适于寒热错杂伴有痞满的缓解期溃疡性结肠炎患者。具体应用时，尚应随症灵活使用酸涩、辛热、苦寒并用的组方思路。

（2）桃花汤：《伤寒论》第306条曰："少阴病，下利便脓血者，桃花汤主之。"原方：赤石脂（一斤，一半全用，一半筛末），干姜（一两），粳米（一升）。《方剂学》所载：赤石脂20g，干姜12g，粳米15g。方中重用酸涩之赤石脂为君，直入大肠经，固涩止血止泻以治标；臣以辛热之干姜，温中散寒以治本；佐以甘平之粳米，养胃和中。全方涩温并用，标本兼治，主以涩肠止血、温中散寒。此方止血之力强，且药味较少、药力较轻，更适合以血便、黑便为主伴有阳虚症状的缓解期溃疡性结肠炎轻症患者。需注意，此方虽药味简单，但提供了治疗脾肾阳虚、肠络不固的治法新思路，可随病情轻重灵活加减。如若血便较重则可将干姜改为炮姜，加用灶心土、仙鹤草等收敛止血之品；若阳虚较重，亦加用附子、肉桂、吴茱萸等温阳之品；若脾胃气虚较重，亦可加用人参、黄芪等补益脾气之品。同时应用本方时尚应考虑"止血不留瘀"，稍加行气之品，不但可预防血瘀，亦可疏肝理气、活血化瘀，如刘完素所言"调气则后重自除，行血则便脓自愈"，可酌情选用柴胡、郁金、木香、槟榔等品。此方与上述应用活血化瘀法并不矛盾，只是本方证为阳虚不固，与血瘀证不同而已。若见血瘀较重之证则应活血化瘀，且需警惕瘀血阻滞脉络之血便，应准确辨证以选用药用。此外，缓解期溃疡性结肠炎多有湿热留恋，在长期病程中，其较虚之脾胃亦会因健运乏力而内生湿热，故而即使患者证中以阳虚为主，未见明显湿热脉证，亦可经验性予以健脾化湿，佐以小剂量辛热、苦寒之品。

（3）白头翁汤：《伤寒论》第373条曰："下利欲饮水者，以有热故也，白头翁汤主之。"原方：白头翁（二两），黄柏（三两），黄连（三两），秦皮（三两）。《方剂学》所载：白头翁15g，黄柏9g，黄连9g，秦皮9g。此方一派苦寒，重用白头翁为君药，直入大肠经，清泻大肠湿热，凉血止痢；臣以黄连、黄柏清泄中下焦湿热；佐以秦皮，除苦寒清热燥湿外，尚味涩，故兼有收涩止痢之功。本方思路明晰，专为湿热下注肠道所设，亦可用于湿热之邪留恋不去、走于肠道之反复发作泄泻血痢的缓解期溃疡性结肠炎患者。目前临床上更多应用本方以中药保留灌肠治疗，直达病所。需注意以此方灌肠时，苦寒之品对脾胃的损伤较口服小许多，可增加方药剂量至上四味各30g，并配以马齿苋、白及等进一步增强疗效。本方口服时亦需注意苦寒伤脾胃，如仲景在其煎煮方法中所提"上药四味，以水七升，煮取二升，去滓，温服一升，不愈，更服一升"中所提"温服"之义，若患者素体虚弱，纳差已显，应用本方时应首选灌肠，或减少苦寒剂量，增以粳米、炙甘草之品调养脾胃。现代研究发现，在美沙拉嗪口服的基础上联合白头翁汤和黄连解毒汤口服，可取得相比单用美沙拉嗪更好的疗效，其黏膜修复的机制可能与血清二胺氧化酶、D-乳酸、细菌内毒素等水平下降有关。

（4）半夏泻心汤：《伤寒论》第149条曰："但满而不痛者，此为痞，柴胡不中与之，宜半夏泻心汤。"原方：半夏（洗，半升），黄芩（三两），干姜（三两），人参（三两），甘草（炙，三两），黄连（一两），大枣（擘，十二枚）。《方剂学》所载：半夏12g，干姜9g，黄芩9g，黄连3g，人参9g，炙甘草9g，大枣4枚。本方原为寒热互结之心下痞证所设，以半夏辛热为君，入胃经，降逆止呕、燥湿化痰消痞；臣以干姜辛热助君之半夏温中散寒，苦寒之黄芩、黄连清热燥湿开痞；佐以人参、大枣甘温，补助气机升降失常所致之脾胃气虚；甘草和中，调和诸药为使。全方辛开苦降，平调寒热，予补于泻，是散痞消结、调畅气机阴阳平衡的名方，且应用灵活，加减方便，仅《伤寒论》

中便记有"甘草泻心汤""生姜泻心汤""附子泻心汤""大黄黄连泻心汤"等方剂针对不同证型之心下痞。相比前述三方，本方未用直入大肠经的药物为君，且组方思路以脾胃为重，故而此方更适合于脾胃受损为本，水谷停滞，化为湿热，下走肠间之久利，与先前所述"脾虚为本病之本"不谋而合。然此方并非像四君子汤等以补益脾气为主，而重在调节气机，使脾胃气机之升降出入得以恢复正常，则自无湿热下走肠间，并兼有人参、甘草、大枣，补益之中更有调和之意。从中可循得些新思路，即虽缓解期溃疡性结肠炎以脾虚为本，然不可滥用补气药，因本病多以湿热留恋，久用大用甘温亦会助热生湿，故应从调理脾胃气机入手，兼以调补脾胃。

小结：从《伤寒论》经方可见与补益脾气兼施活血化瘀所不同的治法思路，即"以辛热、苦寒为主，兼以甘温，急症重症反复时加以酸涩"。脾胃之病并非一朝一夕，湿与热结则如油入面，而缓解期溃疡性结肠炎不仅本为脾虚，还易夹有湿热留恋，更不可在其长病程中始终以补气为主，应当以辛热苦寒之品平调阴阳气机，泄泻血便较重时急用重用酸涩以治标，兼以甘温以治本。而长期血便者亦可兼有血瘀；久利、久用激素则易伤阴，血瘀与阴虚亦为缓解期溃疡性结肠炎常见的病因病机，应在辨证时加以考虑，灵活加减。中医药治疗溃疡性结肠炎具有较好的优势，如白头翁汤、乌梅丸、痛泻要方、芍药汤、四神丸、参苓白术散、驻车丸、槐花散等可减轻肠道炎症反应，促进肠道黏膜屏障愈合。从《伤寒论》等中医经典中可以挖掘出新的组方治疗策略，开阔新的科研视野，获得新的治疗思路。对于药理机制、作用靶点的研究，仍有待进一步深入进行。

（三）中药联合西药灌肠治疗溃疡性结肠炎的研究

中药加柳氮磺胺吡啶（SASP，上海三维制药有限公司，批号：0612079）口服，奥硝唑注射液（陕西金裕制药股份有限公司，批号：070804）合康复新液（四川好医生攀西药业有限责任公司，批号：070911）保留灌肠治疗40例，并与口服SASP加奥硝唑注射液保留灌肠进行对照。临床资料，参照文献诊断标准确诊的溃疡性结肠炎患者80例，随机分为2组，各40例，治疗组男性19例，女性21例；年龄18～64岁，平均39岁；病程3个月至12年。对照组男性17例，女性23例；年龄18～65岁，平均37岁；病程1～11年。2组病例均有腹痛、腹泻（每日4～6次，泻后腹痛减轻）、食欲不振、恶心表现，部分病例呈贫血体征，均有腹部压痛，2 组临床资料比较差异无统计学意义（$P > 0.05$），具有可比性。治疗方法：治疗组给予中药红藤 30g，败酱草 30g，鱼腥草 30g，黄芪 30g，桃仁 20g，红花 12g，莱菔子 20g，乌药 18g，川楝子 18g，延胡索 18g，五倍子 18g，石膏 20g 等，加水约 1000mL 浸泡 40 分钟武火煎开后文火再煎 40 分钟取汁 200mL，药渣再加水 800mL 煎开后文火再煎 40 分钟，连续 2 次，每次取汁 200mL。将 3 次药液混合后过滤去渣取混合液 50mL，加入康复新液 30mL 及奥硝唑注射液 20mL 加热至 38℃，混合均匀后注入无菌灌肠袋备用。将剩余的药液分 3 次餐后口服，3 日 1 剂，20 日为 1 个疗程。同时口服 SASP 1g，每日 3 次。灌肠前让患者排净大便，以便药液与肠道病位充分接触，灌肠时取左侧卧位，左下肢屈曲，插入灌肠肛管 20～30cm，以每分钟 30～40 滴的速度进行灌肠，灌肠后变动患者体位，让药液与病位充分接触，保留时间越长越好，每日 1 次。对照组口服 SASP，并用奥硝唑注射液保留灌肠，剂量与方法同治疗组。疗效评定标准参照文献判定标准。显效：腹痛、腹泻、脓血便完全消失；大便复查红细胞、白细胞、脓球基本消失；结肠镜检查结肠部位充血、水肿、糜烂、溃疡基本愈合。有效：症状减轻；大便 WBC、RBC、脓球减少；结肠部位充血、水肿、糜烂、溃疡部分好转。无效：症状无好转；大便无明显变化，结肠部位病变无减轻。肠腔内直接给药是一重要的治疗方法，可使药物的有效成分迅速分布于溃疡表面，对局部黏膜直接起保护作用和避免再损伤作用，同时通过肠道对药物的吸收，可避免上消化道的酸碱度和酶对药物的影响，而且部分药物不通过肝脏而直接进入体循环，可减少药物在肝内发生化学变化。近年研究发现溃疡性结肠炎患者呈高凝状态，血液瘀滞微循环障碍是导致肠道黏膜缺血缺氧与溃疡形成的重要因素，这为灌肠药物与口服药物中应用活血化瘀药提供了强有力的证据。临床应用结果表明，及早合用奥硝唑注射液对厌氧菌的控制能明显提高临床疗效。方中红藤清热解毒、活血止痛；败酱草清热解毒，消痈排脓、祛瘀止痛；桃仁、红花、川楝子、延胡索理气活血，化瘀止痛；黄芪补虚，鱼腥草清热解毒，乌药、莱菔子理气消积，五倍子涩肠止泻敛疮。现代药理实验证实五倍子含大量鞣酸，对炎症肠黏膜有保护作用，能减少异物刺激，吸附炎性渗出物，有助于炎症消除。鱼腥草对肠道中的大肠埃希菌、痢疾杆菌等多种致病菌有不同程度抑制和杀灭作用。熟石膏具有清热、收敛作用，有利于溃疡愈合。康复新液为美洲大蠊干燥虫体的乙醇提取物制成的溶液，其功能为通利血脉、养阴生肌。

动物实验表明该药有促进肉芽组织生长，促进血管新生及改善创面微循环的作用，并能抗菌消炎和增强机体免疫功能。康复新液在保护结肠黏膜基础上，修复病损组织，促进溃疡的愈合，并能有效降低溃疡性结肠炎复发率。再配合SASP，药物与病灶充分接触，更有利于消炎止血，保护肠黏膜，促进病变黏膜修复，继而促进炎症消除及溃疡愈合。通过口服中药与SASP 3g，再合用奥硝唑注射液20mL与康复新液30mL联合保留灌肠，治疗溃疡性结肠炎与对照组的疗效观察和复发情况比较，提示治疗组的理气血、调寒热、涩肠生肌的治法能明显减轻炎症刺激，减少炎性渗出，有良好的抑制亢进的肠蠕动从而减少排便次数及缓解腹痛症状的作用，在改善局部黏膜充血、水肿、溃疡方面明显优于对照组。中西药协同，口服及灌肠配合使溃疡性结肠炎症状迅速控制，降低复发率，值得临床验证与应用。

（四）辨证分型治疗溃疡性结肠炎的研究

1. 清热化湿理脾　以健脾清化汤（黄芪、党参、炒白术、茯苓、陈皮、山药、炙甘草、醋柴胡、黄连、生薏苡仁、白鲜皮、蛇床子、白芍）治疗溃疡性结肠炎患者50例，临床疗效较好。本方以黄芪、党参为君补气升清，白术、茯苓、山药、炙甘草助君药健脾祛湿，陈皮化湿醒脾、和中降逆，柴胡升发清阳，黄连清中焦湿热，生薏苡仁、白鲜皮、蛇床子、白芍以清热利湿排脓，共奏益气健脾、清热化湿之功。用葛仙汤治疗湿热内蕴型的溃疡性结肠炎患者30例，成效显著，此方由葛根、仙鹤草、白花蛇舌草、乌梅、白及、诃子、黄芪、薏苡仁、甘草组成，以葛根为君升阳解肌、透邪止泻，白花蛇舌草清热利湿解毒，薏苡仁健脾渗湿，伍以乌梅止痢，黄芪固表，仙鹤草、白及清热燥湿，诃子健脾化湿、益气固肠，甘草补脾益气、清热解毒，共奏清热利湿、涩肠止泻之功。

2. 温肾健脾止泻　以四神丸（肉豆蔻、补骨脂、五味子、吴茱萸、生姜、大枣）治疗溃疡性结肠炎患者50例，临床疗效较好。本方重用补骨脂温补命门之火以温养脾土，为君药；臣以肉豆蔻温脾暖胃，涩肠止泻。君臣相配，肾脾兼治，命门火旺则可暖脾土，脾得健运，肠得固摄，则久泄可止。佐以吴茱萸温暖脾肾以散阴寒；五味子温敛收涩，固肾益气，涩肠止泻；生姜温胃散寒；大枣补脾养胃。诸药合用，温肾暖脾，涩肠止泻。

3. 抑肝扶脾　溃疡性结肠炎患者由于病程日久，反复发作，缠绵难愈，多种药物治疗无效，患者常治疗信心陡减，情志不遂，肝气郁结，肝失条达，横逆犯脾，致脾胃、肠腑气机均不畅。临床上多位医家认识到此点，故以健脾疏肝、调气行血治疗本病，如钱巧云以补脾泻肝，佐以清热化湿之法治疗溃疡性结肠炎患者 42 例，临床疗效较好。方选痛泻要方加味治疗，若腹痛明显加木香、香附，气虚甚者加党参，脓血便者加仙鹤草。刘庆生等用理气健脾复方（陈皮、白术、茯苓、柴胡、白芍、山药、木香、虎杖等）治疗溃疡性结肠炎患者 20 例，8 周后患者腹痛、腹泻、脓血便、里急后重、发热等症状改善程度明显高于对照组（口服美沙拉嗪缓释颗粒），具有临床意义。

4. 益气健脾祛湿　中医以参苓白术散（莲子肉、薏苡仁、砂仁、桔梗、白扁豆、白茯苓、人参、甘草、白术、山药）治疗脾虚湿困之溃疡性结肠炎。本方以人参、甘草补益脾胃之气；白术、茯苓健脾渗湿；山药补脾益肺；莲子肉健脾涩肠；扁豆健脾化湿；薏苡仁健脾渗湿；佐以砂仁芳香醒脾，行气和胃，化湿止泻；桔梗宣利肺气；配砂仁一则调畅气机，二则开提肺气，以通调水道，三则以其为舟楫之药，载药上行，使全方兼有脾肺双补之功。

（五）临床治疗溃疡性结肠炎常用方药

溃疡性结肠炎患者可伴有不同程度的营养不良，主要是由于脾胃虚弱、运化不健所致，应用益气健脾可以改善消化功能，提高营养吸收利用，还能帮助诱导和维持疾病的缓解。共识意见提出，溃疡性结肠炎的治疗目标是诱导并维持临床缓解及黏膜愈合、防治并发症、改善生命质量并长期管理。中医药在治疗上采用整体观念、辨证论治、辨病与辨证相结合，能够个体化精准治疗，可以有效改善患者临床不适症状，降低复发率，延长缓解期时间，提高黏膜愈合情况且费用低廉、易被患者接受，最终提高患者生活质量。基于循证医学证据的临床研究结果显示出中医药在改善溃疡性结肠炎临床症状、诱导缓解、防止复发、提高生活质量、减少并发症等方面具有其特色和优势。基础研究证实，中医药能够从抗炎、调节免疫、黏膜修复等多个环节干预溃疡性结肠炎。可以将溃疡性结肠炎简单分为三个证型，分别为湿热内蕴大肠、脾虚湿热及脾肾亏虚。其中湿热内蕴大肠临床表现为：腹泻，便下黏液脓血，腹痛，里急后重，肛门灼热，腹胀，小便短赤，口干，口苦。舌质红，苔黄腻，脉滑。脾虚湿热表现为：便下黏液脓血，白多赤少，或为白冻，或便溏泄泻，夹有不消化食物，脘腹胀满，腹部隐痛，肢体困倦，食少纳差，神疲懒言。舌质淡红，边有齿痕，苔薄白腻，脉细弱或细滑。脾肾亏虚表现为：久泻不止，大便稀薄，夹有白冻，或伴有完谷不化，甚则滑脱不禁，腹痛喜温喜按，腹胀，食少纳差，形寒肢冷，腰酸膝软。舌质淡胖，或有齿痕，苔薄白润，脉沉细。其中湿热内蕴大肠阶段为活动期，进入脾虚湿热阶段及脾肾亏虚阶段为缓解期，这两个阶段都要进行中医康复治疗，以防止病情复发。治疗上可进行分期治疗：活动期清热化湿，调气和血，敛疮生肌；缓解期健脾益气，兼以补肾固本，佐以清热化湿。脾虚湿热治法为：益气健脾，化湿和中。方选山前汤加减，具体方药组成为：麸炒山药 20g，山药 20g，炒山楂 10g，山楂 10g，盐车前子 10g。脾肾亏虚治法为：健脾补肾，温阳化湿。方选类四神丸加减，具体方药组成为：麸煨肉豆蔻 20g，丁香 3g，煨木香 10g，木瓜 10g。

（六）中医针灸治疗新进展

针灸疗法是中医传统的外治方法，现代科学认为针灸能提高机体的免疫机制，能够对胃肠道进行有效干预。"俞募配穴法"是将同一脏腑的背俞穴和腹募穴配合使用，"俞"有传输之意，即脏腑气血由内向外注于此；"募"有汇集之意，即脏腑气血由内向外汇聚集结于此。故俞募穴犹如脏腑开设于胸背部的窗口，通过它可以就近诊断、调节相应脏腑的平衡状态，而起到司外揣内、治外调内的作用。栾娜将 150 例慢性溃疡性结肠炎患者进行随机分组，观察组进行中医针灸治疗，穴位选天枢穴、关元和气海等，并取背部大肠俞等穴位，采取平补平泻法，经治疗发现观察组患者腹泻、脓血便等不良症状缓解情况优于对照组，整体有效率为 93.33%。王升敏按照辨证施治的原则对慢性溃疡性结肠炎患者进行针灸治疗，如脾肾阳虚患者灸天枢穴、三阴交穴、长强穴、足三里穴；湿热郁结患者直刺天枢穴、足三里穴、上巨虚穴；脾虚气陷者针刺天枢穴、上巨虚穴、内关穴。治疗 2 个周期后结果显示针灸治疗总有效率为 90.0%。陆志巧等腹部取气海、关元，背部取大肠俞、长强，再选择三阴与足三里相交处等，气海与关元进针 1.5 寸左右，长强进针 2 寸，大肠俞针进针 1.5 寸，治疗慢性溃疡性结肠炎，治疗 2 个疗程后发现患者临床症状明显改善，治疗总有效率为 95.7%。临床上我们亦可以采取针灸辅助治疗缓解期溃疡性结肠炎患者，调节患者免疫，稳定病情，具体选穴亦应根据患者证型而选取不同穴位治疗。天枢为足阳明胃经中的腧穴，也是大肠之募穴，具有理气通便、治疗脾胃肠腑病的作用。足三里是足阳明胃经的合穴、胃腑的下合穴，上巨虚是足阳明胃经的腧穴，也是大肠下合穴。另外，本病往往缠绵难愈，取用关元穴可以培元固本。现代研究表明，针刺足三里和天枢可以调节溃疡性结肠炎大鼠中的炎症反应和免疫应答；足三里和上巨虚配伍可降低抗中性粒细胞胞浆抗体（ANCA）阳性率，从而达到治疗溃疡性结肠炎的效果；马天安等观察到天枢、上巨虚和关元配伍治疗溃疡性结肠炎总有效率达到 95.7%。另外，针刺天枢穴可以使血清中促炎因子白细胞介素 -8（IL-8）减少，增加抑炎因子IL-13，以此控制炎症起到治疗溃疡性结肠炎的作用；而针刺足三里可以减轻结肠组织炎症损伤，减少血清肿瘤坏死因子 -α（TNF-α）和结肠组织 TNF-α mRNA 表达水平，以此来抑制溃疡性结肠炎；上巨虚则可上调溃疡性结肠炎抗炎因子 IL-4 表达，降低促炎因子 IL-1β 表达。可见这几个腧穴都可以通过调节免疫功能来达到治疗溃疡性结肠炎的效果。所以在针灸治疗溃疡性结肠炎的临床应用中，天枢与足三里配伍，或天枢、关元、足三里 / 上巨虚配伍方案被广泛使用。

为提高疗效，临床多采取几种不同疗法的综合运用或针灸与药物结合治疗溃疡性结肠炎。相关研究汇总近十年治疗腹泻相关疾病的灸法，发现温和灸和隔物灸对于慢性腹泻型疾病疗效更佳。艾灸调节免疫功能因腧穴配伍不同而有差异，多选用督脉及膀胱经振奋阳气，任脉以调节气血，多气多血的阳明经以激发胃气。肠道菌群是一个复杂的生态系统，具有促消化和营养吸收、免疫调节、生物屏障等生理功能。肠道菌群与肠黏膜的正常发育相关，肠道菌群缺失会导致肠黏膜绒毛毛细血管、黏膜淋巴组织的发育出现缺陷，影响细胞分泌。肠道菌群还可以通过调节免疫细胞的 Toll 样受体表达，介导免疫反应。研究表明溃疡性结肠炎发病与肠道菌群失调有着密切联系，肠道内菌群数量和比例发生变化，或肠道菌群通过介导免疫反应都可影响肠道炎性反应发生发展。研究发现溃疡性结肠炎患者肠道菌群种类和数量都发生了变化，且在溃疡性结肠炎发病过程中不仅仅是单一菌群失调，通常存在多种菌群数量的改变，主要表现为益生菌的减少和条件致病菌的增加。艾灸关元、足三里能够调节溃疡性结肠炎小鼠肠道菌群群落丰度的异常改变，促进溃疡性结肠炎模型小鼠肠道菌群多样性的恢复。艾灸双侧天枢穴可以减少溃疡性结肠炎大鼠肠道内糖杆菌属、鞘氨醇单胞菌和巴氏杆菌属，促进溃疡性结肠炎大鼠肠道内菌群水平趋近正常，纠正结肠黏膜病变。张曙铃运用中药隔药灸为主治疗脾肾阳虚型溃疡性结肠炎患者，结果发现隔药灸为主的针灸疗法治疗溃疡性结肠炎疗效显著，可显著降低患者主要症状单项分值及总体得分，改善临床症状，提高生活质量，且能降低患者外周血 Th17 细胞因子水平。赵文文等研究发现，脐灸可显著提高缓解期溃疡性结肠炎患者肠黏膜嗜乳脂蛋白样 –2（butyrophilin–like 2，BTNL2）基因的表达，下调人类白细胞抗原（human leukocyte antigen，HLA）–DQA1 及 HLA–DRA 基因的表达，推测 BTNL2–HLA 信号通路可能是脐灸疗法治疗溃疡性结肠炎的主要作用通路之一。陈艳萍探讨针灸对溃疡性结肠炎大鼠 Th1/Th2 免疫平衡的影响，发现隔药灸和电针均能显著下调溃疡性结肠炎大鼠结肠组织中 γ 干扰素（interferon–γ，IFN–γ）和 IL–12 水平，上调 IL–4 和 IL–10 水平，从而维持 Th1/Th2 平衡，进而改善免疫功能，减轻炎症反应。穴位埋线是将羊肠线埋入人体穴位，利用羊肠线对穴位的持续刺激作用来治疗疾病的方法。埋线后，肠线在体内软化、分解、液化和吸收的过程，对穴位产生的生理、物理及生物化学刺激可长达 20 日或更长时间，从而对穴位产生一种缓慢柔和、持久、良性的"长效针感应"，长期发挥疏通经络作用，其刺激感应维持时间是任何针刺方法所不能比拟的，从而达到了"深纳而久留之，以治顽疾"的效果。溃疡性结肠炎是一反复缠绵难愈的慢性疾病，若每日针灸必将给患者带来麻烦和痛苦，而采用穴位埋线，20 日治疗一次，既能避免较长时间每日针灸之麻烦和痛苦，亦能减少就诊次数，节约医疗费用。

（七）美沙拉嗪联合活血愈肠汤灌肠治疗溃疡性结肠炎的研究

选取 2015 年 4 月至 2019 年 4 月西安国际医学中心医院收治的 80 例溃疡性结肠炎患者，根据治疗方法不同将其分为观察组（$n=39$）和对照组（$n=41$）。对照组给予美沙拉嗪治疗，观察组在对照组的基础上给予活血愈肠汤灌肠治疗。比较两组患者治疗前后 ESR、IGF–1 水平及临床疗效、中医证候积分、生活质量，并记录两组患者治疗期间不良反应发生情况。溃疡性结肠炎是一种结肠、直肠慢性炎症性疾病，临床表现主要为腹泻、腹痛、黏液脓血样便等，且多伴发热。红细胞沉降率（erythrocyte sedimentation rate，ESR）是指离体抗凝全血内红细胞无外力作用下沉的速度，可以作为判断人体炎症的指标，组织破坏、风湿病活动期、炎症可使 ESR 增快。胰岛素样生长因子 –1（insulin–like growth factor 1，IGF–1）是一种促进细胞生长的因子，在肠道固有层间质细胞有少量分泌，可修复受损的上皮细胞，增强肠黏膜屏障。中医认为溃疡性结肠炎多因外邪入侵、脾胃虚所引起，所以治疗原则上应采取健脾化湿、活血止痢之法，有研究指出灌肠的治疗方式对溃疡性结肠炎疗效较好。美沙拉嗪是抑制前列腺素合成的有效药物，减少结肠黏膜中前列腺素 E_2 的形成，进而抑制结肠黏膜炎症反应。美沙拉嗪联合中药方剂灌肠治疗溃疡性结肠炎的研究较为鲜见。本研究探讨美沙拉嗪联合活血愈肠汤灌肠对溃疡性结肠炎患者的临床疗效及对 ESR、IGF-1 水平的影响，以期为临床治疗提供参考。对照组给予美沙拉嗪（惠迪葵花药业集团佳木斯鹿灵制药有限公司，规格：每片0.5g，国药准字 H19880149）治疗，1 片 / 次，每日 4 次。观察组在对照组基础上给予活血愈肠汤灌肠，方药组成为：苦参 25g，地榆炭 20g，当归 20g，郁金 20g，白及 15g，煅龙骨 25g，五倍子 20g，三七粉 15g。由中药房煎药制备，每袋 200mL，每次一袋。灌肠方法：药剂温度 38 ~ 40℃，取患者左侧卧位，暴露臀部，并抬高 10cm 左右，用润滑液润滑肛管前部，肛管进入直肠 15cm，灌肠速度为每分钟 80 滴，可根据患者情况进行调整。每日 1 次，连续治疗 2周，休息 1 日。两组患者均治疗 12 周。活血愈肠汤方中苦参清热燥湿；地榆炭清热解毒，凉血止痛；当归补血归经；郁金行气解郁，疏肝活血；白及收敛止血、消肿生肌；煅龙骨清肠止泻；五倍子涩肠止泻、敛肺降火；三七粉活血化瘀、消肿止痛。中药灌肠方剂可达健脾化湿、活血止痢之功，同时灌肠可加速肠内受损黏膜的修复。美沙拉嗪是一种治疗溃疡性结肠炎的药物，通过抑制前列腺素的合成，可起到抑制肠壁炎症的效果，是用于轻中度溃疡性结肠炎治疗的常用药物。本研究结果显示，观察组治疗后 ESR 显著低于对照组，IGF-1 显著高于对照组，提示美沙拉嗪联合活血愈肠汤灌肠可有效降低溃疡性结肠炎患者 ESR，改善患者体内 IGF-1 水平，从而缓解患者机体炎症反应，减轻肠道黏膜损伤，对改善患者预后具有重要意义；观察组 IBDQ 评分显著高于对照组，总有效率显著高于对照组，提示美沙拉嗪联合活血愈肠汤灌肠治疗溃疡性结肠炎临床疗效较好，可较好改善患者生活质量。两组患者治疗期间均未发生明显不良反应，提示美沙拉嗪联合活血愈肠汤灌肠治疗溃疡性结肠炎安全性好。

（八）中西医结合治疗溃疡性结肠炎的展望

目前西医治疗溃疡性结肠炎的方案日益改进，美沙拉嗪为临床常用口服药；免疫抑制药维得利珠单抗目前也广泛应用于临床，疗效较好；氢化可的松冲击治疗溃疡性结肠炎对早期缓解症状效果较好，结合中医治疗效果更佳。除既往中药汤剂外，还有七碳方保留灌肠、健脾栓外用，对湿热瘀结证方选断下渗湿汤加减，脾虚寒湿证方选椒朴丸加减，肝郁脾虚证方选解肝煎加减，脾肾亏虚证方选耄耋汤加减，脾肾阳虚证方选浆水散加减。临床可根据患者症状，辨证分型，中西医结合治疗，效果较单纯西医治疗见效更快，疗程更短，效果更好，复发率更低。随着医疗的发展，中西医结合治疗将越来越完善，效果也将越来越好，也将造福更多溃疡性结肠炎患者。

参考文献

[1] Raine T, Bonovas S, Burisch J, et al. ECCO guidelines on therapeutics in ulcerative colitis: medical treatment [J]. J Crohns Colitis, 2021, 16(1): 2-17.

[2] Loftus E C, Colombel J F, Feagan B G, et al. Long-term efficacy of vedolizumab for ulcerative colitis [J]. J Crohns Colitis, 2017, 11(4): 400-11.

[3] Soler D, Chapman T, Yang L-L, et al.The binding specificity and selective antagonism of vedolizumab, an anti-$\alpha 4 \beta 7$ integrin therapeutic antibody in evelopment for inflammatory bowel diseases [J]. Journal of Pharmacology and Experimental Therapeutics, 2009, 330(3): 864-875.

[4] 赵红波，杨云，吴晓晶，等 . 193 例轻 - 中度溃疡性结肠炎缓解期中医辨证规律 [J]. 时珍国医国药，2018，29（10）：2437-2439.

[5] 秦景明 . 症因脉治 [M]. 上海：上海卫生出版社，1958.

[6] 皇甫中 . 明医指掌 [M]. 北京：人民卫生出版社，1982.

[7] 吴笑，夏俊东，方珂，等 . 溃疡性结肠炎中西医治疗临床研究进展 [J]. 中西医结合研究，2021，13(2)：118-121.

[8] 王新月，田德禄 . 溃疡性结肠炎病因病理特点与中医辨治思路对策 [J]. 北京中医药大学学报，2007，30(8)：554-555，559.

[9] 刘芬芬，羊维，黄琳，等 . 中医学对糖皮质激素主治功效的药性认识 [J]. 中华中医药杂志，2015，30(4)：1268-1270.

[10] 魏丽彦，韩雪飘，郭珊珊，等 . 运用风药治疗缓解期溃疡性结肠炎经验 [J]. 环球中医药，2021，14(8)：1504-1507.

[11] 林丽容，陈一斌 . 浅谈溃疡性结肠炎的中医治疗体会 [J]. 湖北中医杂志，2021，43(3)：56-58.

[12] 曾荣，金小晶 . 乌梅丸治疗溃疡性结肠炎临床应用综述 [J]. 辽宁中医药大学学报，

2020，22(6)：115-118.

[13] 李娅，曹志群，王永森.曹志群从中焦脾胃论治溃疡性结肠炎的经验[J].中西医合研究，2020，12(4)：276-277，281.

[14] 赵明，王德芳，苏晓兰.白头翁汤合黄连解毒汤加减对溃疡性结肠炎患者症状缓解及肠黏膜屏障功能的影响[J].世界中西医结合杂志，2021，16(2)：367-371.

[15] 周建华，支晨阳，郎兵.论运用辛开苦降法治疗溃疡性结肠炎[J].中华中医药学刊，2008，26(11)：2336-2340.

[16] 刘琼，成哲，陈广.溃疡性结肠炎中医治疗进展[J].中国中医基础医学杂志，2021，27(7)：1191-1194.

[17] 陆星华.消化系统疾病诊断与诊断评析[M].上海：上海科学技术出版社，2006.

[18] 中华医学会消化病学分会.炎症性肠病诊断治疗规范的建议[J].中华消化杂志，2001，21(4)：236-239.

[19] 杨廷旭，孙庆棠，郭艳荣.活动期溃疡性结肠炎血液流变学及复方丹参治疗的临床研究[J].中国肛肠病杂志，2007，27(7)：18-19.

[20] 夏锦培.五倍子液灌肠加真人养脏汤治疗非特异性溃疡性结肠炎[J].浙江中医结合杂志，1997，7(1)：19-20.

[21] 李珊瑚，李勇敏，彭淑珍.康复新液对家兔创伤愈合的影响[J].临床和实验医学杂志，2006，5(6)：370-371.

[22] 沈洪，朱磊.重视溃疡性结肠炎的中西医结合治疗[J].中国中西医结合消化杂志，2016，24(8)：571-574.

[23] 张声生，赵鲁卿.溃疡性结肠炎的中医治疗策略和思考[J].中国中西医结合消化杂志，2016，24(6)：411-413.

[24] 朱磊，沈洪，顾培青，等.沈洪教授治疗溃疡性结肠炎的经验探析[J].中华中医药杂志，2015，30(7)：2381-2383.

[25] 中华医学会消化病学分会炎症性肠病学组.炎症性肠病诊断与治疗的共识意见(2018年·北京)[J].中华炎性肠病杂志，2018，2(3)：173-190.

[26] 沈洪，张声生，王垂杰，等.中药分期序贯治疗轻中度溃疡性结肠炎临床观察[J].中华中医药杂志，2012，27(7)：1788-1791.

[27] 中华中医药学会脾胃病分会.溃疡性结肠炎中医诊疗专家共识意见(2017)[J].中华中医药杂志，2017，32(8)：3585-3589.

[28] 栾娜，王卿.中医针灸治疗慢性溃疡性结肠炎的疗效观察[J].心理月刊，2020，15(11)：190.

[29] 王升敏.中医针灸治疗慢性溃疡性结肠炎疗效观察[J].临床医药文献电子杂志，

2019, 6(33): 47, 50.

[30] 陆志巧, 李朝辉, 刘艳芝. 中医针灸治疗慢性溃疡性结肠炎疗效探讨 [J]. 黑龙江中医药, 2021, 50(4): 58-59.

[31] 杨梦凡, 蒋丽琴. 针灸干预对溃疡性结肠炎动物肠黏膜炎症反应、机体免疫应答平衡的影响 [J]. 海南医学院学报, 2017, 23(13): 1744-1747.

[32] 崔瑾, 熊芳丽, 向开维, 等. 穴位埋线对实验大鼠溃疡性结肠炎 ANCA 水平的影响 [J]. 江苏中医药, 2003(6): 52-54.

[33] 马天安, 徐增坤. 针刺加治疗慢性溃疡性结肠炎疗效 [J]. 中原医刊, 2005, 32(17): 31.

[34] 罗婧. 不同频率电针天枢穴对活动期湿热型溃疡性结肠炎大鼠模型免疫细胞及肠道上皮细胞的影响 [D]. 泸州: 泸州医学院, 2014.

[35] 黄裕新, 田力, 高巍, 等. 电针足三里对溃疡性结肠炎大鼠 TNF-α 的下调作用 [J]. 第四军医大学学报, 2003(23): 2113-2115.

[36] 严杰, 张泓, 廖文峰, 等. 电针上巨虚对溃疡性结肠炎模型大鼠白细胞介素 -1β 和白细胞介素 -4 的影响 [J]. 中医杂志, 2008, 49(1): 50-52.

[37] 李国娜, 王奕娴, 蒯伪, 等. 近十年艾灸治疗腹泻的临床应用规律分析 [J]. 世界科学技术 - 中医药现代化, 2019, 21(8): 1598-1605.

[38] 蓝怡, 王健. 艾灸对免疫功能影响的用穴规律探讨 [J]. 中医学报, 2019, 34(1): 214-217.

[39] 彭帅, 沈磊. 肠道菌群与炎症性肠病的研究进展 [J]. 医学综述, 2019, 25(16): 3141-3145, 3150.

[40] 张永利, 申妮. 溃疡性结肠炎患者肠道菌群的变化特征 [J]. 河北医药, 2018, 40(7): 1054-1057.

[41] 谈望晶, 朱向东, 申睿, 等. 溃疡性结肠炎与肠道菌群的研究进展 [J]. 陕西中医药大学学报, 2018, 41(2): 109-114.

[42] 魏大能. 针灸对 UC 模型小鼠焦虑情绪的改善作用及其与肠道菌群的关系研究 [D]. 成都: 成都中医药大学, 2017.

[43] Qin Q, Liu Y N, Jin X M, et al. Moxibustion treatment modulates the gut microbiota and immune function in a dextran sulphate sodium-induced colitis rat model [J]. World Journal of Gastroenterology, 2018, 24(28): 3130-3144.

[44] 张曙铃. 隔药灸为主对脾肾阳虚型溃疡性结肠炎患者外周血 Th17 细胞水平影响的临床观察 [D]. 福州: 福建中医药大学, 2019.

[45] 赵文文，贾占波，王庆峰，等.脐灸疗法对溃疡性结肠炎患者BTNL2-HLA信号通路影响机制的生物信息学研究[J].中国中医药信息杂志，2019，26（8）：18-23.

[46] 陈艳萍.针灸对溃疡性结肠炎大鼠Th1/Th2免疫平衡的影响[J].针刺研究，2016，41(3)：210-214.

[47] 赵晓宇.溃疡性结肠炎组织中PKM2水平及与病情和预后的相关性分析［J］.医学临床研究，2021，38(12)：1885-1887.

[48] 彭益秋，宗晔，王拥军.溃疡性结肠炎相关异型增生的内镜下监视［J］.中华消化内镜杂志，2019，36(5)：374-375.

[49] 朱燕莉，张海，饶德利.低氧诱导因子-1α和胰岛素样生长因子-1检测在溃疡性结肠炎的临床应用价值［J］.中国中西医结合消化杂志，2017，25(2)：132-134.

[50] 郝冉，施丽婕，笪如桥，等.化瘀通阳方对溃疡性结肠炎大鼠巨噬细胞炎性蛋白-2的影响［J］.中国中西医结合杂志，2018，38(1)：60-65.

[51] 孙中美，胡立明，毛堂友，等.溃疡性结肠炎中西医治疗进展［J］.辽宁中医药大学学报，2018，29(24)：41-44.

[52] 贾子君，杨振寰，甄建华，等.美沙拉嗪联合康复新液灌肠治疗溃疡性结肠炎及对炎症因子与凝血功能影响的Meta分析［J］.中医药导报，2019，12(18)：384-387.

第四章

溃疡性结肠炎中医康复治疗与 西医最新进展的结合

一、溃疡性结肠炎西医治疗进展概述

溃疡性结肠炎是一种病因尚不明确的慢性非特异性肠道疾病。西医提出的治疗目标是诱导并维持临床缓解、促进黏膜愈合、防止并发症和改善患者生存质量。在治疗方面，西医根据溃疡性结肠炎不同发病阶段、病情程度，选择不同的治疗方法和药物。活动期轻度患者以氨基水杨酸制剂为主，如美沙拉嗪、柳氮磺胺吡啶等；中度患者若美沙拉嗪治疗效果欠佳，给予皮质类固醇激素，常用泼尼松每日 0.75 ~ 1mg/kg 口服。若在用激素治疗过程中发现患者出现激素依赖或者激素抵抗，可运用免疫抑制药硫唑嘌呤或 6– 巯基嘌呤，由于免疫抑制药副作用较多，需定期检测血药浓度及不良反应。重度溃疡性结肠炎患者，或者免疫抑制药应用治疗无效者，可进一步考虑给予生物制剂如维得利珠单抗、英夫利昔单抗、阿达木单抗等进行治疗。随着对本病认识的不断深入，在治疗上也不断提出新的治疗方法。其中生物制剂在溃疡性结肠炎中的应用发展起步较晚，其疗效还有待临床进一步验证，目前认为这类药物主要通过与各种致炎因子结合，发挥抗炎作用而达到治疗溃疡性结肠炎的目的。此外，随着微生物学研究的发展，逐渐认识到肠道菌群在溃疡性结肠炎发病中的重要性，在治疗上尝试运用菌群移植的方法来治疗溃疡性结肠炎。选择性白细胞吸附疗法也有一定疗效，但就目前而言，尚无根治溃疡性结肠炎的药物及方法。疾病进入缓解期需继续维持治疗，主要为氨基水杨酸制剂，其用于维持治疗的疗程为 3～5 年或更长。硫唑嘌呤类及英夫利昔单抗用于维持治疗的疗程尚未有共识。目前药物治疗亦非绝对有效，部分病情危重者，视具体病情需行外科手术治疗。

二、影响溃疡性结肠炎病程的因素

既往欧洲国家溃疡性结肠炎发病率较高，但受全球化的发展、饮食结构的变化、生活习惯改变等因素的影响，目前欧美国家溃疡性结肠炎的发病率趋于平稳，而亚洲等其他地区溃疡性结肠炎发病率呈明显增长趋势。近 20 年来，我国溃疡性结肠炎病例数也呈明显上升趋势。目前，对溃疡性结肠炎的确切病因及发病机制尚不完全清楚，亦无根治溃疡性结肠炎的治疗方法。相关研究表明：遗传因素、饮食因素、精神心理因素、阑尾切除术、吸烟等因素在疾病的发生发展过程中有重要作用。

（一）饮食因素对溃疡性结肠炎的影响

流行病学研究显示，饮食方式的不断变化与溃疡性结肠炎发病和复发密切相关。近年来，随着国人经济水平的提高，人们的生活节奏、饮食习惯及结构随之发生变化，这可能是我国溃疡性结肠炎发病人数逐年增多的原因之一。但饮食因素在溃疡性结肠炎发病中的确切病因病机并不确切。大多认为与高糖、高脂肪、高蛋白及低维生素摄入有关，饮食中某些成分通过削弱肠黏膜屏障功能、改变肠道菌群稳态、激发肠道炎症反应等，从而影响溃疡性结肠炎发病及病程。肠道微生态系统主要由肠道菌群、肠黏膜屏障及肠道免疫系统构成，其中肠道菌群为其重要组成部分。肠道菌群的平衡状态对维持人体健康至关重要。在生理条件下，它们与宿主之间形成复杂而互利的关系，参与饮食物的消化、合成必需维生素、刺激和调节免疫系统、排出病原体、清除毒素和致癌物、支持肠道功能等，能够维持肠道内环境稳定。饮食干预会导致肠道菌群的变化，有益菌与致病菌比例失调，肠黏膜屏障受损，致病菌代谢产物蓄积肠道，激发炎症反应，参与溃疡性结肠炎发病进程。调查表明，饮用软饮料和摄入蔗糖分别增加了 69% 和 10% 的溃疡性结肠炎发病风险。现有研究已证实高脂饮食可导致肠道菌群紊乱，肠黏膜通透性增加。Devkota 等指出，高脂饮食能够引起肠道菌群紊乱，结肠炎症改变。其研究显示，n–6 多不饱和脂肪酸（n–6PUFA）的摄入，尤其是亚麻油酸和花生四烯酸，可能是溃疡性结肠炎的危险因素；相反，n–3 多不饱和脂肪酸（n–3PUFA），对溃疡性结肠炎具有保护作用，可能是 n–3PUFA 通过抑制抗原提呈作用和影响细胞因子表达等多种机制改善免疫性疾病，抑制炎症反应。高脂饮食通过引起肠道菌群紊乱、改变肠道黏膜屏障通透性、加重肠道黏膜氧化应激，从而引起肠道炎症。蛋白质代谢主要于结肠远端完成，其代谢产生的支链脂肪酸、硫化氢、吲哚衍生物等会影响上皮细胞的活性，从而影响肠道功能，在溃疡性结肠炎发病中发挥作用。大鼠结肠灌入硫化物后，出现结肠黏膜细胞凋亡和杯状细胞消失、腺体结构变形、黏膜溃疡形成，导致结肠黏膜损伤。Kostovcikova 进行的动物实验表明，高动物蛋白饮食可增加肠道炎症。纤维素是一类不被人体消化吸收的物质，大多数植物组织含量丰富。现有研究表明纤维素能改变结肠微生物组成，食用水果、蔬菜等高纤维素食物通常会降低溃疡性结肠炎的发病率，是溃疡性结肠炎的保护性因素。

（二）精神心理因素对溃疡性结肠炎的影响

精神心理因素是溃疡性结肠炎发生发展的又一重要因素。临床部分患者疾病复发与精神压力有关。心理应激可以引起或加重肠道炎症而使溃疡性结肠炎患者临床症状恶化，而溃疡性结肠炎患者由于反复出现腹泻、黏液脓血便，影响正常生活，从而产生焦虑抑郁等不良心理，也促使病情进一步加重。随着对脑肠轴认识的加深，精神心理因素与溃疡性结肠炎之间的联系得以进一步证实。脑肠轴是肠神经系统与中枢神经系统之间实现双向互动的重要通路。肠神经系统具有丰富的神经元，俗称"第二大脑"。其与大脑之间的交互作用主要通过内分泌、神经元和免疫传入信号来实现。肠神经系统既接受来自中枢神经系统的调控，又可独立调节肠道运动及分泌功能。自主神经系统包括发挥兴奋作用的交感神经系统与发挥抑制作用的副交感神经系统两部分。有研究显示，交感神经还可能参与黏膜免疫的修饰及黏膜 – 菌群之间的相互作用。中枢神经系统参与调节胃肠道功能运动及分泌功能，可以将来自胃肠道或内外环境的刺激经过整合后，传递给胃肠道的效应细胞或肠神经系统，从而起到调节胃肠道功能的作用。此外下丘脑 – 垂体 – 肾上腺轴（HPA 轴）在调节胃肠功能运动中也发挥一定作用。与溃疡性结肠炎关系密切的脑肠肽有 5- 羟色胺（5-HT）、血管活性肽（VIP）、促肾上腺皮质激素释放激素（CRF）。人体大部分 5-HT 来源于胃肠道，另外大约 5% 的 5-HT 来源于中枢神经系统。5-HT 通过激活分布于其周围的受体参与调节胃肠道分泌、感觉、运动功能。朱正明等在对 5-HT 与炎症性肠病（IBD）之间关系的研究中发现 IBD 组 5-HT3 受体 mRNA 及 5-HT 浓度均高于正常组。溃疡性结肠炎患者高 5-HT 分泌，引起肠道平滑肌痉挛、毛细血管通透性增强、肠道敏感性增加等病理改变，加重或诱发溃疡性结肠炎。VIP 主要分布于中枢神经系统及胃肠道，具有双重作用，能够通过舒张胃肠道平滑肌、扩张血管，以及参与机体免疫应答，发挥对肠道黏膜的保护作用。下丘脑 - 垂体 - 肾上腺轴（HPA 轴）也参与调节应激对胃肠道的影响，介导炎症反应。其中起关键作用的是 CRF。急性应激可激活 CRF，通过刺激肥大细胞脱颗粒，导致细胞间紧密连接中断，削弱肠黏膜屏障作用，使细菌进入肠壁，进一步诱导抗原反应。焦虑、抑郁等不良情志刺激可能通过脑肠轴及 HPA 轴途径，影响脑肠肽的分泌，引起体内神经递质、内分泌水平的变化，增加促炎因子，改变黏膜通透性，从而损伤肠黏膜屏障，导致溃疡性结肠炎的发作或病情的加重。服用抗焦虑、抑郁药，可通过改善情志，起到辅助治疗溃疡性结肠炎的目的。

随着现代医学的发展，对溃疡性结肠炎发病机制的研究不断深入，新的治疗药物方法不断应用于溃疡性结肠炎，但目前尚无根治溃疡性结肠炎的方法及药物。中医药在治疗溃疡性结肠炎方面发挥一定优势。根据不同发病阶段，采用中西医结合治疗的方法，对于诱导临床缓解，促进黏膜愈合，延长缓解期，改善患者生活质量有重要意义。活动期中医药的介入可缩短病程，诱导临床症状缓解；缓解期中医药的干预能够通过调整体质，以达到延长缓解期的目标。溃疡性结肠炎是一种慢性复发性疾病，需要对患者实现长期管理，将西医当下治疗进展与中国传统医学相结合，发挥各自优势，从当下治疗新进展单抗、菌群移植的角度，以及目前较常见的激素依赖及激素抵抗等问题，结合中医康复治疗，以期实现延长溃疡性结肠炎缓解期，提高生活质量的目标。文章实践篇已阐述各种康复治疗手段，将各种康复手段适时恰当地与西医研究进展相结合，为溃疡性结肠炎的慢病管理提供更多内容。

三、中医康复治疗与西医结合治疗溃疡性结肠炎具体应用

（一）生物制剂与中医康复治疗

1. 生物制剂在溃疡性结肠炎应用中的研究进展

（1）抗 TNF 药物的应用：研究显示溃疡性结肠炎患者肿瘤坏死因子 -α mRNA（TNF-α mRNA）水平高于健康人群。TNF-α 通过多方面影响肠道结构功能，从而在溃疡性结肠炎发病中起关键作用。

TNF-α 主要有跨膜型 TNF-α（tmTNF-α）和分泌型 TNF-α（sTNF-α）两种存在形式。TNF-α 参与肠道局部损伤及炎症反应：TNF-α 与 TNF-R1 结合，活化的 TNF-R1 促进蛋白激酶 1（RIPK1）产生，进一步通过激活 NF-κB 途径影响基因转录，调控下游的炎症反应和细胞凋亡。NF-κB 经典途径可以促进 IL-1β、IL-6 等炎症因子的分泌，其与急性炎症反应相关。细胞间紧密连接主要包括紧密连接（TJs）、黏附连接（AJs）以及细胞桥粒，以上三部分任意一部分的缺失或结构异常均可影响细胞间紧密连接正常功能，上皮细胞通透性增加。研究表明 TNF-α 可降低紧密连接蛋白表达，促进其分解，从而影响细胞间紧密连接的稳定。其含量变化可引起肠上皮细胞通透性增加。TNF-α 可通过活化的 NF-κB 途径促进凝血因子的产生，此外还可抑制纤溶系统的活性，促进血小板聚集，从而增加高凝风险。微血栓形成可造成局部组织缺氧及损伤形成。Szondy 等的研究发现跨膜 TNF-α 可介导细胞内的信号途径，促进巨噬细胞分泌 TGF-β。TGF-β 在诱导纤维化进程中起着重要作用，可诱导成纤维细胞活动和细胞外基质的沉积。可见 TNF-α 可通过增强肠黏膜屏障通透性、促进局部小血栓形成、加剧肠道纤维化、参与激活肠道炎症反应等途径在溃疡性结肠炎发病中发挥作用。在治疗上通常从 TNF-α 抗体入手，通过与受体竞争 TNF-α 以阻断其与内源性受体的相互作用，从而达到治疗疾病的目的。

TNF-α 单克隆抗体治疗炎症性肠病专家共识（2017）指出：抗 TNF-α 药物可用于静脉激素抵抗的重度活动性溃疡性结肠炎、激素依赖的活动性溃疡性结肠炎、免疫抑制药无效或不耐受（存在禁忌证或严重不良反应）的活动性溃疡性结肠炎，以及活动期溃疡性结肠炎伴突出肠外表现者。目前国际上运用的药物有阿达木单抗（adalimumab，ADA）、英夫利昔单抗（infliximab，IFX）

等。指南亦指出，65 岁以上老年溃疡性结肠炎患者应用抗 TNF 药物可能增加感染风险，故在用药前需进行评估，权衡利弊。抗 TNF 药物对中重度溃疡性结肠炎患者，特别是存在激素依赖或抵抗者亦有显著疗效，其可能通过改善内皮细胞通透性，促进白细胞迁移，与 TNF–α 结合，促进其溶解，从而控制炎症，修复肠道黏膜。其在溃疡性结肠炎中的应用越来越受到重视。目前认为抗 TNF 药物的主要不良反应有：药物输注反应、迟发型变态反应、机会感染、皮肤反应、神经系统受损、肝功能异常、血液系统异常等。故在应用抗 TNF 药物时，在密切观察患者病情变化的同时，应注意观察是否出现药物引起的不良反应，及时给予相应处理。目前国内获批运用于溃疡性结肠炎的为 IFN，其在治疗过程中的药物剂量随着体质量的变化而做相应调整，推荐定期规律给药的长期维持疗法。

（2）整合素拮抗药的应用：目前应用于临床的是维得利珠单抗（vedolizumab）。2014 年，EMA 和 FDA 批准其用于治疗中到重度溃疡性结肠炎和克罗恩病（CD），自此维得利珠单抗可作为一线生物制剂或用于对 TNF–α 拮抗药治疗应答不充分、失应答或不耐受的中至重度活动性溃疡性结肠炎和 CD 患者。我国于 2020 年 3 月 12 日获得国家药品监督管理局（National Medical Products Administration，NMPA）批注上市。维得利珠单抗作为一种人源化的整合素拮抗药通过选择性抑制整合素 $\alpha_4\beta_7$ 与黏膜地址素细胞黏附分子 –1（MAdCAM–1）相互作用，阻断淋巴细胞肠道归巢以达到治疗效果。目前动物实验已经证实了其安全性和有效性，临床实验和真实世界研究正在逐步进行中。维得利珠单抗的推荐剂量为每次 300mg，于第 0、2 和 6 周注射，以后每 8 周给药一次，若在第 14 周时未显示治疗获益则应终止治疗。

（3）其他类型生物制剂：抗 IL–12/23 抗体，如乌司奴单抗于 2016 年被 FDA 和欧洲药品管理局（European Medicines Agency，EMA）批准可用于治疗对常规或抗 TNF 治疗无效的 CD 患者。JAK 抑制药通过特异性抑制 JAK/STAT 信号通路阻断大量促炎细胞因子的下游效应，从而改善疾病临床表现，常用的有托法替尼、菲达替尼。其中托法替尼已获得 FDA 和 EMA 的批准，用于治疗中重度溃疡性结肠炎患者，但该药说明书中有严重感染和恶性肿瘤风险增加的黑框警告。鞘氨醇 –1– 磷酸受体调节剂 etrasimond（APD334）和 amiselimod（MT1303）处于临床试验阶段。

生物制剂的应用，进一步扩展了溃疡性结肠炎的治疗用药。其对于中重度、激素依赖型溃疡性结肠炎患者不失为一种行之有效的治疗方法。目前推荐的治疗策略为长期维持治疗。另外有部分患者存在生物制剂治疗无应答的情况。中医药联合生物制剂治疗，可提高疗效。陶维国等运用参苓白术散联合英夫利昔单抗治疗老年性溃疡性结肠炎患者，其结果显示，观察组的 D- 乳酸、内毒素水平低于对照组，免疫功能较对照组提高，提示参苓白术散联合英夫利昔单抗可改善患者肠黏膜屏障功能，提高机体免疫力。谭高展等观察芍药汤联合英夫利昔单抗治疗中重度溃疡性结肠炎的临床疗效，分为对照组和治疗组，其结果显示治疗组的总有效率显著高于对照组，治疗组 Mayo 评分、Baron 评分低于对照组，在炎症指标下降方面治疗组优于对照组。提示 IFX 联合芍药汤可提高临床疗效，促进黏膜愈合，利于病情缓解。由此可见，中医药的加入有利于溃疡性结肠炎的康复治疗。故在运用生物制剂治疗的间歇期，结合《黄帝内经》养生思想，在缓解期即注重养生，一方面可阻止因病情继续恶化而导致复发，另一方面能使病情得以缓解从而控制病情，达到为患者减轻痛苦，为医生争取治疗先机的目的。考虑生物制剂费用相对较昂贵，故在治疗的间歇期，配合中医精神疗法、音乐疗法等疗法，这些疗法并不增加额外的费用，又有助于溃疡性结肠炎患者的康复，能给患者带来较好的效益。

2.《内经》养生思想指导溃疡性结肠炎康复治疗在生物制剂用药间隔期的应用

（1）精神心理疗法：

1）溃疡性结肠炎患者的健康教育：现代身心医学认为，心理因素、性格缺陷、情绪障碍是身心疾病的三大基本病理特征，溃疡性结肠炎患者大多都具有这三大基础特征。临床上因精神心理因素刺激导致疾病复发的溃疡性结肠炎患者占有一定比例。杨琳等以焦虑自评量表、抑郁自评量表作为观察指标，分析 90 例溃疡性结肠炎患者焦虑和抑郁发生的影响因素，结果显示，溃疡性结肠炎患者抑郁焦虑发生率较高，且病程长短、病情轻重、文化程度、脑力劳动可能是其危险因素。对于溃疡性结肠炎患者的健康教育有助于提高患者对自身疾病的认知。特别是运用生物制剂的患者，其病情一般相对较重，可能存在激素依赖、激素抵抗、免疫抑制药治疗无效等情况，严重挫败患者的治疗信心，影响患者情绪。故可通过查房讲解、科室宣讲、开展小讲座等形式，对溃疡性结肠炎患者进行宣教，介绍溃疡性结肠炎的病因、临床表现、并发症以及预后等临床基础知识，强调与溃疡性结肠炎复发密切相关的因素，如情志刺激、社会环境、家庭等对本病的影响，特别注重强调精神心理因素是影响疾病康复的重要因素之一。提高患者自我调节能力，消除患者的恐惧、悲观等不良情绪，鼓励其建立起治疗及战胜疾病的信心。对溃疡性结肠炎患者的健康教育有助于消除患者对疾病的恐惧心理，亦有助于患者在缓解期对自己健康的自我调节与护理，有助于减少溃疡性结肠炎复发。

2）调护情志，精神内守：《素问·上古天真论》曰："夫上古圣人之教下也……精神内守，病安从来。"强调精神调摄的重要性。"喜怒不节则伤脏""怒伤肝"，中医自古就认识到情志因素在疾病发生发展中的重要作用。《素问·天元纪大论》曰："人有五脏化五气，以生喜怒悲忧恐。"五脏各有所主，五脏平衡失调可引起情志失常，同时情志不畅又会影响五脏平衡，两者相互影响。溃疡性结肠炎的发病与肝脾密切相关。溃疡性结肠炎大多病程缠绵，经年累月，则易于出现情志抑郁，忧愁郁怒伤肝困脾。陈士铎在《辨证录·痢疾门》中指出："肝木激而成怒，克土更甚。脾胃之土伤，难容水谷，遂腹痛而作泻矣。"李用粹《证治汇补·痢疾》曰："七情乖乱，气不宣通，郁滞肠间，触发积物，去如蟹渤……首宜化气。"情志刺激，致肝木过亢，克犯脾土，导致脾失健运，脾胃升清降浊功能减弱，清浊不分，导致水湿内停，下趋大肠，湿郁日久，化热生浊，湿热浊毒交结不解，阻于肠间，致肠络脂膜损伤，血败肉腐发为本病。肝，木脏也，为罢极之本，主疏泄，性喜条达，恶抑郁。肝极具变化，若肝气舒畅，能够发挥疏泄之功，则全身气机舒畅，脏腑功能调和，内外得通，精神得安。中医在治疗上，通过柔肝、疏肝等方法，使肝气得疏，肝肺左升右降复常，全身气机通畅，五脏生克复常，人即安和。中焦脾胃主运化，主升清降浊功能正常发挥，清升浊降，水湿得化，大肠传导功能正常，气机通畅，则病情向愈。历代医家在临证时，也多注意从疏肝、调肝立法，以恢复全身疏泄之能。活动期注重从肝论治，缓解期则应注重对患者精神心理情绪的护理。

目前生物制剂推荐的用法为长期维持治疗。根据指南，目前生物制剂多运用于中重度激素、免疫抑制药应用无效的患者，这类患者多病程较长，症状明显。疾病的反复发作，较严重的腹痛腹泻、黏液脓血便等影响患者日常生活，从而给患者带来巨大的心理负担，久而久之，部分患者出现焦虑抑郁等严重不良情绪。而焦虑抑郁等不良情绪可通过脑肠轴的调控改变肠黏膜通透性，促进肠道炎症反应等，在溃疡性结肠炎发病复发中起作用。研究证实，情志不遂是溃疡性结肠炎发病的主要心理基础。不良情志反应作用于脑肠轴，及通过下丘脑–垂体–肾上腺轴，引起如5–羟色胺（5–HT）、血管活性肽（VIP）、促肾上腺皮质激素释放激素（CRF）等分泌的异常，引起肠道平滑肌痉挛、毛细血管通透性增强、肠道敏感性增加，激发肠道免疫炎症反应，影响肠道菌群的平衡。不良情志刺激通过多途径在溃疡性结肠炎发病中起作用。《内经》是我国现存最早的一部医学著作，更是一部养生学专著，它奠定了中医保养生命学说的基础。"养生"一词见于《素问·灵兰秘典论》中"以此养生则寿"。内经养生理念对后世中医养生学及康复理疗有重要指导价值。《素问·上古天真论》曰："恬淡虚无，真气从之，精神内守，病安从来。"王冰注："恬淡虚无，静也。法道清净，精气内持，故其气从，邪不能为害。"精神专注，情绪稳定，则五脏调平，不易受外邪入侵。而当心神宁静，气血平和，达到精神与形体的协调统一时，则利于疾病的恢复。这提示溃疡性结肠炎患者在缓解期要注重调摄精神。"恬"即安静，安然，坦然。"淡"本义为淡泊，即清净、纯素。恬淡即淡泊名利，清静安逸。"恬淡虚无"是一种良好的心理状态，其并不是指每日无事可做，碌碌无为，而是指患者心神凝聚，心态平和，以积极乐观的心态面对疾病，实现情志舒畅调达。《素问·生气通天论》云："清净则肉腠闭拒，虽有大风苛毒，弗之能害。"溃疡性结肠炎患者应保持内心的清净，不被外在的世俗名利所困扰，要积养为用，用中有养，才能使形与神俱，生生不息。另外，七情对脏腑的升降出入等正常功能有一定影响，如《素问·举痛论》曰："怒则气上，喜则气缓，悲则气消……思则气结。"《素问·阴阳应象大论》中云："怒伤肝""喜伤心""思伤脾""忧伤肺""恐伤肾"，提示七情的变化影响相应脏腑的功能。并且提出了"悲胜怒""恐胜喜""怒胜思""喜胜忧""思胜恐"的情志相胜法。《灵枢·本脏》云："志意和则精神专直，魂魄不散，悔怒不起，五脏不受邪矣。"即志意调和，就会精神集中，思维敏捷，魂魄活动正常而不散乱，没有过度的情志刺激，则五脏的功能正常而免受邪气侵袭。提示溃疡性结肠炎患者需要保持乐观的心态，同时培养一定的兴趣爱好如养花钓鱼、琴棋书画等来保持情绪的稳定，医务工作者则可通过与患者沟通交流，引导患者情感变化，以情胜情、移情易性，通过中医情志护理帮助缓解患者的焦虑和抑郁等消极心理。

3）顺应四时，起居有常：《素问·四气调神大论》曰："夫四时阴阳者，万物之根本也。"古代哲学思想认为阴阳为宇宙变化、发展的根本准则，万事万物都有阴阳两方面属性，自然界维持着阴阳相互制约，相互平衡的状态。人体必须保持阴阳相互平衡，相互协调，才能维持人体正常的生命活动。《素问·宝命全形论》曰："人以天地之气生，四时之法成。"人与天地相应，自然界是万物赖以生存的基础，自然界的变化会引起人体相应的变化。《灵枢·顺气一日分为四时》中云："春生、夏长、秋收、冬藏，是气之常也，人亦应之。"一年有四季的变化，人体应顺应自然界四时气候的变化，与"天地相参"，才能使人体内环境与外在自然界和谐统一，阴阳调和，做到"阴平阳秘，精神乃至"。在顺应四时的具体原则上，《素问·四气调神大论》有曰："春夏养阳，秋冬养阴。"春夏温热，人体阳气长而阴气消；秋凉冬寒，人体阴气长而阳气消。故"圣人春夏养阳，使少阳之气生，太阳之气长；秋冬养阴，使太阴之气收，少阴之气藏"，方能"以自然之道，养自然之身"。中医所论的人体与自然的节律性是有实用意义且切实存在的。2017年诺贝尔生理学或医学奖获得者 Jeffrey C. Hall 等对生物钟进行探究，并发现调控昼夜节律的分子机制。生物钟凭借着非同寻常的精密性，让我们的身体适应了每一天的各种变化：它负责调节身体各种重要功能如行为举止、荷尔蒙水平、睡眠、体温以及新陈代谢。当外部环境与生物钟发生短暂冲突时，我们的健康会受到影响，同样揭示了人与自然的共鸣性。我国古代祖先在几千年前即认识到这种关系，并运用其进行休养生息。

生活节奏、饮食习惯等的变化与溃疡性结肠炎发病密切相关。溃疡性结肠炎患者不良的生活作息习惯、饮食喜好等违背自然规律，从而导致人体生理活动的节律长期紊乱，机体阴阳失调。"阴平阳秘，精神乃治"，人体阴阳平衡失调，正气不足，对于外界环境的应变能力减弱，易于受到外邪的侵害，邪气伤人，更损正气，导致各种疾病长居人体。"正气存内，邪不可干"。顺应四时阴阳变化之气，提高人体生理功能的调节性和适应性，才能求得健康与长寿。《灵枢·本神》曰："故智者之养生也，必顺四时而适寒暑，和喜怒而安居处，节阴阳而调刚柔。"故注重"平衡阴阳""顺应四时"是溃疡性结肠炎缓解期患者养生的首要法则。

《素问·四气调神大论》根据季节变化提出四时养生，"春三月，……天地俱生，万物以荣"，春季三个月，自然界阳气开始上升，万物萌发生机，呈现出一派欣欣向荣的景象。"夜卧早起，广步于庭"，人们应当早睡早起，多进行轻柔而舒缓的运动以应春生之气。注意从冬季已经习惯了的"早睡晚起"过渡到春季的"晚睡早起"要有一个逐渐适应的过程，要顺应自然界的昼夜时间变化而逐步转变自己的睡眠习惯。"春夏养阳"，春季人体阳气顺应自然升发之性，向上向外疏发，因此要注意保卫体内的阳气。此外春季气候忽冷忽热，变化无常，应注意防风御寒，要慎着衣，以防感冒。特别是溃疡性结肠炎患者在季节交替、寒温变化较剧烈时若不能适时地顺应自然，增减衣物注重保暖，可能导致疾病的发作。春季阳气开始生发，适度的锻炼有助于元气的恢复，运动方式可选择跑步、打太极拳、做操等，运动锻炼地点应选择空气新鲜之处，如公园、广场、庭院、湖畔、河边、山坡等地。中医认为春应肝，肝喜条达而恶抑郁。春季应顺应肝的升发之性，春季养生，情绪上要乐观，不宜抑郁或发怒，不要过分劳累，以免加重肝脏负担。溃疡性结肠炎患者存在焦虑抑郁等不良心理状态，春季更应注意调畅情志，保持情绪稳定。锻炼时应注意保持心情愉快，可以清晨早起，散开头发，松衣宽带，使形体舒缓，缓步于庭院。春季运动养生应以生发之性为要，无过不及，以顺应春生之气。"夏三月，此为蕃秀。天地气交，万物华实。"夏三月，阳气渐盛，万物长极。"春夏养阳"，夏季阳气蒸腾，内里属于虚寒的状态，此时应注重固护阳气。通过体育锻炼，可以活动筋骨，调畅气血，养护阳气。"夜卧早起，无厌于日"，夏季应随昼夜时间的变化进行作息，切勿因厌恶长日而心情烦躁。心气通于夏，夏季炎热高温会使人闷热不安和困倦烦躁，在思想上应尽量保持清静，首先要使自己的思想平静下来、神清气和，切忌因躁生热，要防止心火内生，避免焦虑、紧张等不良情绪影响正常生活，诱发各种疾病的发生。夏季清晨要早起，洗漱后在室外清静处散步，呼吸新鲜空气，舒展人体阳气。运动方面，不可进行较为剧烈的运动，运动量不宜过大。血汗同源，夏季本天气炎热，易汗出，过于剧烈的运动使汗出过多，损耗气阴心血，应以温和运动为宜。可选择练太极拳、自然养生操进行锻炼。太极拳动静相兼，刚柔相济，开合适度，运动量适中，又能起到舒缓身心，强身健体的作用，是夏季最佳的养心运动之一。自然养生操有形神并修，养心聚神的作用，对身心健康亦有利。"秋三月，此谓容平。天气以急，地气以明。"秋季阳气渐收，阴气渐长。秋季应"早卧早起，与鸡俱兴"。人们应早睡早起，使思想意识趋于平静，精神收敛。秋季气候逐渐变凉，雨水量少，天气干燥寒冷，应注重保暖，养阴。秋季应肺，秋季干燥的气候极易伤损肺阴，故应重点滋养阴津。秋季万物开始逐渐凋零，易触景生情，故秋季应保持内心宁静，情绪乐观，舒畅胸怀，避免悲伤情绪。秋季应逐渐收敛情志，以应收之势。运动方面，练习导引功，使阴精阳气都处在收敛内养状态，有保肺强身之功效。"冬三月，此谓闭藏。水冰地坼，无扰乎阳。"冬季水冰地坼，万物萧瑟，阴寒之气极盛，应注意固护阳气，不得使机体阳气消耗过多，应多接触阳较盛的环境，不要让身体过多地暴露在阴寒的环境之下。溃疡性结肠炎患者病情持久，缠绵难愈，日久必损伤机体阳气，内在阳气虚损外加冬季天气寒冷，本虚加外邪则可能导致疾病的复发。故溃疡性结肠炎患者在冬季一定要注意保暖。此外当今社会空调、地暖逐渐普及，室内外温差过大，故在日常出行前，应逐渐过渡，不要猛然至寒冷的环境中，气温骤变，寒邪刺激可能诱发溃疡性结肠炎。冬季"早卧晚起，必待日光"，顺应昼夜晨昏变化，避寒就温。冬季虽天气寒冷，但是也应该适当进行活动，但要避免在大风雨雪天气进行活动，可选择室内锻炼，使气血经脉通畅，阴阳平衡，增强体质。李云等研究显示，间歇性睡眠剥夺的大鼠肠道菌群发生紊乱，其应激导致大鼠肠道2种益生菌数量的变化，有害菌增多，提示睡眠不足会引起大鼠肠道菌群失调，而肠道菌群紊乱为溃疡性结肠炎发病的关键因素之一。《脾胃论》指出："形体劳役则脾病，病脾则怠惰嗜卧，四肢不收，大便泄泻。"溃疡性结肠炎患者在缓解期要应于自然界规律，起居有常，按时作息，生活规律，轻型溃疡性结肠炎患者避免过于劳累防止"劳复"，应劳逸结合，适当劳动；重度溃疡性结肠炎患者本身疾病消耗，正气严重不足，应注意卧床休息，保证足够的睡眠。气候交替变化，寒冷刺激可诱导溃疡性结肠炎病情复发，故溃疡性结肠炎患者应根据四时气候变化增减衣物，注意腹部保暖，以防外寒诱发溃疡性结肠炎。溃疡性结肠炎患者应顺应四时阴阳的变化调整生活作息、运动结构、情绪变化，使阴阳调和，正气健旺，则不易发病。

（2）音乐疗法：部分溃疡性结肠炎患者存在焦虑抑郁等不良精神状态，而精神障碍又可进一步导致溃疡性结肠炎的复发，为溃疡性结肠炎致病的因素之一。在治疗上调畅情志对于溃疡性结肠炎有举足轻重的作用。音乐疗法不失为帮助溃疡性结肠炎患者进行康复治疗的好方法。《乐记》曰："乐至而无怨，乐行而伦清，耳目聪明，血气平和，天下皆宁。"春秋时期已有关于音乐与健康相关性的记载。《素问·阴阳应象大论》载："风生木，……在脏为肝，……在音为角，……在志为怒。""热生火。……在脏为心，……在音为徵，……在志为喜。""湿生土，……在脏为脾，……在音为宫，……在志为思。""燥生金，……在脏为肺，……在音为商，……在志为忧。""寒生水，……在脏为肾，……在音为羽，……在志为恐。"《黄帝内经》首载五音音乐疗法，是以五行学说为基础，将五音（角、徵、宫、商、羽）与五脏（肝、心、脾、肺、肾）、五志（怒、喜、思、悲、恐）相结合来调畅情志，治疗疾病的一种疗法。

王冰注《阴阳应象大论》亦云："角谓木音，调而直也；徵谓火音，和而美也；宫谓土音，大而和也；商谓金音，轻而劲也；羽谓水音，沉而深也。"阴阳五行，是中国古代哲学思想的基础，五音配五脏是阴阳五行哲学理论在中医学的具体运用。人在听到不同曲调时所产生的情感共鸣，可进一步对应人体五脏，通过调节五脏，调畅情志对机体产生影响。中医音乐疗法就是通过音乐的调节功能使机体处于一个平衡的状态。近年来，已有专家根据五音疗法对患者进行指导治疗，特别是对于身心疾病的治疗，在临床取得较好的疗效。张友根等观察中医五音疗法联合辨体调质膳食干预在肠易激综合征（IBS）患者中的临床疗效，结果显示观察组治疗后的焦虑自评量表（SAS）和抑郁自评量表（SDS）评分明显下降且低于对照组。说明中医五音疗法联合辨体调质膳食干预能够降低 IBS 患者的焦虑抑郁程度。五音通五脏，不同的曲调具有不同的特点及使用价值。角通于肝属木，角调乐曲生机勃勃，能调神，提振情绪，促进体内气机舒展，调和肝胆疏泄，顺应肝木升发之性，具有疏肝解郁、养阳保肝、和胃调脾的作用，可用于防治肝气郁结、胁胀胸闷、食欲不振、腹胀泛酸、心情郁闷、精神不快、烦燥易怒、胆小易惊等病症。徵通于心属火，徵调乐曲热烈欢快，能够振奋精神，调节心脏功能，亦有助脾胃，利肺气的功效。具有养阳助心、补脾利肺、泻肝火的作用。可用于防治心脾两虚、内脏下垂、神思恍惚、心悸怔忡、胸闷气短、情绪低落、神疲力衰、形寒肢冷等病症。宫通于脾属土，宫调雅典柔和，能促进全身气机的稳定，调节脾胃，调和气血，具有补气健脾、补肺利肾的作用，适用于脾胃虚弱、恶心呕吐、泄泻、饮食不化、腹胀、消瘦乏力、神衰失眠、肺虚气短者。商通于肺属金，商调恢弘略带萧瑟之势，能调神，宁心静脑，促进气机的内收，亦可调节肺气的宣降，具有调节肺气宣降、保肾抑肝、养阴保肺、清泻虚火之功效，可用于治疗肺气虚衰、气血耗散、自汗盗汗、咳嗽气喘、心烦易怒、头晕目眩、悲伤不能自控等病症。羽通于肾属水，羽调乐曲清幽柔和，能达到安神助眠的作用，能促进全身气机的潜降，具有养阴、保肾藏精、泻降心火的功效，可用于治疗气机逆乱、虚火上炎、心烦失眠、夜寐多梦、腰酸腿软、性欲低下、阳痿早泄、肾不藏精、小便不利等病症。溃疡性结肠炎患者与情绪相关的证型以肝郁脾虚为主，可给予角声与宫声，角声能够协调肝气疏发，疏肝解郁，宫声补气健脾，调和气血，两者配合应用，能够达到健脾理气，养阳疏肝的功效。尽量少听商调乐曲，因商调乐曲带有悲凉萧瑟之情，可能使悲伤者沉醉其中，更加重悲伤消极之势。音乐疗法使用时间及音量以患者自我感觉舒适为度。

（二）粪菌移植与中医康复治疗

1. 肠道菌群在溃疡性结肠炎发病中的研究进展　关于溃疡性结肠炎的确切病机尚不清楚，大多认为与免疫、遗传、环境等方面相关。近年来，随着代谢组学及微生物学研究的发展，人们逐渐认识到肠道菌群在溃疡性结肠炎的发病中起一定作用。肠道菌群是人体胃肠道内存在的细菌、真菌、病毒等群体的总称，其中以细菌为主。人体肠道中存在细菌、古菌、真菌等多种菌属，预估种类多达 1014 种。人体胃肠道内寄居的细菌有 500 余种，主要分布于小肠和结肠，共同组成人体内独特的肠道黏膜屏障。根据细菌对人体的影响，可将其大致分为有益菌、中性菌和有害菌三种类型。有益菌又被称为益生菌，如双歧杆菌、乳酸杆菌等，主要参与机体代谢、维持肠道微生态平衡、调节肠道免疫和增强肠道屏障等；中性菌又称条件致病菌，主要有肠杆菌、肠球菌等，在正常生理情况下与有益菌协同工作抵御病原体入侵，但若在病理情况下，出现增殖失控，则会引发多种疾病，危害宿主健康；有害菌多为外源性病原菌，是肠道黏膜屏障被破坏、肠道疾病发生发展的重要原因。生理条件下，它们与宿主之间形成复杂而互利的关系，参与饮食物的消化、合成必需维生素、刺激和调节免疫系统、排出病原体、清除毒素和致癌物、支持肠道功能等，能够维持肠道内环境稳定。病理情况下，肠道菌群的紊乱可能会与多种疾病，如糖尿病、高血压、肥胖等代谢相关疾病、抑郁症等心理疾病，以及炎症性肠病等疾病的发生发展有关。

溃疡性结肠炎的病因及发病机制至今仍未完全阐明，研究发现肠道菌群紊乱以及引起的肠黏膜屏障功能障碍在其发病中起到极其重要的作用。正常的、健康的肠道微生物群在肠道中可产生不利于肠道病原体定植的特性肠道细菌黏附在肠道上皮上，从而影响肠道通透性，改变肠道微生物群的多样性和组成，并通过调节导致肠道炎症的基因表达来触发炎症反应。肠道微生物群能促进肠上皮细胞分泌修复因子，促进杯状细胞产生黏蛋白，进一步加固细胞间的紧密连接，保护肠道的完整性，预防致病菌的入侵。益生菌有益于保护肠道和免疫系统，可以恢复受损的黏膜屏障功能，纠正肠道菌群失衡，抑制潜在病原体的竞争，提高局部和全身免疫力，增强肠道屏障功能。益生菌通过分泌短链脂肪酸来发挥其功能。乙酸、丁酸和丙酸是最丰富的短链脂肪酸。丁酸盐可以保护肠上皮的完整性，促进肠的免疫反应，抑制肿瘤细胞的生长，并降低促癌酶的活性，从而保护肠壁并减少炎症性肠病和结直肠癌的发生。溃疡性结肠炎患者体内益生菌含量减少，其对肠道的保护作用削弱。杜小东采用实时荧光定量聚合酶链反应技术对活动期溃疡性结肠炎患者的肠道菌群进行分析，结果显示，溃疡性结肠炎患者双歧杆菌和乳酸杆菌的数量均显著减少，而大肠埃希菌等条件致病菌数量增加，提示活动性溃疡性结肠炎患者存在肠道菌群紊乱。另外其观察了血清 ET、D- 乳酸和 PCT 水平的变化，这些指标与肠黏膜屏障相关，提示溃疡性结肠炎患者存在肠黏膜屏障的受损，肠黏膜通透性增加。一旦肠道菌群紊乱，平衡失调，则会导致肠黏膜屏障受损，代谢产物增加，肠黏膜重吸收有害物质，诱发炎症，免疫失衡。细菌代谢产物包括：肠道微生物产生的产物、细菌与食物相互作用的产物以及被肠道菌群修饰的宿主产生的代谢产物。异常的代谢产物可增加肠黏膜的通透性，降低肠黏膜防御能力，并进一步诱发肠道免疫炎症反应。不断增长的有害细菌种群会直接侵入并破坏肠道上皮细胞，从而破坏肠道黏膜屏障。一些细菌的过度生长会影响能量代谢，引发肠道炎症和肠黏膜损伤。肠黏膜屏障功能下降，肠壁的屏蔽功能减弱，肠道菌群移位，这进一步损害了肠黏膜屏障，导致恶性循环并加剧了肠道炎症反应。肠道壁上生长的细菌可以通过在上皮表面定植的致病菌并攻击黏膜而导致溃疡性结肠炎，或者通过抑制益生菌在黏膜上的黏附位点且避免其附着而导致溃疡性结肠炎。

2. 微生态制剂的运用　溃疡性结肠炎患者体内肠道菌群发生紊乱，生态多样性遭到破坏，因此通过调节溃疡性结肠炎患者的肠道菌群可以缓解溃疡性结肠炎患者的症状，目前微生态制剂在溃疡性结肠炎临床应用广泛。临床应用较多的是以双歧杆菌为主的三联、四联活菌微生态制剂，双歧杆菌属于肠道有益菌，其在肠道内代谢产生的乙酸、乳酸等，能够降低肠道内 pH，破坏病原微生物生长所需的碱性环境，有利于肠道正常定植菌群的恢复。益生菌与碳水化合物作用产生的短链脂肪酸可调控肠上皮的更新，减少细菌移位，增强肠黏膜屏障的保护作用。双歧杆菌可直接补充人体正常生理细菌，从而调整肠道菌群平衡，有效维护肠道内微生态稳定，抑制并清除肠道中致病菌，减少肠源性毒素的产生，促进机体对营养物的消化，合成机体所需的维生素，激发机体免疫力。且双歧杆菌符合中国人肠道特点，口服后在肠道内定植快速，适用于中国溃疡性结肠炎患者。李丽丽等进行美沙拉嗪联合微生态制剂和单纯美沙拉嗪治疗轻中度溃疡性结肠炎的疗效评价，结果显示治疗后研究组的内镜评分、疾病活动指数均较对照组明显下降，提示美沙拉嗪联合运用生物制剂的疗效优于单独使用美沙拉嗪者。其他不少研究人员也进行了微生物制剂治疗溃疡性结肠炎的临床观察，证明微生物制剂在溃疡性结肠炎中切实可行，对调节溃疡性结肠炎患者肠道菌群、改善症状、修复肠黏膜屏障均有作用。除了口服的微生态制剂外，现在新型技术——粪菌移植（fecal microbiota transplantation，FMT）也运用到溃疡性结肠炎患者的治疗中。粪菌移植的途径包括上消化道途径和下消化道途径。FMT是将健康个体的粪便处理成粪菌液，输注到患者消化道内，帮助重建患者肠道菌群，以恢复肠道功能实现对溃疡性结肠炎治疗的一种方法。目前已有数千例将FMT应用于炎症性肠病治疗的案例，但仍缺乏大规模、多中心的临床研究，尚无统一、规范的关于FMT方法学的研究。杨勇辉等进行FMT治疗溃疡性结肠炎的临床研究，对照组给予柳氮磺胺吡啶、蒙脱石散等常规药物灌肠，观察组采用FMT。结果提示治疗后观察组总有效率高于对照组，观察组患者临床症状较治疗前明显改善，并且疾病复发率远远低于对照组。张国兴等做了关于FMT治疗溃疡性结肠炎的疗效的Meta分析，通过文献检索及筛选、数据提取和文献偏倚评估，运用RevMan5.3软件进行Meta分析得出结论，FMT在溃疡性结肠炎的总缓解率、临床缓解及内镜缓解方面都明显优于对照组，不良事件发生率与对照组无明显差异。

微生物口服制剂已广泛应用于溃疡性结肠炎的治疗中，另外，大量临床研究提示FMT在溃疡性结肠炎治疗中发挥重要作用。FMT在临床虽已有应用，但仍存在较多问题，如供体选择、移植途径、经济关系、患者的知情同意、隐私和保护及对这种移植方法的接受程度等问题。中医药可通过多途径在溃疡性结肠炎治疗中起作用，因此，可从肠道菌群角度入手，寻找从中医角度来调节肠道菌群的方法，以达到防治溃疡性结肠炎的目的。

3.《内经》养生思想指导溃疡性结肠炎康复治疗以调整肠道菌群

（1）食饮有节——饮食护理：中医认为溃疡性结肠炎主要是由于饮食不节、情志不舒、气血瘀滞、素有痰饮等损伤脾胃，脾胃运化功能受损，痰湿内生，日久瘀而化热，湿热内蕴，下趋大肠，湿热熏灼肠道致肠道脂络血膜受损。饮食因素为溃疡性结肠炎发病的一个重要诱因。饮食过量，以及进食生冷、油腻、辛辣等均与本病密切相关。《素问·痹论》曰："饮食自倍，肠胃乃伤。"古代先贤早已认识到饮食过度的危害，并具体论道："食饮不节，起居不时者，阴受之。……阴受之则入五脏。……入五脏则䐜满闭塞（腹部胀满堵塞），下为飧泄（泄泻），久为肠澼（痢疾）。"《素问·生气通天论》云："因而饱食，筋脉横解，肠澼为痔。"由此可见前人十分重视饮食适量。过量饮食会加重胃肠道负担，《素问·热论》云："病热少愈，食肉则复，多食则遗。"溃疡性结肠炎患者本脾胃虚弱，若强食、多食，脾胃运化不及，更损脾气，致饮食内积，湿热积滞内聚，下迫大肠，致溃疡性结肠炎复发，迁延难愈。溃疡性结肠炎患者在日常饮食中应尽量避免恣食油腻、辛辣、膏粱厚味等饮食，以免损伤脾胃，致溃疡性结肠炎复发。《素问·生气通天论》曰："是故味过于酸，肝气以津，脾气乃绝。……"酸味太过，过于收敛阴精水湿潴留则伤脾气；甘味太过，津液补益太过而生湿，则易于阻碍气机运行；苦味太过，过于通降，脾气不升失于运化水谷精微，胃气不降阻于中焦。提示过食五味，可导致五脏功能失调。陶弘景《养性延命录》指出"不渴强饮则胃胀""不饥强食则脾劳"。孙思邈在《千金要方》中也指出"饮食以时，饥饱得中"。《灵枢·五味》云："谷不入，半日则气衰，一日则气少。"正常的饮食有助于气血生化，脾胃健运，脾胃作为"后天之本"，需要通过定期定量的进食来保护，而不应强食之。胃与大肠同属六腑，"六腑传化物而不藏，故满而不能实"，饮食物经过脾胃的纳化，进一步向下传导至小肠进行进一步的消化吸收，再向下至大肠，最后代谢产生的废物排出体外。饮食应有节制，以保持胃肠道虚实交替的状态，维持胃肠正常功能。

现代有不少关于饮食与溃疡性结肠炎相关性的研究，为溃疡性结肠炎患者提出如下饮食指导。溃疡性结肠炎患者以脾胃亏虚为本，提示溃疡性结肠炎患者在缓解期饮食要饥饱适度，定时定量，食物的品种要丰富，营养要均衡。一项关于饮食对肠道菌群影响的对照研究表明，与低脂/高纤维饮食相比，高脂、低纤维的过多摄入可改变肠道微生物群的组成。此外饮食中某些含硫化合物可对肠道造成毒副作用，高卡路里摄入，过多糖分、深加工食品的摄入，可能通过抑制丁酸盐的氧化而削弱丁酸盐对肠道的保护作用。因此，溃疡性结肠炎患者在饮食上应以进食清淡、富有营养、易于消化的食物为宜，而且要少食多餐，避免对胃肠道造成过大负担。避免食用易引起不耐受情况的食物，如牛奶、花生、海鲜等，忌食生冷辛辣刺激食物，戒烟酒。低FODMAP饮食已被证明对于溃疡性结肠炎患者有益。此种饮食方式是指限制摄入难吸收的短链碳水化合物的饮食方式，也常被用于治疗溃疡性结肠炎。对于出现症状，有腹痛腹泻者，宜食低渣、低脂肪、低乳糖饮食，溃疡性结肠炎病情较重者，因长期消耗，多营养不良，应适当加以肠外营养。

（2）健脾固护，调整肠道菌群——药茶药膳的应用：溃疡性结肠炎的病机主要为脾虚湿盛，其病变机制与以肠道菌群及其代谢产物组成的肠道微生态变化相关。肠道微生态系统是一个庞大的人体生物群，它们并非单独存在，其与宿主及环境相互作用，联系密切，体现了中医整体观。现代研究认为肠道菌群在机体的作用主要是：参与物质代谢、营养转化与合成，促进人体肠道排泄及机体吸收再利用；作为抗原，刺激宿主产生抗体，增强免疫力；参与构成肠道屏障，限制致病菌的生长，保护肠道。这些论述与中医理论中关于脾胃的功能的记载相契合。脾胃为后天之本，气血生化之源，在护卫机体，预防疾病方面有重要作用。脾为中枢，参与饮食物的消化及布散水谷精微。各种因素影响脾胃功能，致脾虚运化无力，精微布散失常，水湿内生，湿郁日久生痰化浊，痰湿蕴结于内，日久化而为热为浊，湿热痰浊蓄积不解，化而为毒，从而致浊毒内蕴。脾虚与肠道菌群紊乱之间存在联系。丁维俊等研究参苓白术散对小鼠脾虚模型肠道菌群的影响，在造模成功后发现脾虚证小鼠双歧杆菌、乳杆菌等益生菌含量减少，而运用参苓白术散治疗后，其菌群含量恢复至造模前水平，提示脾虚小鼠存在肠道菌群的紊乱，而健脾法可纠正紊乱。故对于溃疡性结肠炎患者，可从健脾固护的角度入手，维持肠道菌群稳态。

《素问·六节藏象论》云："五味入口，藏于肠胃，味有所藏，以养五气，气和而生，津液相成，神乃自生。"饮食五味入脾胃，经脾胃运化产生精微之气，以滋养五脏，保持气血来源充足，进而才能精神旺盛。溃疡性结肠炎患者脾胃虚弱，可根据《黄帝内经》四时五行生克的规律，建立"饮食有节，谨和五味"的养生理论，指导患者通过饮食和五味变化、五行属性来调养脾胃。五行分类药膳已在本书实践篇有详细论述，此处着重论述与中焦脾胃相关的食疗药膳。脾虚患者，可选择食用南瓜、包心菜、芋头、猪肚、牛奶、杜果、柚、木瓜、栗子、大枣、粳米、糯米、扁豆、玉米、无花果、胡萝卜、山药等；脾虚湿蕴者，可食用薏苡仁、赤小豆、砂仁、蚕豆、香椿、大头菜等。临床上部分患者疾病迁延不愈，病程日久，以脾肾亏虚为主，此类患者在固护脾胃同时更应该注重养阳，在饮食方面，可食用味甘、性温或平、具有补益作用的食物补养阳气，如羊肉、核桃、黑木耳、糯米等。溃疡性结肠炎患者可根据自身体质类型以及疾病证型的不同选择相应的药膳。土行虚者多因脾胃受纳失职，致食滞胃脘，药膳可选择益脾饮：黄芪10g，怀山药10g，白术10g，龙眼肉10g，大枣10g，鸡内金2g以补气健脾；土行实者多因受纳太过，或胃津伤，或脾升太过生痰，药膳可选择薏仁绿豆粥：薏苡仁50g，绿豆20g，白扁豆20g，大米50g，以健脾利湿。脾虚湿困型溃疡性结肠炎患者药膳可选择山药莲肉粥：山药250g，莲子30g，大米30g；山药薏苡粥：粳米350g，山药、薏苡仁各50g，莲子25g，红枣30g。若脾虚基础上，患者素有情志抑郁者，可选择山药陈皮粥：山药50g、薏苡仁50g、陈皮50g，花生50g、小米100g以健脾补气，疏肝理气。中医认为看病"三分治，七分养"，中医药膳以中医基础理论与辨证论治为依据，将药物与食物相结合，口感更佳，患者易于接受，且可长期服用，以达到预防疾病、缓解病情、延年益寿的目的。溃疡性结肠炎患者服用补气健脾类的中药药膳使脾气健旺，饮食运化有权，肠腑通降正常，湿邪无以内聚，浊毒无以产生，利于维持内环境的稳定，保持肠道菌群的平衡状态，利于溃疡性结肠炎康复。

（三）激素依赖、激素抵抗的中医应对策略

1. 激素依赖与激素抵抗的概念 激素疗法能够缓解溃疡性结肠炎病情，是中重度溃疡性结肠炎首选药物。然而其在应用时也存在部分问题。部分患者出现激素依赖或激素抵抗。激素依赖型溃疡性结肠炎是指开始使用糖皮质激素治疗3个月内无法将激素减量至小于10mg/d而无复发，或停止使用糖皮质激素3个月内出现复发者。通俗来讲，此类患者撤除激素后不能控制症状，不能够长期减停甚至需要低剂量激素维持来控制症状。激素抵抗型溃疡性结肠炎是指患者经激素治疗一段时间后症状无明显改善。临床对于激素依赖与激素抵抗型溃疡性结肠炎的发病率的研究较少。但临床上可观察到这类患者，为溃疡性结肠炎治疗带来干扰，需在明确激素依赖或激素抵抗后积极转换治疗方案。激素依赖型溃疡性结肠炎虽说激素治疗有效，但需要较大剂量去维持，并且易于复发，而长时间大量使用激素有较多不良反应。激素抵抗型溃疡性结肠炎对激素治疗无效，则需积极转换治疗方案，避免影响患者治疗进程。

2. 中医对激素依赖与激素抵抗的理解 溃疡性结肠炎病位在肠，又与五

脏功能失调有关，其中又与脾肾关系密切。不论是激素依赖型溃疡性结肠炎抑或是激素抵抗型溃疡性结肠炎均存在脾肾亏虚的病本所在。溃疡性结肠炎以脾虚为病本，脾主运化，将水谷转化为精微，并将精微物质向上向外布散，向下向内传输，以滋养全身，保证各脏腑功能。人体的生长发育依赖后天脾胃之精以及先天肾精的充养。脾为后天之本，气血生化之源，脾胃运化有权，利于饮食物吸收，精血化生充足，人体各脏腑功能发育完善，正气存内。从现代医学角度，脾具备了部分的免疫功能，参与维持人体的免疫耐受，印证了中医脾的生理功能同时具有调节免疫的作用。溃疡性结肠炎患者由于素体脾胃虚弱，存在营养障碍，不能充分营养肠黏膜，肠道黏膜屏障受损，以致溃疡性结肠炎发病。《景岳全书》载："泄泻之本，无不由于脾胃。"脾胃与溃疡性结肠炎关系密切，为发病之本。激素依赖型溃疡性结肠炎患者多素有肾虚，又因溃疡性结肠炎病程缠绵，外加激素依赖，停用激素后易于复发，致病情经久难愈，病久损伤肾阳。《景岳全书》曰："五脏所伤，穷必及肾。"肾为先天之本，肾阳温煦，为一身阳气之本。溃疡性结肠炎的发病与免疫功能紊乱有关，激素依赖型溃疡性结肠炎的发病机制与糖皮质激素受体功能缺陷导致糖皮质激素信号途径受损及基因易感性有关，中医认为这些都与先天肾的功能不足有关。肾生理功能可藏精，主生殖。中医所述先天禀赋、卫气主外的功能与西医所论机体免疫功能相类似，免疫失调与中医肾的关系密切。脾肾为先后天的关系，肾为先天之本，肾阳温煦脾阳，助脾健运，脾胃为后天之本，脾胃运化的精微可不断充养肾精，两者相辅相成。脾虚影响肾精充盈，肾阳不足则无以温运脾阳，故脾肾两虚的病理因素在本型患者中尤为明显，脾肾两虚与西医免疫耐受受损有关。《景岳全书》载："凡里急后重者，病在广肠最下端，而其病本不在广肠而在脾肾也。"激素依赖型溃疡性结肠炎、激素抵抗型溃疡性结肠炎病程缠绵，脾虚日久可及肾，可见脾肾两虚之候。除了脾肾两虚外，血瘀亦为激素依赖型溃疡性结肠炎及激素抵抗型溃疡性结肠炎的重要病理因素。《素问·痹论》云："病久入深，荣卫之行涩，经络时疏，故不通。"《医林改错》载："腹肚作泻，久不愈者，必瘀血为本。"激素依赖型溃疡性结肠炎患者病程缠绵难愈，长期使用激素，血液普遍呈高凝状态。激素抵抗型溃疡性结肠炎患者反复发作，必见血分受损、瘀血停滞的情况。研究显示激素抵抗型溃疡性结肠炎患者血小板增多，纤维蛋白原增加，红细胞积聚，血液黏稠度增高，凝血功能相对亢进，肠黏膜局部循环障碍及缺血缺氧。激素依赖型溃疡性结肠炎患者镜下往往肠黏膜难以愈合，有糜烂，甚至溃疡表现，与肠道微血管内高凝状态致肠黏膜血供不足有关。中医认为激素依赖、激素抵抗型溃疡性结肠炎患者都存在脾肾亏虚、瘀血内停的病机。

3. 运动疗法在溃疡性结肠炎中的运用 激素依赖型、激素抵抗型溃疡性结肠炎患者多存在脾肾亏虚、瘀血内停的病机，故在对此类溃疡性结肠炎患者进行康复调理时注重调补脾肾，增强体质，运动疗法则对应于此类溃疡性结肠炎患者，可协助患者增强脾胃运化机能，提高身体素质。同时运动疗法可促进全身气血的运行流通，改善机体气血瘀滞的状态。运动疗法作为溃疡性结肠炎康复时期的治疗方法，具有简便易行，效果持久，副作用小的特点。现就运动疗法进行介绍。

《吕氏春秋》认为："流水不腐，户枢不蠹，动也，形气亦然，形不动则精不流，精不流则气郁。"流水不会腐臭，门上的转轴不会生蠹虫，皆是因为不同运动的缘故。人的形体、精气亦是如此，身体不运动则精气不能流转，致形气郁结，可见生命在于运动，适当的运动能够使周身气机调畅，血液运行流畅，不致气滞血瘀；能改善人体各系统的生理功能，保证脏器细胞正常活动；促进人体新陈代谢，使人体保持旺盛的活力，是预防疾病，消除疲劳，恢复体力，获得健康长寿的要素。因此应通过运动来增强体质，保证气血流通的状态。《素问·举痛论》提出："劳则喘息汗出，外内皆越，故气耗矣。"《素问·宣明五气》曰："久视伤血，久卧伤气，久坐伤肉，久立伤骨，久行伤筋。"提示劳逸失宜亦会导致疾病。古代养生家强调运动量和运动强度要适当，应与自身相得为度。溃疡性结肠炎患者由于长期消耗，外加本病以腹痛腹泻、黏液脓血便为主要表现，一些患者在发作期食欲减退，甚至畏惧进食，机体消耗量大，营养缺乏，消瘦、贫血等问题相继出现。故溃疡性结肠炎患者应在身体允许的情况下进行运动，切要把握好运动量和强度。长期有氧运动能够缓解溃疡性结肠炎患者症状，提高患者生活质量。日常可进行太极拳、八段锦、散步、慢跑等相对较缓和的运动来锻炼体质。八段锦能够起到理气活血，舒筋活络，调和脏腑的作用，其内容丰富，动作简单易学，易于溃疡性结肠炎患者学习掌握。其中"双手托天理三焦"可使三焦通畅，气血调和；"左右开弓似射雕"可刺激督脉与背部俞穴；"调理脾胃须单举"通过双臂交替上举与下按，可动用上半身肌肉，刺激相应经络腧穴，起到通调脾胃的功效；"攒拳怒目增气力"通过刺激肝经达到丰盈气血筋骨的目的；"背后七颠百病消"刺激足部经脉，调理全身气血。脾胃脏腑气机得以疏通则腹痛、血便缓解；脾气得到健运，气血生化有源，则神疲乏力、纳呆等症减轻。太极拳通过步法和转动，能够调整人体的平衡，防止人体内部的失衡；通过关节的弯曲和扭动挤压，能够疏通身体的奇经八脉；通过自然放松，能够让人保持心态的平和。太极拳、八段锦等传统健身功法不但强调形体的锻炼，更是形、息、神三者的统一，调形以强壮筋骨，调息以养和气血，调神以安神宁心，三者合一达到调和气血、充养脏腑之功效。对于病情较重的患者则以卧床休息为主，待病情缓解后适当进行锻炼，可从散步开始，视自身情况逐渐增加运动量。

（四）展望

西医对于溃疡性结肠炎的治疗目前有指南规范进行指导，中医治疗活动期溃疡性结肠炎患者亦有指南进行指导。对于溃疡性结肠炎患者的康复治疗尚无系统研究。本文实践篇已详细介绍各种中医康复治疗方法，为溃疡性结肠炎患者的治疗提供借鉴。对于各种康复手段如何与患者进行具体结合方面，目前尚缺乏系统的研究及描述。本篇则初步探讨了根据不同治疗新进展，如何更有效地将中医康复治疗应用于溃疡性结肠炎患者，以为溃疡性结肠炎患者提供更加完备的中西医结合治疗方法，更好地为溃疡性结肠炎患者的康复服务。

参考文献

[1] 沈洪，朱磊.重视溃疡性结肠炎的中西医结合治疗[J].中国中西医结合消化杂志，2016(8)：571-574.

[2] 李军祥，陈誩.溃疡性结肠炎中西医结合诊疗共识意见(2017年)[J].中国中西医结合消化杂志，2018(2)：105-111，120.

[3] 李学锋，彭霞，周明欢.我国炎症性肠病流行病学研究进展[J].现代消化及介入诊疗，2020(9)：1265-1267.

[4] Ramos G P, Papadakis K A. Mechanisms of disease: inflammatory bowel diseases [J]. Mayo Clin Proc, 2019, 94(1): 155-165.

[5] Khalili H, Chan S S M, Lochhead P, et al. The role of diet in the aetiopathogenesis of inflammatory bowel disease [J]. Nat Rev Gastroenterol Hepatol, 2018, 15(9): 525-535.

[6] Hooper LV. Bacterial contributions to mammalian gut development [J]. Trends

Microbiol, 2004 Mar, 12(3): 129-134.

[7] Nie JY, Zhao Q. Beverage consumption and risk of ulcerative colitis: Systematic review and meta-analysis of epidemiological studies [J]. Medicine (Baltimore), 2017, 96(49):e9070.

[8] Turnbaugh P J, Gordon J I. The core gut microbiome, energy balance and obesity [J]. J Physiol, 2009, 587(Pt 17): 4153-4158.

[9] Devkota S, Wang Y, Musch M W, et al. Dietary-fat-induced taurocholic acid promotes pathobiont expansion and colitis in IL10-/- mice [J]. Nature, 2012, 487(7405): 104-108.

[10] Kostovcikova K, Coufal S, Galanova N, et al. Diet rich in animal protein promotes pro-inflammatory macrophage response and exacerbates colitis in mice [J]. Front Immunol, 2019(10): 919.

[11] Nagy-Szakal D, Hollister E B, Luna R A, et al. Cellulose supplementation early in life ameliorates colitis in adult mice [J]. PLoS One, 2013, 8(2): e56685.

[12] 朱正明，罗洪亮.5-羟色胺系统与炎症性肠病发病的相关性[J].广东医学，2012(24): 3787-3790.

[13] Sgambato D, Miranda A, Ranaldo R, et al. The role of stress in inflammatory bowel diseases [J]. Curr Pharm Des, 2017, 23(27): 3997-4002.

[14] Kim J Y, Morgan M, Kim D G, et al. TNFα induced noncanonical NF-κB activation is attenuated by RIP1 through stabilization of TRAF2 [J]. J Cell Sci, 2011, 124(Pt 4): 647-656.

[15] Capaldo C T, Farkas A E, Hilgarth R S, et al. Proinflammatory cytokine-induced tight junction remodeling through dynamic self-assembly of claudins [J]. Mol Biol Cell, 2014, 25(18): 2710-2719.

[16] Page MJ, Bester J, Pretorius E. The inflammatory effects of TNF-α and complement component 3 on coagulation [J]. Sci Rep, 2018, 8(1): 1812.

[17] Szondy Z, Pallai A. Transmembrane TNF-alpha reverse signaling leading to TGF-beta production is selectively activated by TNF targeting molecules: Therapeutic implications [J]. Pharmacol Res, 2017, 115: 124-132.

[18] 李玥，钱家鸣.抗肿瘤坏死因子α单克隆抗体治疗炎症性肠病专家共识(2017)[J].协和医学杂志，2017(Z2): 239-243.

[19] 贾燕，潘元明，陆晓娟，等.英夫利昔在难治性及合并肠外表现的溃疡性结肠炎中的疗效及安全性分析[J].胃肠病学和肝病学杂志，2018(5): 513-517.

[20] Bressler B, Marshall J K, Bernstein C N, et al. Clinical practice guidelines for the medical management of nonhospitalized ulcerative colitis: the Toronto consensus [J]. Gastroenterology, 2015, 148(5): 1035-1058.

[21] 靳琦文, 王晓娣. 维得利珠单抗治疗炎症性肠病的研究进展 [J]. 世界华人消化杂志, 2021(5): 248-255.

[22] 陶维国, 陈祎阳, 梁超, 等. 参苓白术散联合英夫利西单抗治疗老年炎症性肠病的疗效及对炎症因子、肠黏膜屏障和免疫功能的影响 [J]. 中国老年学杂志, 2019(22): 5513-5516.

[23] 谭高展, 孙俊, 屈银宗, 等. 芍药汤联合英夫利昔单抗治疗中重度溃疡性结肠炎临床观察 [J]. 山西中医, 2020(7): 23-26.

[24] 杨琳, 杨韶华, 宋永红. 溃疡性结肠炎患者焦虑抑郁现状及其影响因素的研究 [J]. 国际中华应用心理学杂志, 2010, 8(2): 286-290.

[25] 柯红燕, 冯义朝. 精神心理因素与溃疡性结肠炎关系的研究现状 [J]. 医学综述, 2014(16): 2965-2967.

[26] 王永炎, 张华敏. 诠释"恬淡虚无"及其哲学基础 [J]. 中国中医基础医学杂志, 2018(2): 141-142.

[27] 李云, 周明眉, 苟小军, 等. 姜黄素对间歇性睡眠剥夺大鼠特定肠道菌的影响 [J]. 中草药, 2016(5): 794-798.

[28] 梁辉, 李艳青, 李明. 中医五音认识浅议 [J]. 江苏中医药, 2010(1): 5-8.

[29] 张友根, 朱丽芳, 罗丽华, 等. 中医五音疗法联合辨体调质膳食干预对肠易激综合征患者的影响 [J]. 海南医学, 2017(3): 515-516.

[30] 林法财, 贺娜娜, 黄德弘. 浅探《黄帝内经》中五行音乐疗法 [J]. 中华中医药杂志, 2015(11): 4161-4162.

[31] Thursby E, Juge N. Introduction to the human gut microbiota [J]. Biochem J, 2017, 474(11): 1823-1836.

[32] 刘源福, 张小元. 从肠道微生态探析溃疡性结肠炎从湿热论治 [J]. 甘肃科技, 2021(21): 129-131.

[33] Hooper LV. Bacterial contributions to mammalian gut development [J]. Trends Microbiol, 2004, 12(3): 129-34.

[34] 杜小东, 罗利飞. 溃疡性结肠炎患者肠道菌群和肠黏膜屏障的变化及益生菌的干预作用 [J]. 中国微生态学杂志, 2019(2): 193-196.

[35] 刘鸿程, 宋光. 肠道菌群在溃疡性结肠炎中的研究进展 [J]. 医学综述, 2020(14): 2819-2823.

[36] 徐毅晖，罗健康，程丹. 溃疡性结肠炎采用微生态制剂治疗的效果和机制 [J]. 中国社区医师，2019(1)：75, 77.

[37] 李丽丽，李兴谦. 美沙拉嗪联合微生态制剂和单纯美沙拉嗪治疗轻中度溃疡性结肠炎的效果对比 [J]. 北方药学，2019(8)：78-79.

[38] 杨勇辉，陈国兴，王育光. 粪菌移植治疗溃疡性结肠炎的临床分析 [J]. 中国现代药物应用，2017(6)：137-139.

[39] 张国兴，石荣. 粪菌移植治疗溃疡性结肠炎疗效的 Meta 分析 [J]. 中国中西医结合消化杂志，2019(2)：133-138.

[40] De Filippo C, Cavalieri D, Di Paola M, et al. Impact of diet in shaping gut microbiota revealed by a comparative study in children from Europe and rural Africa [J]. Proc Natl Acad Sci U S A, 2010, 107(33): 14691-14696.

[41] 刘畅，吴慧，范恒. 饮食疗法通过肠道菌群治疗溃疡性结肠炎的机制研究进展 [J]. 世界华人消化杂志，2021(3)：146-151.

[42] 甄建华，于河，谷晓红. 肠道微生态医学研究进展概述 [J]. 中华中医药杂志，2017(7)：3069-3075.

[43] 丁维俊，周邦靖，翟慕东，等. 参苓白术散对小鼠脾虚模型肠道菌群的影响 [J]. 北京中医药大学学报，2006(8)：530-533.

[44] 唐勤富，曾伟. 康复新液联合美沙拉嗪对老年溃疡性结肠炎患者炎性因子、凝血功能的影响 [J]. 现代中西医结合杂志，2016(26)：2911-2913.